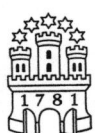

Hans Harald Bräutigam

Beruf: Frauenarzt

Erfahrungen und Erkenntnisse
eines Gynäkologen

Hoffmann und Campe

Die Deutsche Bibliothek – CIP-Einheitsaufnahme
BRÄUTIGAM, HANS HARALD:
Beruf: Frauenarzt : Erfahrungen und Erkenntnisse
eines Gynäkologen / Hans Harald Bräutigam.
– 1. Aufl. – Hamburg :
Hoffmann und Campe, 1998
ISBN 3-455-11241-2

Schutzumschlaggestaltung: Werner Rebhuhn unter Verwendung
eines Fotos von Klaus Kallabis
Satz: Utesch GmbH, Hamburg
Druck und Bindung: Ebner Ulm
Printed in Germany

Vorbemerkung

Sie halten ein Buch in Händen, von dem ich eigentlich nur sagen kann, was es nicht oder doch was es nicht nur ist: Ich lege hier keine Autobiographie vor, obwohl allerhand Momentaufnahmen aus meinem Leben vorkommen. Und ich habe kein gynäkologisches Sach- oder gar Fachbuch geschrieben, auch wenn über weite Strecken Fragen der Frauenheilkunde das Thema sind. Wer sich beim Stichwort »Frauenarzt« pikante Details erhofft und es sich schon mal vor dem Schlüsselloch bequem macht, der wird ebenso enttäuscht – ich habe nicht vor, dieses anscheinend unausrottbare Vorurteil zu zementieren. Ja, nicht einmal mit name-dropping oder Prominentenparaden vermag ich zu dienen, denn das vertrüge sich nicht mit der Diskretion, die jeder Arzt von Berufs wegen verinnerlicht. Natürlich wird jemand, der mich und mein berufliches Umfeld kennt, manche Person identifizieren, und einige Leute kommen selbstverständlich auch mit vollem Namen vor, doch immer nur im Sachzusammenhang und nie in polemischer Absicht.

Es gibt ein modisches Genre, die auf englisch sogenannte Faction, also die Mixtur aus Fakten und Fiktion. Auch darin habe ich nicht zu dilettieren versucht, obschon auch ich, wie gesagt, eine Mischung gewählt habe. Sie basiert aber nur auf Tatsachen und real Erlebtem, so daß man vielleicht von einem Sach-Selbstporträt sprechen könnte. Ich spiele als Person nur insofern eine Rolle darin, als ich dezidiert meine Meinung sage über das, was mich in meinem beruflichen Leben beschäftigt hat. Dabei erlaube ich mir aufgrund meiner Erfahrung ab und an auch kritische Betrachtungen des heutigen Klinikbetriebs oder der Trends in der Reproduktionsmedizin. Von nostalgischen Verklärungen der »guten alten Zeit« habe ich mich nie leiten lassen; die sind mir schon in Festvorträgen immer ein Ärgernis gewesen. Wenn ich dennoch nicht jede neue Entwicklung begrüße, dann nicht aus Unbelehrbarkeit, sondern wegen realer Gefahren, die ich sehe.

Es geht also um eine räsonierende berufliche Bilanz und in ihrem Licht um eine Selbsteinschätzung. Die ist immer heikel, und deswegen habe ich zuweilen den indirekten Weg über Berichte von kleinen Erlebnissen, meinetwegen auch Anekdoten gewählt, die ein bißchen unterhalten sollen und das persönliche Moment betonen.

Ich hatte das Glück, meine entscheidenden Berufsjahre in einer Zeit des Wiederaufbaus und des gesellschaftlichen Umbruchs zu erleben. Wollte ich dem gerecht werden, blieb mir gar nichts anderes übrig, als ständig dazuzulernen und mich auch außerhalb der deutschen Grenzen umzuschauen. Dankbar habe ich viele Fortschritte begrüßt und zugleich vor Abstürzen in den Machbarkeitswahn gewarnt. Oft mußte ich mich korrigieren, und ebensooft bestätigte der Fortgang der Ereignisse meine Einschätzung. Die besonderen Anforderungen eines katholischen Krankenhauses taten ein übriges, den Blick für die menschliche Seite des ärztlichen Tuns und für die Schattenseiten mancher Errungenschaft zu schärfen. Das heißt nicht, daß ich in jedem Punkt die Meinung der Amtskirche geteilt hätte, doch profitierte ich von ihren humanen Grundsätzen und der daraus gespeisten Einsicht in die engen Grenzen menschlicher Macht. Für »Halbgötter« welcher Couleur auch immer ist jedenfalls in kirchlichen Einrichtungen kein Platz.

Unter »Erkenntnissen«, von denen im Untertitel die Rede ist, sollte man daher auch nichts Weltbewegendes erwarten. Es sind eher bescheidene Einsichten, wie sie ein reiches Berufsleben mit sich bringt – reich im Sinne von erfüllt, vielfältig, bewegt. Die vorliegenden Kapitel drücken hoffentlich auch ein wenig den Dank dafür aus, der den vielen Menschen gilt, die mir zur Seite gestanden haben – beruflich und freundschaftlich insbesondere mein Mitarbeiter Michael-Peter Sannwald, privat meine Familie und beim Zustandekommen dieses Buches Verlag und Lektorat.

Hamburg im Juni 1998   *Hans Harald Bräutigam*

KAPITEL I

Mit Fehlstart auf Umwegen zum Ziel

War es das allgegenwärtige Sterben? In Stalingrad, wo ich verwundet und von wo ich Ende 1942 ausgeflogen wurde. Und daheim, wo ich gleich nach der Rückkehr den ersten Höhepunkt des Bombenkriegs erlebte. Oder war es Feigheit? Schon als Vierzehnjähriger hatte ich die Brutalität erlebt, mit der SA und HJ Linientreue oder doch wenigstens Folgsamkeit herbeiprügelten. Oder war es das unwillkürlich verinnerlichte Führerprinzip, nach dem das Prinzip Verantwortung strikt von oben nach unten funktionierte und oben immer recht hatte? Vermutlich spielte alles eine Rolle, das Klima der Furcht, die Sorge um das eigene Leben, die Machtlosigkeit dem Apparat gegenüber. Jedenfalls schwiegen wir.

Wir, das waren meine Mitstudenten und ich, allesamt von der Wehrmacht zum Studium abkommandiert ans Anatomische Institut in Berlin. Dort gerieten wir in die Fänge eines Halbgottes in Schwarz. Dämonisch in nachtdunklen Samtkittel gehüllt, dozierte Professor Hermann Stieve, beidhändig zeichnend, über den Aufbau des menschlichen Körpers oder eilte uns mit wehendem Umhang voran in den Sektionsraum. Immer wieder von Luftschutzsirenen unterbrochen, zerlegten wir unter seiner Anleitung Leichen jeden Alters, vornehmlich und erstaunlicherweise aber tote junge Frauen, an denen sich meist keine Krankheitszeichen entdecken ließen. Nur um den Hals fanden sich Würgemale vom Erhängen.

Stieve machte kein Hehl aus der Herkunft der Toten. Es waren hingerichtete Polinnen aus einem Konzentrationslager, und wichtigtuerisch erklärte er, daß er höchstpersönlich den Vollstreckungstermin bestimmt habe. Es sei ihm nämlich um den Nachweis gegangen, daß es durchaus parazyklische Ovulation gebe, also den Eisprung außerhalb der weiblichen Regel. Er habe die Verurteilten Menstruationskalender führen lassen und dann um Hinrichtung an Tagen ersucht, an denen gewöhnlich kein Eisprung zu erwarten war. Bei nahezu allen Frauen aber war der Eisprung festzustellen, was schlagend belege, daß der Todesstreß – und somit vermutlich auch anderer – die Ovulation beeinflusse. Der Prager Kollege Hermann Knaus und der Japaner Kynsaku Ogino mit ihrer These vom immer zyklisch eintretenden Eisprung lägen also falsch und ihre Empfehlung zur Empfängnisverhütung durch Sexualverkehr nur in den »unfruchtbaren Tagen« der Frau sei nichts wert.

Stieves Forschungen mittels Exekution auf Bestellung haben sich später bestätigt, so daß die von der katholischen Kirche propagierte Methode Knaus-Ogino zu Recht als ungeeignet verworfen werden kann. Es kam das Wort vom »knausen« auf, das sich nur für Beamte eigne; Knaus selber habe seine Verlobte heiraten »müssen«, was er erst im sechsten Schwangerschaftsmonat tat. Vielleicht habe er nicht glauben wollen, daß seine Methode so unzuverlässig sei? Wir wissen jedenfalls seit Stieve, daß das einzig Regelmäßige an der weiblichen Regel die Unberechenbarkeit ihres Eintritts ist. Wie Stieve zu seinen Ergebnissen gekommen war, wußte hingegen außer uns niemand. Der Herr Ordinarius hütete sich natürlich nach dem Krieg, Genaueres preiszugeben. Und wir schwiegen. Immer noch aus Feigheit und Autoritätshörigkeit. Keiner wollte sich das berufliche Fortkommen erschweren.

Das Erlebnis in der Berliner Anatomie war meine erste Begegnung mit dem späteren Beruf. Dafür motiviert hat es mich sicherlich nicht, eher im Gegenteil. Mit der »ärztlichen Berufung«, die so gern beschworen wird, ist es meist ohnedies nicht weit her: Nicht irgendwelche Damaskus-Erlebnisse, Eingebungen oder hehren Ideale bestimmen den Weg, sondern banale Zufälle. Der prächtige Überbau wird gewöhnlich erst im nachhinein entworfen, wenn die schönfärberische eigene und die verehrungsbereite fremde Erinnerung aus Selbstverständlichkeiten Heldentaten gemacht hat. Die alten Zeiten sind dann immer gute gewesen, jedenfalls bessere als die Gegenwart, und die zu feiernden Klinikdirektoren und Chefärzte erscheinen im Rückblick als wahre Pioniere der Heilkunst.

Und das Dritte Reich war gleich nach dem Krieg kein Thema mehr. Bei den einen aus Angst, es könne irgendeine Verstrickung mit den Verbrechen des Regimes ans Licht kommen, bei anderen auch aus Angst, nur davor, daß über ihre Karriere Leute zu entscheiden hätten, die eben dieses Licht scheuen müßten. Hinzu kam eine allgemeine Schonhaltung, die nicht auf die herrschende Medizinerkaste beschränkt war. Man hatte genug gelitten und wollte an die furchtbare Zeit nicht ohne Not erinnert werden. Not herrschte ja anfangs immer noch genug, und es gab so vieles wieder aufzubauen, daß man sich mit moralischen Trümmern nicht herumschlagen mochte. Gute Medizin und ein »sauberer Laden« waren die Prioritäten. Man duldete keine Verstöße gegen den ungeschriebenen Komment der Branche. Probleme wurden nicht an die große Glocke gehängt, sondern intern geregelt.

Wie das funktionierte, erlebte ich einmal als junger Assistenzarzt an der Frauenklinik der Medizinischen Akademie in Düsseldorf: Ich erschien eines Morgens früh um sechs Uhr zum Dienst und fand im Bett meines Dienstzimmers eine mir unbekannte junge Frau, die sich vor Schmerzen wand. Mein Kollege, der Nachtdienst gehabt hatte, rasierte sich gerade vor dem Spiegel und berichtete, seine Freundin habe urplötzlich schreckliche Bauchschmerzen bekommen, daher habe er sie mit einem Eisbeutel in mein Bett gepackt. Da lag sie nun, blaß, mit bretthartem Bauch in einer kleinen Blutlache. Ich war noch nicht lange im Fach, aber lange genug, daß ich ahnte, um welche »Krankheit« es sich bei der jungen Frau handeln mußte: um eine Fehlgeburt.

Ohne weitere Erklärungen des Kollegen abzuwarten, rief ich den Oberarzt an, der gerade ins Haus gekommen war, und bat ihn dringend ins Dienstzimmer. Er erschien sofort, sah sich die Patientin an und schickte mich hinaus. Draußen hörte ich nur noch die Stimme des Oberarztes, der offenbar mit wachsender Wut den Assistenten zusammenstauchte, verstand aber nicht, wovon die Rede war. Wenig später kam der Oberarzt herausgestürmt und befahl mich in den Operationssaal; ich müsse ihm bei einem Noteingriff helfen, der Nachtdienstkollege werde ebenfalls assistieren. Als wir den Bauch der Patientin öffneten, sahen wir die Bescherung: Die Gebärmutterwand war perforiert, und in der mit Blut gefüllten Bauchhöhle schwamm ein kleiner vom Rumpf des Feten abgerissener Kopf.

»Sie elender Stümper!« schrie der Oberarzt den Nachtdienstler an. »Nicht einmal eine einfache Abtreibung haben Sie hingekriegt. Verlassen Sie sofort die Klinik und lassen Sie sich nie mehr hier blicken, sonst werde ich Sie anzeigen. Das wäre das Ende Ihrer beruflichen Laufbahn.«

Der junge Doktor verschwand. Die Reste des abgetriebenen Feten kamen mit der Gebärmutter, die wir entfernen mußten, auf den medizinischen Müll. Die Patientin wurde nach vierzehn Tagen »geheilt« entlassen. Den Gynäkologen, der den lebensgefährlichen Pfusch beim Schwangerschaftsabbruch zu verantworten hatte, habe ich nach Jahren wiedergetroffen: als Lehrstuhlinhaber und Chef einer ostdeutschen Universitätsfrauenklinik. Er war noch vor dem Mauerbau in die DDR gegangen, wo westliche Verfehlungen wenig interessierten oder gar Empfehlungen waren.

In den Fest- und Gedenkreden auf die in der Nachkriegszeit dominierenden Chefs ist vom Heer der damals geduldig vor den Klinikportalen für Ausbildungsplätze anstehenden Assistenzärzte ebensowenig die Rede wie in den Memoiren der seinzeitigen »Gründer« des bundesrepublikanischen Gesundheitssystems. Viele von uns, die wir da warteten, kamen aus dem Krieg, mehr oder minder seelisch und körperlich versehrt und hungrig, auch auf Arbeit. Die Konkurrenz um die wenigen unbezahlten oder minimal dotierten Stellen war hart. Wer eine hatte, wußte, daß zahllose Kollegen nur darauf warteten, daß er scheiterte und den Platz für einen von ihnen räumte. Da hielt man tunlichst den Mund oder machte ihn nur auf, um den Chef im Pluralis majestatis anzureden: »Haben Herr Professor das gesehen? Wollen Herr Direktor einen Kaffee?«

Dabei wäre bei manchem die Anrede »Oberstabsarzt« passender gewesen, denn viele der hohen Herren wähnten sich noch auf dem Hauptverbandsplatz oder im Lazarett-OP. Es wurde nicht gebeten, sondern angeordnet, und nicht gesprochen, sondern gebellt. Und das Fußvolk spurte. Patienten wie Schwestern, Ärzte wie Sekretärinnen lebten in der Furcht des Herrn, der an der Spitze seines weißen Hofstaats durch die Gänge schritt. Jovial bis ruppig gingen die Chefärzte mit ihren Leuten um, wobei oft sogar eine gewisse Herzlichkeit mitschwang, auf die aber kein Verlaß war. Ab und an sorgten dosierte Donnerwetter dafür, daß die Hackordnung nicht durcheinandergeriet.

Daran hatte ich mich gewöhnt und ein einigermaßen schützendes Fell entwickelt. Verglichen mit den Kriegsjahren, kam uns die neue Zeit sowieso paradiesisch vor. Alles war knapp, aber die Freude, wenn man Begehrtes ergattern konnte, doppelt groß. Außerdem hatten wir, durch die Erfahrungen in der Wehrmacht gewitzt, den Bogen bald raus, wie mit diesem oder jenem Vorgesetzten umzugehen war. Manche waren für Schmeicheleien zu haben, andere schätzten besondere Dienstfertigkeit, und wieder andere freuten sich über militärisches Gehabe. »Trizonesien« war kein so übles Pflaster für junge Lebenskünstler. So hieß die gerade gegründete Bundesrepublik in einem Karnevalsschlager; sie war ja aus den drei westlichen Besatzungszonen gebildet worden.

Hauptsache war für mich und die anderen Jungmediziner, daß der Vertrag für die Stelle als Assistenzarzt mit halbem Salär nach zwei Jahren verlängert wurde. Dabei half auch fleißiges Publizieren nach dem Motto: Nur wer schreibt, der bleibt. Ob die Arbeiten, die wir in vielen heute nicht mehr existierenden Fachjournalen veröffentlichten, sonderlich erhellend waren, spielte nur eine untergeordnete Rolle. Die kostenlosen Sonderdrucke streuten wir mit artigen Widmungen in die Postfächer der Chefs, die wir gnädig stimmen und als Schutzengel für unsere Karriere gewinnen wollten.

Die stand bei allem im Vordergrund, denn erst in höheren Positionen hatte man sein Auskommen. Wir unternahmen also jede Anstrengung, waren zu zahllosen Überstunden ebenso selbstverständlich bereit wie zum Bereitschaftsdienst und ergriffen jede Gelegenheit, auf uns aufmerksam zu machen. Ein schon etwas erfahrenerer Kollege, Kriegsheimkehrer auch er und ebenfalls stolzer Inhaber einer halbbezahlten Stelle, nutzte nahezu alle dienstfreien Wochenenden zu Vorträgen auf Tagungen. Dabei machte er sich keinerlei Illusionen über den wissenschaftlichen oder ärztlichen Wert seiner Ausführungen. »Tausendmal lieber würde ich den Leutchen reinen Wein einschenken und gestehen, daß das ganze Getue eine einzige Bitte um eine Chefarztstelle an einem mittleren oder auch nur kleinen Krankenhaus ist«, sagte er mir eines Tages.

Meine eigene Karriere, damals natürlich noch nicht als solche zu erkennen, begann mit einem Fehlstart, aber einem nützlichen. Ich wollte nach Abschluß meines Studiums 1949 Pathologe werden und hatte in Professor Paul Hübschmann am pathologischen

Institut der Medizinischen Akademie Düsseldorf einen Chef, den ich noch heute als menschliches Vorbild verehre. Weniger beliebt war seine unleidliche Frau, die wir gehässig »Karzinoma« nannten. Die Volontärarztstelle, die mir Hübschmann angeboten hatte, nahm ich nur zu gerne an und lernte nun Pathologische Anatomie von der Pike auf. Ich hatte bald heraus, daß die Pathologen bei den Klinikern gefürchtet waren. Sie galten als »postmortale Klugscheißer«, weil sie immer erst auf den Plan traten, wenn die Kunst der Internisten und Operateure versagt hatte. Dann konnten sie mit weiten Sektionsschnitten der Todesursache auf den Grund gehen und nicht selten den OP-Künstlern Fehler nachweisen. Sie schauten ja so gründlich nach, wie es Chirurgen nie wagen durften, wollten sie das Leben ihrer Patienten nicht aufs Spiel setzen.

Den Herren der Leichenkammern und Sektionssäle entgingen dagegen auch kleine Fehler nicht, und es hing von ihrer Gnade ab, ob sie die im Protokoll festhielten oder nicht. Da hatte ein Operateur den Harnleiter verletzt, einen Gegenstand im Bauchraum »vergessen«, eine tiefer liegende Verwachsung übersehen. Einer Auskunftspflicht unterlagen die Pathologen im Unterschied zu den Gerichtsmedizinern nicht, und ich entsinne mich auch nicht, daß irgendeiner einen Chirurgen wegen einer bei der Leichenöffnung entdeckten Nachlässigkeit angeschwärzt hätte. Doch ihr Herrschaftswissen gab den Pathologen eine Sonderstellung, die für uns junge Dachse verführerisch war und mich besonders reizte.

Wir mußten nicht wie die Chirurgen in Sekundenschnelle Entscheidungen treffen, bei denen es um Leben und Tod ging. Wir hatten nur den Tod auf dem Tisch und konnten ohne Druck und ohne Klinikstreß akribisch untersuchen, ob dieser Tod bei anderer Entscheidung des Operateurs zu vermeiden gewesen wäre und was der womöglich noch alles verbockt hatte. Ich habe glücklicherweise beide Situationen, die des kontrollierenden Pathologen und die des Chirurgen, gründlich kennengelernt und den beginnenden Pathologen-Hochmut bald abgelegt. Das hatte mehrere Gründe, und einer davon war für mich zunächst bitter:

Nach nur einem Jahr bei den besagten Klugscheißern starb mein Chef, und ich erlebte, daß »Witwenverbrennung« keine indische Spezialität, sondern in deutschen Uni-Kliniken an der Tagesordnung war.

Mit dem Ausscheiden eines Lehrstuhlinhabers wurden seine Assistenten akademische Witwen und Waisen, die für die restliche Laufzeit ihres Vertrages vom Nachfolger rumgeschubst oder abgestellt wurden wie ein nutzloses Möbel. Ich durfte nun ganz im Obduktionskeller bleiben und mich ausschließlich dem Öffnen und Schließen von Leichen widmen und uferlose Protokolle über jeden Fall anfertigen. Der neue Chef, Professor Meeßen, hatte nämlich sehr eigene Vorstellungen von einem mustergültigen Protokoll.

Sonst ziemlich verschlossen, erwachte angesichts dieser Texte der Kritiker in ihm. Er verlangte möglichst umfassende Darstellungen und äußerste Präzision im Ausdruck. Prädikate hatten da nichts zu suchen. »Die taugen nur für Liebesgeschichten«, knurrte er. Hatten wir wieder einmal in diesen Zeiten des selbstgebrannten Zuckerrübenschnapses einen Lebertoten aufgemacht, dann durfte nur notiert werden »Leber groß«, die elaborierte Fassung »die Leber ist groß« wäre beim Neuen nicht durchgegangen. Hatte sein Spezialgebiet bereits auf sein seltsames Verständnis von Sprache abgefärbt? Er galt als Koryphäe auf dem Gebiet der Hirnanomalien bei dem früher so genannten Jugendirresein, einer schon im Pubertätsalter manifesten Schizophrenie.

Ertappte er mich bei in seinen Augen zu ausufernder Syntax, bekam ich Vorträge von ihm zu hören über den beklagenswerten Verlust des Humboldtschen Bildungsideals und der Einheit von

Forschung und Lehre. Dabei war er alles, bloß kein Lehrer. Nie gab er Tips oder zeigte, wie wir das, was wir angeblich falsch machten, richtig ausführen könnten. Er ließ uns wursteln, schüttelte den Kopf und behandelte Hübschmanns Hinterbliebene wie lästige Störer bei seiner aufopfernden Forschertätigkeit. Er war der typische Vertreter des »print or perish«, veröffentlichte unermüdlich heute längst vergessene Erkenntnisse und nahm seine Lehrverpflichtung mit Widerwillen wahr. Das hat Schule gemacht. Ruhm suchen viele Professoren als Schreiber und nicht als Lehrer, als die sie ja auch bezahlt werden.

Ein kleiner Einschub dazu: Erst neulich habe ich nach meiner Pensionierung als Klinikchef für eine große Publikumszeitschrift einen berühmten Hämatologen aufgesucht, der mit seiner Publikationswut ins Gerede gekommen ist. Ich wollte darüber schreiben. Die pure Menge seiner Veröffentlichungen der letzten fünf Jahre verdient Aufnahme ins »Guinness-Buch der Rekorde«. Danach hat der forschende Arzt jede Woche eine wissenschaftliche Arbeit vorgelegt. Wie hat er das gemacht als Chefarzt einer Klinik, in der er Kranke zu versorgen hatte und die mehr als den ganzen Mann fordert? Ob ich, fragte er ganz cool, denn nicht wisse, daß es gang und gäbe sei, keineswegs alles selbst zu schreiben. Die jungen Kollegen hätten es doch schwer genug, und da wäre er als Co-Autor aufgetreten, um ihnen mit seinem Namen zu helfen. Nun werfe man ihm Fälschungen vor, die er gar nicht zu verantworten habe.

Nicht nur solche, muß man wohl ehrlichkeitshalber hinzufügen.

Wenn so besessene Schreiber Vorlesungen halten, fällt das meistens nicht sonderlich spannend aus. Das war bei Hübschmanns Nachfolger nicht anders. Er redete so papieren daher, daß nicht nur ich, der ich mich nächtens mit Nebenjobs über Wasser hielt, schwer mit dem Schlaf zu kämpfen hatte. Eines Morgens »entschlief« ich bei einer Vorlesung über Amyloidose – einer stärkeähnlichen Verklumpung im Gehirn – sanft und selig. Das entging dem Chef nicht, und ich durfte meine Papiere abholen. Damit war es aus mit der Pathologie, die damals als Karrieresprungbrett galt wie heute Genetik oder Immunologie.

Ich war ratlos. Stellen gab es ohnehin kaum, und jeder Pathologie-Chef, bei dem ich angeklopft hätte, wäre ins Grübeln gekommen, warum ich meine vorige Stelle verloren hatte. Lügen? Sinnlos. Man kündigte nicht von sich aus. Einen Moment dachte ich an Onkel Gustav. Der war Chirurg an einem niederrheinischen Krankenhaus, einem »Sankt Häuschen«, wie wir in unserer universitätsklinikhaften Arroganz die kirchlichen Hospitäler nannten. Onkel Gustav war ein routinierter Allrounder, der alles operierte, was ihm unters Messer kam, und der mich bestimmt irgendwo untergebracht hätte. Aber in die Provinz gehen? Nein, dazu hatte ich schon zuviel Metropole gerochen und wollte höher hinaus. Ich hielt es da mit einem Kollegen, der in seinem Dienstzimmer eine Karte von Nordrhein-Westfalen hängen hatte. Auf der sah man Nadeln für jedes Krankenhaus, und war die Nadel rot, dann war dort eine Chefarztstelle vakant. Stak daneben eine grüne, dann hatte er da eine Bewerbung laufen. Chef wollte auch ich werden.

Erst einmal aber brauchte ich überhaupt eine Anstellung und zwar dringend. Wieder wies der Zufall den Weg. Zwar wieder einen Umweg, aber auch dieses Mal einen nützlichen: Ich besuchte die Vorlesung eines Gastprofessors, Joseph Vonkenell, der über Medizinalchemie sprach. Ein bißchen, dachte ich, sollte man als Arzt auch davon verstehen, und die Sache entpuppte sich als bei weitem nicht so langweilig, wie ich mir das vorgestellt hatte. Der Dozent warf den Formelkram so elegant an die Tafel und deutete die Hieroglyphen so fesselnd, daß ich gar nicht genug kriegen konnte. Nach Schluß der Veranstaltung mußte ich ihm unbedingt danken, und ehe ich mich's versah, hatte ich ihm auch schon mein Mißgeschick mit der Pathologie gebeichtet.

»Kopf hoch!« sagte er. »Komm doch zu mir. In meinem Labor kannst du den Chemikern zusehen und dabei lernen, wie die Arzneimittelsynthese funktioniert. Dazu ein paar Kurse an der Abendschule für Chemieingenieure, und du bist ein gemachter Mann.«

Ich mag wohl bei der Aussicht auf nochmalige lange Lehrzeit etwas zweifelnd dreingeschaut haben, denn der so väterliche Professor klopfte mir aufmunternd auf die Schulter und tröstete: »Die Zeit wird sich lohnen. Ich weiß, wovon ich rede. Und das Geld, das du für die Ausbildung aus dem Fenster schmeißt, das kommt später mit Zins und Zinseszins durch die Tür wieder herein, verlaß dich drauf.«

Er hatte »du« gesagt und überhaupt eine vertrauenerweckende direkte Art. Warum also zögern? Ich wußte ja nicht, daß er ein ehemaliger SS-Mann war, und ahnte noch weniger, daß er sich dem gegen ihn laufenden Entnazifizierungsverfahren durch Selbstmord entziehen würde. Das erfuhr und erlebte ich erst, als ich meine Lehre beendet und unendlich viel bei ihm gelernt hatte. Er war ursprünglich Dermatologe gewesen und hatte dann zudem organische Chemie studiert, eine Kombination, die sich als äußerst fruchtbar erwies und mir Welten erschloß, in die ich sonst kaum Zugang gefunden hätte. Zwei Jahre lang, 1950/51, tummelte ich mich in seinem Laboratorium bei Rheinpreußen in Moers in einem alten Kohlebergwerk, und zweimal in der Woche besuchte ich die Abendschule für Chemielaboranten. Schließlich bestand ich sogar die Abschlußprüfung. Meine Lehrer fanden es offenbar interessant, daß sie unter ihren als Chemiewerker oder Laboranten arbeitenden Schülern einen approbierten Arzt hatten. Ihre immer gleichen Doktorwitze, die sie auf meine Kosten gern machten, haben mich nicht gestört. Schon eher, daß mich nun die Industrie nicht sofort mit lukrativen Angeboten überhäufte. Auch hier hieß es, sich bewerben. Und warum dann nicht gleich im gelobten Land Amerika? Ich beantragte also ein Einwanderungsvisum für Kanada, wo ich als Chemieingenieur arbeiten wollte.

Während ich auf die Genehmigung wartete, arbeitete ich weiter für meinen Chef. Der schickte mich eines Tages auf einen Gynäkologenkongreß. Dort ging es um den Einsatz angeblich neuer Lokalanästhetika in der Frauenheilkunde. Den angepriesenen neuen Wirkstoff, seine Synthese und die Wirkung zweier auf seiner Basis entwickelter Medikamente hatte ich genau studiert und war nun gespannt, was der Referent, der renommierte Göttinger Professor Heinrich Martius, darüber Neues zu berichten wußte.

Neues aber gab es da nicht. Nur Falsches. Ich nahm allen meinen Mut zusammen und meldete mich zu Wort. Höflich und aufgeregt kritzelte ich mein auswendig gelerntes Wissen an die Tafel und bewies, daß der verehrte Herr Professor einem Irrtum aufgesessen sein müsse, als er die unterschiedliche Wirkweise der beiden Arzneimittel erläutert habe. Es handele sich gar nicht um verschiedene Präparate, sondern um chemisch identische, die nur verschiedene Handelsnamen trügen.

Die Zuhörer waren baff, und der Herr Hochschullehrer stand wie ein dummer Junge da. Gegenargumente fand er jedenfalls keine, sondern packte bloß seine Sachen und verschwand, während ich noch hochrot vor Aufregung am Katheder stand.

Als ich wieder zu meinem Platz ging, kam freudestrahlend ein älterer Herr auf mich zu und stellte sich als Hans Schmidt-Elmendorff vor, Direktor der schon mehrfach erwähnten Frauenklinik der Medizinischen Akademie Düsseldorf. Ob ich nicht bei ihm anfangen wolle, fragte er ohne Umschweife. Erst dachte ich, das Angebot hätten ihm meine lichtvollen Ausführungen entlockt. Die hatten sicher nichts geschadet, entscheidend jedoch war, daß der Herr Direktor so beeindruckt war, daß ich den hochmögenden, aber anscheinend wenig geschätzten Kollegen »angepinkelt« hatte. »Wenn Sie wüßten«, freute er sich, »was für einen Angeber Sie da vom Sockel geholt haben! Wenn der morgens die Wohnung verläßt, kriegt er von seiner Frau ständig mit auf den Weg: ›Heinrich, sei bedeutend!‹ Und das ist er dann auch. Ein wahrer Kotzbrocken. Heute abend möchte ich da gern Mäuschen spielen, denn dann kriegt er Zunder. Bestimmt hat schon längst einer seiner Frau gepetzt, wie Sie ihn hier zur Schnecke gemacht haben.«

Ich mußte mich entscheiden: Auswanderung und das von meinem Lehrer versprochene große Geld oder Rückkehr in meinen ärztlichen Beruf? Die Waage neigte sich rasch auf die medizinische Seite, wobei die Aussicht, nun den Facharzt für Gynäkologie nachholen zu müssen, wenig lockte. Arzt jedoch hatte ich immer sein wollen; die Chemie würde nicht schaden, aber als Lebensaufgabe konnte sie mit der Heilkunst nicht konkurrieren. Und so kam es, daß ein gescheiterter Pathologe und Kurzzeitchemiker auf die Frauen losgelassen wurde. Eine höchst profane Geschichte, die aber den Vorzug hat, wahr zu sein. Kein frühkindliches Trauma, keine ödipalen Phantasien und kein himmlischer Auftrag hatten mich zum Ziel geführt. Ich wäre sicher auch Gasmann, wie wir die Anästhesisten nannten, oder Chirurg geworden, wenn sich eine entsprechende Stelle geboten hätte. Nun wurde ich also Gynäkologe.

Kapitel 2

Warum wird Mann Gynäkologe?

Männerphantasien – nicht nur im Sinne »feuchter Träume« à la Stammtisch, sondern durchaus auch als Angst vor der Frau, wie sie in Klaus Theweleits gleichnamigem Buch beschrieben wird –, standen solche Männerphantasien hinter meinem Entschluß, es mit der Gynäkologie zu versuchen? Wollte ich durch Macht über die Frau der Bedrohung durch sie und damit dem Tannhäuser-Schicksal entgehen und zu angstfreiem Genuß finden? Rückblickend kommt es mir so vor, als wäre ich davon völlig frei gewesen. Und ich glaube mir auch sicher sein zu können, daß nicht die Lust auf Verbotenes und schon gar nicht Voyeurismus Pate gestanden haben. Herrenwitze gehörten nicht zu meinem Repertoire. Aber: Es hat sich unterdessen ja ein ganzes Berufsleben zwischen die damalige Entscheidung und meine heutige Erinnerung geschoben, und da kann schon manches Motiv im Brunnen der Vergangenheit versunken sein. Das geben jedenfalls junge Kollegen zu bedenken, deren Nöte ich manchmal nur schwer verstehe. Ob das allein mit dem Altern, auch der Wünsche, zu erklären ist?

Das Angebot des Düsseldorfer Klinikdirektors habe ich 1951 ganz naiv angenommen. Ich hatte ja keine Ahnung, was mich erwartete, war aber neugierig und bestens Willens, die Chance, die sich mir so überraschend eröffnete, zu nutzen. Von der Frauenheilkunde – übrigens ein erst 1936 etabliertes Facharzt-Gebiet –

wußte ich nur so viel, wie mich die bis dahin beiden einzigen Begegnungen mit der Materie gelehrt hatten: Der Fall Stieve lag mir auf der Seele, doch sah ich ihn eher historisch denn als ein Exempel für ein entmenschtes System. Meine noch völlig unentwickelte Vorstellung vom frauenärztlichen Tun belastete er nicht.

Der zweite Fall war dazu schon eher geeignet, löste womöglich aber eine Trotzreaktion aus. Er lag mehrere Jahre zurück: Es war zu Beginn des ersten klinischen Semesters 1947 in Düsseldorf. Im Halbrund des Hörsaals warteten etwa fünfundzwanzig Studenten und auch einige Studentinnen auf das erste gynäkologische Kolleg. Plötzlich ging das allgemeine Gemurmel in Geklopfe und Getrampel über. Der berühmte Professor Schmidt-Elmendorff betrat die Arena. Hinter ihm schoben Assistenten eine hoch zugedeckte Patientin im Krankenbett in den Saal. Mit der Liebe des Entomologen zu den aufgespießten Faltern musterte der Herr Ordinarius unsere lichten Reihen und hatte in mir schließlich das geeignete Opfer entdeckt:»Junger Mann, wollen wir es mal mit Ihnen versuchen?« fragte er rhetorisch und beorderte mich hinunter ans Pult, wo er mich einen Moment zappeln ließ. Dann befahl er:»Gehen Sie in den Waschraum neben dem OP und machen Sie sich zu einer geburtshilflichen Untersuchung fertig!«

Mir schwante nichts Gutes, als ich mich zögernd von meinem Klappsessel erhob. Hier ging es ja nicht um irgendwelche internistischen Fragen, die man mit geschicktem Geschwafel manchmal wenigstens ansatzweise beantworten konnte. Hier wurden Tatsachen erwartet, wobei selbst parates Lehrbuchwissen nur von begrenztem Wert war. Es würde auf das Geschick meiner Finger und die richtige Interpretation des Ertasteten ankommen.

Das ging mir durch den Kopf, als ich im Waschraum geschlagene fünfzehn Minuten Unterarme und Hände desinfizierte (heute reicht Schnelldesinfizierung von allenfalls fünf Minuten). Wenn ich gehofft hatte, der begleitende Assistent würde mir ein wenig auf die Sprünge helfen, so hatte ich mich gründlich getäuscht. Er reagierte auf keine meiner ängstlichen Fragen, sondern sagte nur grinsend: »Der Chef hat schlechte Laune. Man hat ihn heute nacht mal wieder aus dem Bett geholt. Ziehen Sie sich warm an.«

Ich kam mir dann allerdings eher nackt vor, als ich wieder vor dem, wie mir schien, feixenden Auditorium stand. Der Professor erklärte, daß es sich um eine schwangere Patientin handele, die er nach der Untersuchung zu operieren gedenke. Daß unsere Probandin schwanger war, sah selbst ich, als eine Krankenschwester die Bettdecke vom gewölbten Leib der jungen Frau nahm. Um diese »Diagnose« ging es sicher nicht. Was aber sollte ich bei der geburtshilflichen Untersuchung erkennen? Ich zögerte mit der inneren Austastung, so daß der Professor ungeduldig wurde: »Stecken Sie Ihren Finger in die Scheide und erklären Sie mir und den Studenten, was sie fühlen«, schnauzte er.

Ich folgte, fühlte und schwieg. Beschreiben konnte ich, was ich fühlte, aber was das war, davon hatte ich keinen Schimmer. Die Stirn des Professors umwölkte sich ungnädig, und er knurrte: »Schildern Sie wenigstens, was Sie bemerken!« Ich antwortete leise und verlegen: »Eine Kugel und die Wärme der Scheide.« Zur allgemeinen Gaudi wiederholte Schmidt-Elmendorff meine Entdeckung laut und meinte sarkastisch: »Eine Kugel? Eine Kegelkugel vielleicht? Wie soll denn die dahin kommen?« Meine andere Beobachtung kommentierte er anzüglich: »Haben wohl schon einige Erfahrung mit der Temperatur in der Scheide?« Womit er die Heiterkeit auf den Höhepunkt brachte, während ich schamrot und hilflos zu Boden schaute. »Was Sie Kugel zu nennen belieben«, führte der Professor dann aus, »ist natürlich der Kopf des Kindes, der in das Becken eintritt.« Und er gab mir den strengen Rat: »Werden Sie Maurer oder Klempner, aber nie Geburtshelfer!«

Ganz so ernst aber hatte er es dann wohl doch nicht gemeint.

Als ich nämlich Anstalten machte, mich nun möglichst rasch wieder zu verkrümeln, kam sein »Stop! So leicht kommen Sie nicht davon. Sie bleiben hier und halten die Haken beim Kaiserschnitt, den ich jetzt vornehmen werde.« Während der Operation hellte sich sein Gesicht allmählich auf. Wenigstens mit meiner Assistenz schien er zufrieden zu sein. Er erklärte mir genau, warum der Eingriff nötig geworden sei und was er im einzelnen mache. Und er erklärte gut, so daß ich bald die vorangegangene Blamage vergaß. Gesessen aber hat sie doch, sonst wäre sie mir heute nicht mehr so gegenwärtig, daß mir noch immer ganz heiß wird, wenn ich daran denke oder davon, wie jetzt, erzähle.

Trotzreaktion? Sicher bin ich mir nicht, sicher ist nur, daß das Erlebnis keinen mir bewußten Einfluß auf das Jawort dem Klinikdirektor gegenüber gehabt hat, obwohl es mir natürlich sofort einfiel. Ich hatte es ja wieder mit Schmidt-Elmendorff zu tun, der selbst natürlich nichts mehr von der Geschichte wußte. Für ihn waren solche Vorführungen von ahnungslosen Studenten an der Tagesordnung. Vielleicht spielten bei meinem Ja eher schon die diffusen Vorstellungen von erfolgreichen Frauenärzten eine Rolle, wie ich sie auf dem für mich so entscheidenden Kongreß kennengelernt hatte – meist gutaussehende Männer mit beachtlichem Einkommen, den schnittigen Sportwagen nach zu urteilen. Auch die weibliche Begleitung war oft recht ansehnlich. Ich sage trotzdem bewußt »vielleicht«, denn dieses Traumbild verflog im klinischen Alltag sofort. Wäre es ausschlaggebend gewesen, hätte ich den Bettel schon nach wenigen Tagen hingeworfen.

Das aber tat ich nicht, im Gegenteil: Ich gewann meiner neuen Profession immer mehr ab, obwohl der Krankenhausalltag beileibe kein Zuckerschlecken war. Von Kongreßbesuchen keine Spur, von Reichtum auch nicht, und der Damenflor war entweder krank oder in anderen Umständen – von den Schwestern und Hebammen einmal abgesehen. Die aber umschwärmten uns

24

nicht, eher taten wir das, denn der Weg zur Operationsassistenz als zweite oder dritte Hand, wie wir sagten, führte nur über die OP-Schwestern. Und auch mit den Hebammen hieß es sich gut stellen, standen sie doch in der Klinikhierarchie ganz oben. Als junger Assistenzarzt hatte man nur dann eine Chance auf die selbständige Entbindung einer komplizierten Beckenlage, wenn die Hebamme im Kreißsaal mitspielte. Hatte sie kein Vertrauen, rief sie sofort den erfahrenen Oberarzt, und man geriet wieder an den Rand des Geschehens.

Ich hatte Glück und lernte rasch. 2500 Geburten im Jahr zwangen uns Assistenten zu dauernden Nachtdiensten und konfrontierten uns mit schwierigsten Situationen. Schon nach wenigen Monaten sparten sich die Hebammen den Ruf nach dem Chef auch in solchen Fällen, so daß ich mir die nötige Routine aneignen konnte.

Das galt auch für die monatlich etwa 175 Fehlgeburten. Hochfiebernd und mit schweren Blutungen kamen die jungen Frauen in die gynäkologische Notaufnahme, wo wir den Abort durch Ausschabung zu beenden hatten. Bald schreckten mich auch die »Extrauterinen« nicht mehr, wie wir die Frauen mit einer Bauchhöhlenschwangerschaft (Abdominalgravidität) nannten. Die Operationen waren nicht einfach, doch für uns galt: Kunst kommt von Können, und das beherrschten wir bei der Menge und Vielfältigkeit der Fälle in kurzer Frist. Es blieb den Chefs gar nichts anderes übrig, als uns möglichst rasch in die Selbständigkeit zu entlassen, sonst wäre die Arbeit nicht zu bewältigen gewesen. Eine Schwemme von Assistenzärzten kannten wir noch nicht. Versager flogen sofort raus, und nur höchst selten kam es so weit, daß jemand Schaden anrichten konnte wie der Kollege im ersten Kapitel, der die Abtreibung so verpfuscht hatte.

Daß ich in dieser Zeit in der Gynäkologie heimisch geworden bin, hat wohl vor allem damit zu tun, daß ich helfen konnte. Wirklich aussichtslose Fälle sind in diesem Fach selten, die freudigen Ereignisse überwiegen. Und daß ich vornehmlich mit jungen Menschen zu tun hatte, war sicher wichtiger als die Tatsache, daß es sich um Frauen handelte.

Nach Eintritt in die Klinik hatte ich bald geheiratet. Meine Frau und ich hätten das in unserer ungesicherten Lage vielleicht noch eine Weile verschoben, doch der Chef beschäftigte nur ungern ledige Assistenzärzte. Deren Konzentration auf die Arbeit traute er nicht recht und sorgte sich auch um das Betriebsklima, das durch Flirts oder mehr zwischen Ärzten und Schwestern oder – nicht auszudenken – Patientinnen gestört werden könnte. Als Jungverliebter war ich in seinen Augen keine solche Gefahr, er hielt meinen erotischen Appetit für gestillt.

Die Freude an der Arbeit und der Elan, den ich durch sie gewann, brachten mich jedenfalls vorwärts: Schon nach zwei Jahren rückte ich in den Oberdienst auf und wurde Konsiliarius der Frauenklinik, das heißt ich hatte andere Kliniken zu beraten, wenn dort Frauen mit gynäkologischen Symptomen Aufnahme gefunden hatten. Solches Grenzgängertum bringt mancherlei Probleme mit sich, weil es von den Kollegen als »Wilderei« in fremden Revieren aufgefaßt werden kann. Auch auf die üblichen Vorurteile Frauenärzten gegenüber stieß ich immer wieder. Da haben Mediziner der übrigen Männerwelt wenig voraus. Neid, schwüle Phantasien und Arroganz den »Damenschneidern« gegenüber spielen ebenso eine Rolle wie ärztliche Rivalität. Das galt damals vor allem für Chirurgen, die erbittert sahen, wie die Gynäkologen etwa die Brustchirurgie zu ihrer Domäne machten.

Ein typischer Fall: Etwa ein Jahr nach Übernahme der Beratungsaufgabe wurde ich in die Chirurgie gerufen. Es war November 1953, und warum ich das noch so genau weiß, das gehört zur Geschichte. Der bayerische Chefchirurg Professor Ernst Derra, der mich angefordert hatte, war eine landesweite Berühmtheit und bekannt für seine Halbgöttlichkeit. Er führte mich in einer Wolke von Assistenzärzten ans Krankenbett eines hübschen jungen Mädchens, Typ höhere und behütete Tochter. Die Mutter saß tiefbesorgt auf der Bettkante und himmelte den Professor an, den sie scheint's schon länger kannte. Derra genoß seinen Auftritt und flötete: »Nun hat alle Not ein Ende. Hier kommt ein richtiger Frauenarzt, schön und dumm. Viel weiß er nicht, aber er kann alles, weil sein Horizont nicht über den Bauchnabel reicht.«

Ich schluckte, biß mir auf die Lippen und wartete, bis das beflissene Gelächter der Assistenten verebbt war. Widerworte hätten keinen Sinn gehabt, sondern nur neue Sottisen provoziert, das wußte jeder im Klinikum. Derra berichtete nun, das Mädchen sei mit einer erheblichen Geschwulst eingeliefert worden, und fragte, was ich denn vorschlüge.

Ob er wohl wußte, um was für eine »Geschwulst« es sich handelte? Vermutlich. Doch wollte er wohl die Mutter schonen und es mir überlassen, ihr die unangenehme Wahrheit zu sagen. Jedenfalls schloß ich das aus seinen Bedenken gegen eine Röntgenaufnahme der »Geschwulst«, die bis zum Rippenbogen reichte. »Ich kann es natürlich auch auf meine Weise versuchen«, fuhr ich fort. »Wir dummen Gynäkologen haben ja unsere Hände und Finger, mit denen wir zart fühlen und tasten können.«

Bei dem Wort »Finger« grinste die Ärzteschaft. Das obszöne Zeichen mit dem »Stinkefinger« war zwar noch nicht üblich, aber für angebliche Zweideutigkeiten und schon gar aus dem Munde eines Frauenarztes haben die Kollegen schon immer einen Sinn gehabt.

Derra nickte gnädig, und ich machte mich zunächst mit den vier Leopoldschen Handgriffen und dann mit meinem kleinen geburtshilflichen Höhrrohr ans diagnostische Werk. Das Mädchen beobachtete mich ängstlich.

»Was suchen sie da?« fuhr die Mutter der Patientin auf, als habe sie einen schlampigen Oberkellner vor sich. »Die Herztöne des Kindes«, erwiderte ich so ruhig wie möglich. Die Mutter sah mich mit schreckgeweiteten Augen an, so daß ich einen Moment dachte, sie träfe der Schlag. Dann riß sie sich zusammen und schnaubte:»Das ist völlig ausgeschlossen. Martina besucht die Ursulinenschule. Da gibt es sowas nicht.« Was es auf der renommierten Nonnenschule nicht geben sollte, führte sie nicht näher aus.

»Wann war Ihre letzte Regelblutung?« fragte ich das Mädchen, das mich hilfeflehend ansah. Doch wieder antwortete die aufgebrachte Mutter:»Über sowas wird in unserer Familie nicht gesprochen!«

Ich reichte Derra das Höhrrohr, und er bestätigte sofort die simple Diagnose. Jovial bat er mich, Martina ein guter Geburtshelfer zu sein und begleitete mich, meine neue Patientin, die sich eng an mich hielt, und die fassungslose Mutter huldvoll bis an die Tür.

In»meinem« Kreißsaal hat das Mädchen dann einem gesunden Mädchen das Leben geschenkt. Als das Baby friedlich schlummernd im Arm der jungen, strahlenden Frau ruhte, faßte sich auch deren Mutter wieder, machte schon Pläne für die Heimkehr und schwirrte ab. Sie müsse Einkäufe machen und ihrem Mann die Neuigkeit schonend beibringen, es klang nun bereits, als sei es eine frohe Botschaft.

Martina hat mir dann erzählt, mit welchen Tricks sie ihren Zustand verborgen hatte, und hat mir auch die Frage nach ihrer letzten Regelblutung beantwortet. So konnte ich den Zeitpunkt des »fruchterzeugenden Beischlafs«, wie die Juristen das so anheimelnd nennen, problemlos ermitteln: Wenige Tage vor Weiberfastnacht im Februar. Und dann beichtete mir Martina auch, wer der Vater war: Ein offenbar ausnehmend feuriger Feuerschlucker von der Düsseldorfer Kirmes. Sie hatte ihn nicht wiedergesehen. Ich mußte mir ein Grinsen verkneifen, wenn ich daran dachte, wie Martinas Eltern wohl diesen neuen Schock verdauen würden.

»Dumm und schön« – dieses Vorurteil uns Frauenärzten gegenüber –, ja, ich gehörte jetzt dazu! – war mir nicht neu. Doch daß es eine Kapazität, obschon eine eitle wie Derra, wiederholt hatte, piekste doch etwas mehr als die üblichen Sticheleien. Über die Schönheit wird man geteilter Meinung sein, sie spielt, wenn überhaupt, auch nur bei – mild formuliert – einfachen Naturen eine Rolle. Doch das mit der Einfältigkeit der Gynäkologen rührt wohl daher, daß die Facharztausbildung in unserem Gebiet sicher einfacher ist als etwa bei Onkologen, Psychiatern oder Dermatologen. Gynäkologie ist ein »kleines« Fach, überschaubar und weniger belastend als andere. Und: Wir haben eine ganz andere Erfolgsquote als die Kollegen von der Inneren Medizin oder die an der Seelenfront.

Kein Wunder, daß sie dieses Manko mit erheblichem Aufwand kompensieren müssen. Da sie bei vielen unheilbaren chronischen Leiden nicht weiterkommen, entwickeln sie eine sich ständig erweiternde furchterregende Terminologie, entdecken unentwegt neue Syndrome, schmücken sie mit dem eigenen Namen und rangeln damit im Kampf um einen Platz an der Sonne in der »scientific community«. Dazu gehört ein intensiver Vortragstourismus und eine flinke Feder, was ihnen einen klaren Vorsprung an Wortgewandtheit sichert. Außerdem ist es natürlich viel unterhaltsamer über etwaige traumatisierende Erlebnisse durch Reinlichkeitserziehung zu spekulieren, als eine Tubenligatur (Eileiterunterbindung) zu erklären. Ob bei Visiten oder auf Parties, bei Konsultationen oder in Expertenrunden – der Gynäkologe ist eher der Depp, während die Kollegen mit namedropping glänzen und durch Zitate verblüffen. Frauenärzte werden aus schlüssellöchrigen Gründen zu Talkshows gebeten, Neurologen zur Förderung des intellektuellen Images.

Hinter dieser zur Verdeutlichung überzeichneten Darstellung stecken weder Neid noch Überheblichkeit. Zu letzterer gibt es keinen Anlaß, wir sollten uns lieber in Bescheidenheit üben.

Außerdem ist Eitelkeit eine allgemeinmenschliche Schwäche, und die Mediengesellschaft erzieht obendrein dazu. Neid wäre aus demselben Grund unangebracht, denn auch die Gynäkologen spielen gern den Pfau, sind in den Medien gefragt und verdienen nicht selten mehr als die Stars der anderen Disziplinen. Geburtshilfe ist ein beliebtes Gesprächsthema, es bringt Auflage respektive Quote in Presse und Fernsehen. Dieses Interesse zahlt sich für viele Kollegen aus, zumal für solche, die Kinder von Prominenten »holen« und im Ruf besonderen Geschicks stehen, ob verdient oder nicht. Journalisten wie Patientinnen können die Qualität eines Frauenarztes gewöhnlich gar nicht beurteilen. Ausschlaggebend ist weit mehr der persönliche Eindruck.

Ob »ihr Gynäkologe« ein gutaussehender Mann ist, spielt allerdings für die meisten Frauen eine Nebenrolle. Diskretion, Verläßlichkeit und Offenheit für alle Fragen bedeuten den Patientinnen mehr. Das heißt aber auch, daß sich der Arzt Zeit nehmen muß, weil Hetze und Hektik therapeutisch kontraproduktiv sind. Das hat mir einmal eine Patientin auf ungewöhnlichem Wege bestätigt, eine Frau, die einen Afrikaner geheiratet hatte, der in Deutschland Medizin studierte. Sie war mit einer Krebserkrankung in meine Klinik, das Hamburger Marien-Krankenhaus, gekommen und von mir operiert worden. Dann hatte ich sie aus den Augen verloren, denn sie war mit ihrem Mann nach Lagos gezogen.

Ein befreundeter Journalist erzählte mir Jahre später, als er von einer Nigeria-Reise zurückkehrte, er habe einer dort lebenden deutschen Lehrerin gegenüber meinen Namen erwähnt und stürmische Fragen nach meinem Wohlergehen geerntet. Es war die obige Krebspatientin, die offenbar ganz geheilt war. Ihr hatte es nach eigenem Bekunden den meisten Eindruck gemacht, daß ich mir für das Gespräch mit ihr vor der Operation so viel Zeit genommen hatte. Dabei sei sie doch nur einfache Kassenpatientin und noch dazu mit einem Farbigen verheiratet. Mein Freund solle mir doch ja ausrichten, daß sie, die damals seit Nächten vor Angst kein Auge zugemacht hatte, nach unserer Unterhaltung erstmals wieder ruhig und getröstet eingeschlafen sei. Solche Schwärmerei für einen Arzt ist nicht selten und Ausdruck des Dankes für die Hilfe in großer Not. Daß sie aber Ruhe und Geduld so wohltuend empfunden und in so guter Erinnerung hatte, belegte für mich wieder einmal, daß Fließbandabfertigung das Gegenteil von ärztlichem Handeln ist.

Natürlich macht es Ruhe allein nicht. Chirurgie wie Geburtshilfe verlangen Entscheidungsfreude. Zögerer und Grübler am Gebärbett können erheblichen Schaden stiften, denn ein bißchen zu spät ist halt auch zu spät. Ich hatte einmal einen klugen Kollegen, der mit großem Wissen glänzte, das ihm dann aber offenbar beim Entscheiden im Wege stand. Er brachte es eines Tages fertig, die Indikation zu einer Sectio (Kaiserschnitt) fünfmal umzustoßen, um dann am späten Abend doch zu operieren. Damit richtete er ein furchtbares Chaos an, die OP-Schwester kam heulend zu mir, die werdende Mutter verlor mehrmals die Besinnung, ein Assistenzarzt verweigerte die weitere Mitarbeit. Ich weiß nicht mehr, ob das Kind einen Schaden davongetragen hat. In jedem Fall ist der Kollege ein hohes Risiko eingegangen, nur weil die Kenntnisse in seinem Kopf im Streit lagen. Cunctator, den Zauderer, nannten ihn die entnervten Mitarbeiter. Was aber für den altrömischen Feldherrn gleichen Beinamens ein kriegslistiger Ehrentitel war, kennzeichnete in seinem Fall einen Abgrund von Ratlosigkeit. Weit hat er's nicht gebracht.

Doch noch einmal zurück zum Image des Frauenarztes: Daß er in der Hackordnung der Mediziner ziemlich weit unten rangiert, wird die wenigsten Kollegen schmerzen. Dafür entschädigen die Erfolgserlebnisse reichlich, und auch wirtschaftlich haben sie nicht zu klagen. Irritierender wirkt das öffentliche Bild vom Betatscher und flinken Don Juan, der alles das darf, was Mann so gerne möchte. Daß der Gynäkologe dafür auch noch bezahlt wird, empfindet die Männerwelt als den Gipfel der Unverschämtheit.

Nun könnte man darüber die Achseln zucken und diese Vorurteile auf die Konten Lüsternheit und Dummheit buchen, wenn nicht manche Kollegen unbewußt zum Schmuddelimage beitrügen. Sie haben vielleicht selbst zu viele Arztromane gelesen oder TV-Serien gesehen im Stil von »Dr. XY, der Arzt, den die Frauen lieben«. Sowas kann schon Spuren im Selbstbild hinterlassen.

Bloße Eitelkeit wäre aber so schlimm nicht, wenn sie sich nicht oft ein wenig vulgär äußerte. Von der Vorliebe zu schnellen Wagen und für eine Spur zu junge weibliche Begleitung war schon die Rede. Hinzu kommt manchmal eine eher aufgesetzte Eleganz und Sportlichkeit. Sie wirkt besonders albern, wenn der Herr Doktor mit wippendem Goldkettchen um den gebräunten Hals elastisch aufs Podium hüpft und neben dem Untersuchungsstuhl mit glänzenden Augen auf die Patientin wartet, die sich gerade frei macht. In Gesellschaft genießen dann diese Herren das Getuschel hinter ihrem Rücken und den Nimbus des – im Wortsinn – Intimkenners. Manche lassen sogar durchblicken, wie tief sie bei welchen Damen schon geblickt haben. Wer seinen Beruf zur Selbstinszenierung mißbraucht, hat ihn immer verfehlt; bei einem Heilberuf verbietet sich solcher Mißbrauch mit besonderer Schärfe.

Als Klinikchef habe ich mir Bewerber natürlich auch daraufhin angesehen, mich aber nie auf mein Urteil allein verlassen. Jeder Aspirant auf eine Assistenzarztstelle mußte sich allen künftigen Kollegen vorstellen, und ich ließ meine Mitarbeiter dann abstimmen, ob sie den Kandidaten für geeignet hielten oder nicht. Mit dieser, in jenen Zeiten der Ordinarienherrlichkeit revolutionären Mitbestimmung – in den sechziger Jahren – bin ich immer gut gefahren. Lief es dann einmal mit dem Neuling nicht so gut, verschandelte er die Krankenblätter, verärgerte er die anderen durch Unkollegialität oder machte er Zicken beim Dienstplan, dann mußte ich mir nicht allein den Schuh der Fehlentscheidung anziehen.

An eine bestimmte erinnere ich mich besonders. Da haben wir die genaue Prüfung wohl etwas vernachlässigt, weil es sich beim Bewerber nämlich um den Neffen des Bischofs von Osnabrück, unseres Dienstherren, handelte. Mit dem jungen Kollegen hatte es schon manche Reibereien gegeben, doch waren wir zähneknirschend immer wieder darüber hinweggegangen. Einmal aber, bei einer Notfalloperation, verweigerte er mir die Assistenz. Ich wollte nach dem vierten Kaiserschnitt bei einer Patientin die abgesprochene Sterilisierung mittels Unterbindung der Eileiter vornehmen. Da schlug dem Jungarzt wohl das familiär besonders ausgeprägte katholische Gewissen, und er fragte mich, ob die Kirche mit dem Eingriff einverstanden sei. Nun platzte mir doch der Kragen: »Die Sterilisierung ist medizinisch angezeigt«, wies ich ihn zurecht. »Und wenn Sie dabei nicht assistieren wollen, können Sie gehen.« Das tat er denn auch zu unserer Genugtuung. Von seinem Onkel habe ich über den Vorfall nie ein Wort gehört.

Auch die Befragung von Bewerbern überließ ich weitgehend meinen Mitarbeitern. Im Zentrum stand natürlich stets die Nachforschung, was denn hinter dem Entschluß stecke, die Laufbahn des Frauenarztes einzuschlagen. Erklärte der Kollege, ihn reize die Nähe zu Frauen, hatte er ebenso schlechte Karten wie bei allzu forschem Auftreten. Auch betont flott gekleidete Kandidaten oder devote Bewerber, die mir schmeichelten und mich dauernd mit dem Titel ansprachen, kamen gewöhnlich nicht in Betracht. Hingegen honorierten wir Nüchternheit und Offenheit. Antworten wie: »Weil eine Stelle frei ist« oder: »Ich finde Gynäkologie nicht so schwer« kamen am besten an. Und wenn es sich dann noch um eine Bewerberin handelte, was damals leider noch recht selten der Fall war, hatte sie den Vertrag schon so gut wie in der Tasche. Frauen im Kollegenkreis, diese Erfahrung machte ich immer wieder, verbessern das Betriebsklima. Und außerdem sah ich mit Freude, welchen Fleiß und welche Sorgfalt die Kolleginnen an den Tag legten. Als ich mein Amt 1989 abgab, hatte ich fünf weibliche und zehn männliche Assistenzärztinnen und -ärzte im Team. Und mußte hören, wie mein Nachfolger etwas von »weiblicher Kopflastigkeit« murmelte.

Bis heute glaube ich, daß mich bei der Berufswahl neben dem Zufall die nüchterne Einschätzung meiner Fähigkeiten und des Faches geleitet hat, die ich auch bei den Bewerbern besonders schätzte. Daß ich helfen und heilen wollte, stand ja schon zu Studienbeginn fest, als ich auch nicht im Traum an eine Gynäkologenkarriere dachte. Mein Umweg über Pathologie und Medizinalchemie belegt, daß ich zu meinem Beruf – in diesem Zusammenhang vielleicht eine erlaubte Metapher – wie die sprichwörtliche Jungfrau zum Kinde gekommen bin. Junge Kollegen lächeln bei solch platten Erklärungen gern und zucken die Achseln über den Emeritus, der sich offenbar selbst nicht kennt. Es muß schon ein ganzer Bausatz aus der tiefenpsychologischen Werkstatt her, wenn man sich und seinem Werdegang auf den Grund gehen will. Daß ich damit nicht dienen kann, nimmt man mir nicht ab, hält mich für verstockt oder verknöchert und der Selbstreflexion nicht mehr für fähig.

Ich sehe das natürlich sehr anders: Ich halte manche der so gern beschriebenen und analysierten verwickelten Problemlagen für herbeigefühlt und herbeigeredet nach der Methode der selffullfilling prophecy. Wer lange genug grübelt, wird irgendwann fündig, und wenn er nur ein Phantom entdeckt. Ein in nebliger Dämmerung lange genug betrachteter Wacholder wird irgendwann zum Unhold und die Angst vor ihm real, ob begründet oder nicht. Ich will nicht so weit gehen wie Karl Kraus, der die

Psychoanalyse als die Krankheit bespöttelte, für deren Heilung sie sich hält. Und ich will auch nicht seelische Nöte anderer bagatellisieren, nur weil ich nicht unter solchen leide. Die Aufforderung zum Mitleiden hat meine volle Zustimmung, die zum Selbstleiden halte ich für vermessen, ja für ignorant. Nicht wer am meisten leidet, hat am meisten recht.

Unverkennbar freilich ist, daß Problematisieren, Hinterfragen und Grübeln eine andere Kultur des Umgangs mit sich, mit Kollegen, Patientinnen und dem beruflichen Ethos hervorgebracht hat. Dem vermag sich kaum einer zu entziehen, doch bleibt die Frage, ob das nur Gewinne gebracht hat. Gewiß, unsere frühe Naivität war nicht immer erwünschte Spontaneität. Oft genug beschädigte sie die Einfühlsamkeit, produzierte unnötige Ruppigkeiten und verschärfte Konflikte, statt zu ihrer Deeskalation beizutragen. Manche Probleme aber, die erst durch den Hang zum Psychologisieren entstanden sind, blieben uns und den Patientinnen erspart. Die Begegnungen miteinander sind durch den Abbau von Autoritätsbarrieren keineswegs in jedem Fall freier geworden, und wo doch, da nicht selten auf Kosten der – im Wortsinn – Seelenruhe beider.

Natürlich war auch uns bewußt, daß wir auf einem besonders sensiblen ärztlichen Feld arbeiteten. Eiserne Regel bei den Untersuchungen war ja, daß eine Krankenschwester zugegen zu sein hatte. Nicht aus medizinischen, sondern aus juristischen Gründen. Ist die Untersuchungssituation in der Gynäkologie an sich schon heikel und für manche Patientinnen belastend, hieß es, so leistet sie Gerüchten oder gar Anklagen Vorschub, wenn sie ohne Zeugin abliefe. Daß heute oft keine Hilfe assistiert, gehört zu den Paradoxa der Entwicklung: Auf der einen Seite das gewachsene Problembewußtsein für das Mann-Frau-Spannungsfeld in der gynäkologischen Praxis, auf der anderen Seite der Verzicht auf die spannungsabbauende Anwesenheit einer Schwester aus Kostengründen oder aus vorgeschobenen Intimitätsrücksichten.

Die ständig wiederkehrenden Berichte über Mißbrauch von Patientinnen haben daran nichts zu ändern vermocht.

In »meiner« katholischen Klinik war die Untersuchung ohne Zeugin völlig ausgeschlossen und im Rahmen von Eheanfechtungsklagen ausdrücklich vorgeschrieben. Dabei handelte es sich um die gynäkologische Feststellung, ob eine Ehe sexuell vollzogen worden und mithin unauflöslich oder ungültig war. Das durfte nur in Anwesenheit einer sogenannten Matrone geschehen, einer Nonne jenseits der Wechseljahre, die nach der Prüfung durch den Arzt schriftlich zu bezeugen hatte, daß das Jungfernhäutchen der Patientin trotz der Eheschließung intakt geblieben war.

Ein Priester, der natürlich nicht an der Untersuchung teilnehmen durfte, trat dann als »Advocatus vinculi« (Anwalt der Ehebande) für die Unauflöslichkeit der Ehe ein und bezweifelte von Amts wegen die Glaubwürdigkeit des Gynäkologen. Die Ehe konnte nur annulliert werden, wenn die Matrone das Gegenteil plausibel belegte.

Dieses bis heute gültige, unter dem Einfluß eines oft seltsamen Interessengeflechts stehende, menschenverachtende Verfahren wirkte auf mich immer absurd. Ich habe eine solche »Virginitätskontrolle« auch nur einmal aus Mitleid vorgenommen. Eine in Deutschland lebende junge Spanierin war von den Eltern zur Ehe mit einem, wie sich herausstellte, schwulen Seeoffizier gedrängt worden. Sie hatte bis dahin nicht einmal gewußt, daß es homosexuelle Veranlagung gibt, und war in tiefe Selbstzweifel gestürzt, weil ihr Mann jede Intimität ablehnte. Erst nach einer furchtbaren Szene, in der nach ihrer Erzählung wohl nicht nur Worte geflogen waren, hatte er sich offenbart. Hilfesuchend hatte sich die geschockte Frau an einen Priester gewandt, der ihr den einzigen Weg zur Aufhebung ihrer Ehe erklärte. Von mir erhoffte sie sich nun den Nachweis der Jungfräulichkeit.

Ich konnte ihr helfen, beschäftigte mich aber erst danach intensiver mit der Fachliteratur zu diesem barbarischen Verfahren. Es ist nicht nur seelisch grausam, sondern obendrein ganz unzuverlässig: Das Hymen kann aufgrund nichtsexueller, mechanischer Einwirkungen gerissen oder nur wenig ausgeprägt entwickelt sein – dann gilt die Ehe. Es kann aber auch trotz intensiver sexueller Kontakte aufgrund hoher Elastizität unbeschädigt geblieben sein – dann bestätigt Rom gewöhnlich die Ungültigkeit der Ehe. Ein Wiener Pathologe hat sogar bei verstorbenen Prostituierten intakte Hymen nachweisen können.

Meine berufliche Sondersituation war mir also stets bewußt. Nicht betroffen oder doch nur marginal fühlte ich mich von Problemen, wie sie 1996 auf einem Gynäkologenkongreß in Bremen zur Sprache kamen. Ich war schon seit mehreren Jahren aus der Chefarztposition in der klinischen Frauenheilkunde ausgeschieden und arbeitete als Wissenschaftsredakteur bei einer Wochenzeitung. Selbstverständlich betreute ich besonders gern Themen aus meinem Fachgebiet, und als ich von einem der Schwerpunkte des Kongresses hörte, war ich elektrisiert: »Die Rolle der Erotik in der Arzt-/Ärztin-Patientinnenbeziehung.«

Es war mir auch im frauenärztlichen Ruhestand nicht entgangen, daß sich das Berufs- und Selbstbild der Kollegen in den letzten Jahren gewandelt hatte. Nun würde ich hoffentlich Genaueres erfahren und war neugierig auf die Motive, aus denen heraus heute junge Mediziner und Medizinerinnen Gynäkologen werden.

Daß besagter Wandel ein so radikaler, ja ins Auge fallender sein würde, darauf war ich allerdings nicht gefaßt. Ich hatte mich auf die üblichen distinguiert bis gestylt gekleideten Damen und Herren Mediziner eingestellt, die im Stil der Zeit cool mit dem Thema hantieren würden. Der eine oder andere Playboy würde sicher auch darunter und an lockeren Sprüchen kein Mangel sein. Die Überraschung war komplett: Es gab zwar die von mir vermuteten Elegants, doch waren sie hoffnungslos in der Minderheit und verloren sich unter den Pullover- und Jeanstypen jeden Alters, die ein wenig linkisch und sehr ernst in Gruppen diskutierten und im Plenum bohrende Fragen stellten. Die Vorträge und Debattenbeiträge zeichneten sich durch ein ungeahnt hohes Reflexionsniveau aus, wobei freilich zuweilen eine an Fanatismus grenzende Hartnäckigkeit an den Tag gelegt wurde.

Es ging ja auch nicht wie sonst so oft um den Punktwert von Honoraren oder um die Machenschaften der Bonner Gesundheitsbürokraten. Es ging um ein Thema, das sicher viel zu lange tabuisiert worden war und das jetzt mit entsprechender Wucht in die frauenärztliche Öffentlichkeit platzte.

Auch zu meiner Zeit sind einige wenige Kollegen mit der Nähe zum anderen – oder bei Ärztinnen zum eigenen – Geschlecht nicht fertig geworden. Gescheiterte Existenzen sind auch in anderen Berufszweigen nicht unbekannt, nur scheitern Gynäkologen an einer Herausforderung, die den Kern der Persönlichkeit trifft. Der Ansturm der Gefühle, der nicht zu unterdrückenden Wünsche droht sie zu überwältigen und macht ihnen die weitere Berufsausübung im schlimmsten Fall unmöglich. Gut wenn sie das begreifen, ehe es zu dem kommt, was recht unscharf »Übergriffigkeit« genannt wird, aber besser mit dem juristischen Begriff als Verstoß gegen die sexuelle Selbstbestimmung von Patientinnen oder gar als Vergewaltigung bezeichnet werden sollte.

Wie häufig das vorkommt – und es kommt häufig vor, damals wie heute –, und ob und wie viele Frauenärzte wie oft bei den Untersuchungen Erektionen haben oder danach masturbieren, das interessierte nicht. In Bremen besprachen die Kongreß-Teilnehmer allgemein die Probleme, die beim Umgang mit der eigenen und mit der Sexualität der Patientin entstehen. Es wäre albern zu bestreiten, daß da keine Spannung besteht, daß sie aber in jedem Fall problematisch sein sollte, vermochte ich für mich nicht nachzuvollziehen.

In der Arbeitsgruppe von etwa zwanzig Kolleginnen und Kollegen, an der ich teilnahm, beschlichen mich dann doch Selbstzweifel darüber, daß ich selbst so wenig zweifelte. Es handelte sich um eine sogenannte Balint-Gruppe, genannt nach dem englischen Psychoanalytiker Michael Balint (1896–1970), der Ärzte darin geschult hat, körperliche Krankheitszeichen nicht nur physisch wahrzunehmen, sondern sie auch als Ausdruck seelischer Konflikte zu verstehen. Die frauenärztliche Situation wurde in diesem Sinn als eine konflikthafte begriffen, die ergo den Arzt – und die Patientin natürlich auch – krank machen könne.

Daß es in unserem Beruf besondere Spannungen auszuhalten gibt, so weit konnte ich noch folgen. Warum sie aber so schwer zu meistern sein sollten, dafür fand ich in meiner gesamten Rückerinnerung kaum einen Anhaltspunkt. Und warum der vielbeschworene, aber wenig scharf definierte ganzheitliche Therapieansatz von mir verlangt, Gefühlen Raum zu geben, die ich so oder doch so intensiv nicht hatte und habe, blieb mir weitgehend schleierhaft.

Gehörte ich zu den Verleugnern, die ihre Patientinnen eher als geschlechtslose Kunden behandelt haben? Solche Ärzte, lernte ich, neigen zu aggressiveren Behandlungsmethoden und zu einem Übermaß an chirurgischen Interventionen. Spätestens hier konnte ich mich nicht mehr angesprochen fühlen, denn schonende Verfahren waren bei mir immer erste Wahl, wenn ich eine hatte.

Vielleicht aber gehörte ich ja zur nächsten Gruppe, den Verdrängern. Sie stufen den wahrgenommenen erotischen Impuls als störend ein, zensieren ihn sozusagen weg. Das beschädigt aber ihre Emotionalität, so daß in der kühlen Sachatmosphäre ihrer Praxis ein vertrauensvolles, offenes Gespräch unmöglich wird. Die nötige Distanz bleibt erhalten, schließt aber die nötige Nähe aus.

Noch schwieriger wird es, wenn die Begegnung mit der Frau

im Behandlungsstuhl angstbesetzt ist. Dann kann es zu aggressiver Abwehr kommen, die therapeutische Maßnahmen nicht selten zum Scheitern verurteilt.

Auch in diesem Modell vermochte ich mich nicht wiederzuerkennen, es sei denn, bei mir hätte Verdrängung völlig gegensätzlich gewirkt. Die große Zahl treuer Patientinnen, mit denen mich zum Teil bis heute Freundschaften verbinden, wird kaum Vertrauen zu mir gefaßt haben, weil ich zu kühl oder gar aggressiv gewesen bin.

Wo also gehörte ich hin? Noch weitere Kategorien wurden von Rednern und Diskutanten entwickelt: Die gegenreaktive Methode, bei der sich der Arzt aufs wissenschaftlich Sexologische zurückzieht und damit Sexuelles nicht zuläßt. Die Verschiebung des insgeheim Ersehnten in ärztlichen Aktionismus. Sexuelle und psychische Probleme werden in diesem Modell sozusagen medikalisiert oder somatisiert und damit unangemessen behandelt, so daß sie sich weiter verfestigen können.

Erwähnenswert ist noch ein Verhaltensmuster mit regressiven Zügen: Die unmögliche Befriedigung des wahren Wunsches wird durch andere, weniger bedrohliche Formen ersetzt: Aufwendiger Lebensstil, Hingabe an Eß- und Trinkfreuden, Ämterhäufung und dergleichen. Nein, das war ich auch nicht. Weder habe ich mich mehr als nötig mit Sexologie beschäftigt, noch neige ich zur Völlerei. Öffentliche Ehren oder gar Ehrenämter sind mir eher lästig. Daß man bei einem gewissen Bekanntheitsgrad nicht alle ablehnen kann, ist unvermeidlich. Angestrebt habe ich allenfalls meine Chefarztstelle, in der ich Optimales für die Patientinnen zu erreichen hoffte und hoffentlich auch erreicht habe.

Den Stein der gynäkologischen Weisen meinten die Wortführer auf dem Kongreß in der Integration des Erotisch-Sexuellen in die Gesamtsituation gefunden zu haben. Darunter verstand man das Zulassen der eigenen Triebbedürfnisse und ihrer Bewältigung in einem kognitiven Probehandeln. Wenn dies gelinge, seien auch die Kollegen auf der sicheren Seite, die eingestandenermaßen Gynäkologen geworden sind, weil sie sich zu Frauen hingezogen fühlten.

Wie aber sollte diese Bewältigung in einem nicht näher beschriebenen inneren Dialog gelingen? Es wird manchem Leser ähnlich gehen wie mir: Ich konnte mir darunter nur schwer etwas vorstellen und grübelte vergeblich, wie ich so eine Integration bewerkstelligen könnte. Ich kann mir nicht helfen: Solche »kognitive« Ablenkung erscheint mir in der konkreten therapeutischen Situation riskant, und eine Vorwegbewältigung wird kaum alle denkbaren Anfechtungen abarbeiten können. Die erotische wird mentaler Wirklichkeit stets um Längen voraus sein. Oder hatte ich etwa die geforderte Integration irgendwie instinktiv »drauf«, so daß ich mir so peinlich problemfrei vorkam?

Das denn wohl doch nicht. Ich sah vielmehr in der Forderung nach einer wie auch immer zu verstehenden Zulassung sexueller Impulse in der Behandlungssituation eher eine Gefahr. Wie weit würde ein labiler Arzt den Begriff »Integration« fassen?

Gern wird aus dem ärztlichen Berufseid des Hippokrates die Forderung zitiert, die Kranken vor »Schaden« zu bewahren. Weniger im Bewußtsein ist das Versprechen, sich »aller Werke der Wollust an den Leibern von Frauen und Männern« zu enthalten. Mentales »Probehandeln« fällt sicher nicht unter das Verbotene, es kann aber den Schwachen in die Versuchung führen, der Probe die Tat folgen zu lassen. Natürlich sind Ärzte und Ärztinnen »sexuell lebendige Wesen«, wie eine Referentin es formulierte, aber eben darum sind Frauenärztinnen und Frauenärzte zu besonderer Zurückhaltung in der Machtposition als Therapeut aufgefordert. Solche Disziplin beginnt im Kopf, den man nach meiner Ansicht nicht zum Tummelplatz eines riskanten »Probehandelns« machen sollte.

41

Unvorsichtigerweise berichtete ich in diesem Sinn in »meiner« Zeitschrift und sah mich prompt Angriffen wegen meiner angeblich unsensiblen Darstellung des sensiblen Themas ausgesetzt. Besonders verargte man mir, daß ich auch über die mir neuen Anfechtungen von Frauenärztinnen geschrieben hatte. Zugegeben, es war nicht sonderlich nett von mir, daß ich Äußerungen über homoerotische Phantasien von Gynäkologinnen als »outing« bezeichnet hatte. Mein neuer Beruf hatte in mir vielleicht einen Hang zu salopper Formulierung geweckt. Gemeint war die Bemerkung aber nicht persönlich. Sie sollte nur den Eindruck wiedergeben, den die unerwartete Information auf mich gemacht hatte. Bis dahin hatte ich gar nicht darüber nachgedacht, daß eine Frau für eine Frau ja auch kein Neutrum ist. Meine Mitarbeiterinnen hatten mir zu solchen Überlegungen keinen Anlaß gegeben, ich wußte nur, daß sie als Frauen manches besser verstanden als meine Kollegen und ich.

Aber auch das wurde in Bremen nun als spezifisches Problem von Frauenärztinnen bezeichnet. Sie identifizieren sich oft so sehr mit der Situation der Patientin, steigern sich ins Mitleiden, sind ständig an die eigene weibliche Lage erinnert, daß die nötige Distanz manchmal schwer zu wahren ist. In einigen Fällen werden daran ganze heterosexuelle Lebensmuster zuschanden. Auch hier also die Gratwanderung zwischen zuviel Nähe und in Abwehr homosexueller Regungen zuviel Distanz, die in Härte und Homophobie umschlagen kann. Ich muß das so erklären, das Problem könnte ich allenfalls analog nachempfinden. Doch damit habe ich, wie gesagt, schon bei den Geschlechtsgenossen Schwierigkeiten. Und darum muß ich mit dem Vorwurf der Unsensibilität leben, den mir Menschen, die mich gut kennen, allerdings nie gemacht haben.

Und völlig frei von erotischen Anwandlungen war auch ich nicht, obschon sie nie so weit gingen, daß ich darin eine Gefahr für meinen Beruf gesehen hätte. Die Sünde, die nach den zehn

Geboten einer schon begeht, der »eine Frau ansieht, ihrer zu begehren« – diese Sünde »passiert« sicher allen heterosexuell veranlagten Männern mehr als einmal im Leben. Das sexuelle Verlangen ist seinem Wesen nach unstillbar und höchstens vorübergehend ruhigzustellen. Warum sollte mir das anders gehen, bloß weil ich professionell mit Frauen und ihrer Geschlechtlichkeit zu tun hatte? Ich weiß, mancher meint, wie der Bäcker bald keinen Kuchen mehr sehen könne, verginge dem Gynäkologen rasch der erotische Appetit. Das stimmt weder hinsichtlich aller Bäcker und – noch viel weniger – für Gynäkologen. Der Bäcker kann zudem auf andere Speisen ausweichen, die Sexualität hat im Normalfall nur ein Ziel.

Gefühle der genannten Art bewegten mich wider Erwarten aber eher im Verlauf meines späteren Berufslebens als zu Beginn. Das lag wohl zum einen am wenigstens zeitweilig richtigen Kalkül meines damaligen Chefs mit dem Jungverheiratetenstatus, zum anderen und mehr noch an den vielen neuen Anforderungen, denen ich ausgesetzt war. Es blieb gar keine Zeit, sich irgendwelchen erotischen Phantasien oder gar Qualen hinzugeben. Wenn Wunschbilder einmal wach wurden, dann nie in der Untersuchungssituation. Da war ich viel zu sehr gefordert und außerdem ja immer unter Kontrolle. Mit der Patientin im Untersuchungsstuhl habe ich kaum Worte gewechselt, weil das Zeit hatte bis zum Beratungsgespräch. Oder weil ich prüde war? Kaum. Oder wollte ich die sehr intime Untersuchungssituation nicht weiter belasten? Das schon eher.

Zum Beratungsgespräch gehört die Anamnese. Und da kommen notgedrungen Fragen zu Problemen in der Partnerschaft, zu sexuellen Praktiken, zu wechselnden geschlechtlichen Kontakten bis hin zur familiären Situation und sogar zu wirtschaftlichen Sorgen zur Sprache. All das ist von gleich zu gleich, angekleidet, leichter zu verhandeln als bei der gynäkologischen Untersuchung, die ungeteilte Aufmerksamkeit verlangt. In der Zweisamkeit des Sprechzimmers, in dem keine Zeugin mehr erforderlich war, und damit in der gleichrangigen Begegnung stellten sich weit eher Sympathien bis hin zu erotischer Attraktion ein. Bei bestimmten Berichten über Liebeserlebnisse oder Verliebtheiten läßt sich bei anziehenden jungen Frauen Neid auf deren Liebhaber oder den von ihnen geschilderten Traummann nicht immer unterdrücken.

Ähnliche Effekte konnten sich einstellen, wenn die Frau den Lebenspartner oder Ehemann mit in die Sprechstunde brachte. Da fragte ich mich manchmal kopfschüttelnd und vielleicht in Überschätzung des eigenen Appeals, wie der Trottel zu dieser reizenden Frau gekommen sein mochte.

Einmal spielte sogar Mitleid mit, und das ist ein gefährlicher Versucher: Ein weltläufiger Manager hatte seine Frau zu mir begleitet und berichtete ohne jede Hemmung und ohne das geringste Schuldbewußtsein in ihrem Beisein, daß er von seinen Reisen öfter einmal sexuell übertragbare Krankheiten mitgebracht habe. Nun sei es mal wieder soweit, und er und seine Frau bäten mich, die entsprechende Behandlung vorzunehmen. Eigentlich bat die Frau überhaupt nicht, sondern saß nur, wie mir schien, verschüchtert dabei.

Ich geriet in gelinde Wut und fragte: »Was Sie Ihrer Frau mit Ihren Eskapaden antun – denken Sie daran gar nicht?« Ungehalten erwiderte er: »Das ist zwischen uns von vornherein so abgesprochen, daß ich nicht als Mönch durch die Welt gondeln würde. Überlassen Sie die moralische Seite ruhig uns.«

Kein Wunder, daß eine solche Haltung in mir Beschützerinstinkte gegenüber der wirklich besonders reizvollen Frau weckte, die mit einem solchen Brutalo geschlagen war. Ich geriet nicht ins Träumen, doch immer wenn ich ihr auf Gesellschaften oder anderswo begegnete, spürte ich dieses Verlangen, ihr beizustehen, sie in den Arm zu nehmen. Zur Verliebtheit wäre es da nicht mehr weit gewesen.

Dazu aber fehlte die Gelegenheit, die erst Liebe zu machen vermag. Und ich suchte sie auch nicht, denn selbst in einer Großstadt spricht es sich herum, wenn ein Gynäkologe mit einer Patientin »etwas anfängt«. Er steht ohnedies unter argwöhnischer Beobachtung seines neidischen männlichen Umfelds wie des manchmal eifersüchtigen weiblichen. Gerade neugierige Schwestern entwickeln detektivischen Scharfsinn, wenn sie Affären wittern, noch dazu, wenn die einen ihnen selbst nicht gleichgültigen Mann oder verehrten Chef betreffen. Und auch ältere Hebammen spionieren gern, wenn sie den guten Ruf »ihrer« Klinik und »ihres« Professors in Gefahr wähnen. Eine rief oft in angeblich höchst dringlicher Sache an, wenn ich für den Abend fremde Telefonnummern hinterlassen hatte. Dazu waren wir gehalten, wenn wir nicht daheim zu erreichen waren. Hatte die Hebamme dann herausbekommen, wo und bei wem ich war, konnte sie mir am nächsten Morgen manchmal gönnerhaft ihren Segen dazu geben und erklären, wie beruhigt sie gewesen sei, als sie den Namen meiner ehrbaren Gastgeber erfahren habe.

Anwandlungen, ich sage bewußt nicht: Anfechtungen, der geschilderten Art waren also selten. Männerphantasien – ob im schwülen Sinn oder im tiefenpsychologischen Verständnis der Furcht vor der Frau – haben in der beruflichen Situation so gut wie nie eine Rolle gespielt. Gewiß, ich strebte eine Karriere an, und daß mir diese auf dem – damals mehr als heute – überschaubaren Gebiet der Frauenheilkunde eher erreichbar schien als in anderen Disziplinen, mag ein Aspekt gewesen sein. Wahrscheinlich ist aber auch das nicht, denn diese Überschaubarkeit konnte ich ja erst erkennen, nachdem ich meinen Entschluß gefaßt hatte. Richtiger ist es wohl so herum: Ich bin bei der Gynäkologie auch aus Gründen des Fortkommens geblieben, in erster Linie aber, weil ich schon zwei Fehlversuche hinter mir hatte und weil ich erlebte, daß ich anscheinend Talent zum Umgang mit und zur Behandlung von Patientinnen hatte.

KAPITEL 3

Zwischen Naegele-Regel
und genetischem Fingerabdruck

Darf der Mensch alles, was er kann? Ein klares »Nein!« darauf ist leicht und selbstverständlich – Völkermord, Nuklearkrieg, Menschenversuche heißt niemand gut. Zum einen aber ist das alles bereits geschehen und wird wieder vorkommen, zum anderen kennt niemand die genauen Grenzen des Erlaubten und jeder sieht sie woanders. Was die einen als Segnung ausgeben, bekämpfen andere als Teufelswerk. Was heilt, kann auch töten. Und zu mancher neuen Technik und zu mancher neuen Therapie wird gegriffen, ehe bekannt ist, ob damit nicht mehr Schaden als Nutzen gestiftet werden kann. Zwar gibt es beim Bundestag ein Büro für Technikfolgen-Abschätzung, aber das gibt es ja gerade, weil sich viele Folgen gar nicht abschätzen lassen. Oder hätte jemand zur Zeit von Nikolaus Otto abzusehen vermocht, daß uns sein Verbrennungsmotor den Treibhauseffekt, die Unwirtlichkeit unserer Städte, 1500 tote Kinder allein hierzulande pro Jahr und einen drastischen Anstieg der Atemwegserkrankungen bescheren würde? Von kulturellen, soziologischen und psychischen Folgen gar nicht zu reden.

Wie soll da ein »Büro« umfassende Antworten finden auf die denkbaren Auswirkungen von Gentechnik, hochfrequenten Feldern, Vermüllung des LEO (Lower Earth Orbit = erdnaher Weltraum) oder virtueller Werbung? Und noch ratloser dürfte es vor der Frage stehen: Was, wenn etwas als schädlich erkannt ist, läßt sich dagegen tun? Brasilien wegen der Rodung des Regenwaldes den Krieg erklären? Die Russen zur Stillegung ihrer maroden Atomkraftwerke zwingen? Die Concorde zum Schutz der Stratosphäre vom Himmel holen? Fernsehmogule wegen Volksverblödung einsperren? Fast überall wird Macht vor Recht gehen und der Mensch im Zweifelsfalle eben doch alles das tun, was er kann, bei einem sich ständig beschleunigenden »Fortschritt« eine beklemmende Vorstellung.

Die Medizin ist eines der wichtigsten Felder, auf denen diese Schlacht um das Menschenmögliche und das Menschenverträgliche tobt. Und die Gynäkologie, insonderheit ihr reproduktionsmedizinischer Zweig, früher zugleich hilfreich und hilflos Geburtshilfe genannt – die Gynäkologie blieb nicht verschont, ja, sie entwickelte sich zu einem der Brennpunkte des Geschehens. Wo Leben entsteht, läßt es sich auch am ehesten verhindern, in die gewünschte Richtung lenken, manipulieren, ja, machen.

Der geborene Mensch ist schon aus juristischen Gründen ein schwieriger Fall, der ungeborene eignet sich – je früher, desto besser – weit mehr für, sagen wir, gestalterische Maßnahmen. Die pränatale (vorgeburtliche) Diagnostik wird dabei mehr und mehr zu einer prädiktiven (vorhersagenden), denn schon an den ersten Zellen des Keims läßt sich nicht nur das Geschlecht bestimmen, sondern in manchen Fällen auch die künftige Krankheitsgeschichte des werdenden Menschen – wenn man ihn dann überhaupt noch werden läßt.

Hätte sich diese Entwicklung absehen lassen, wäre ich dann auch Gynäkologe geworden? Kaum zu beantworten, höchstens in der Richtung, daß es ja auch weiterhin das traditionelle frauenärztliche Tun gibt. Das steht selbstverständlich weiterhin im Vordergrund, doch mehren sich die Fälle, in denen auch der Praktiker vor den ethischen Problemen der neuen Möglichkeiten steht. Ob ich denen gewachsen gewesen wäre, scheint mir mindestens fraglich. Warum das so ist, soll weiter unten ein etwas genauerer Blick auf die moderne Gynäkologie verständlich machen. Hier nur so viel: Fausts Wagner mit seinem Homunculus-Wahn war mir immer suspekt, nicht nur weil Goethe ihn als »trockenen Schleicher« gezeichnet hat, sondern weil er den Menschen zum Objekt herabwürdigt. Das heißt freilich nicht, daß ich mich eher als Faust verstehe, beinahe im Gegenteil: Meine Aufgabe sah ich ja gerade darin, Gretchen beizustehen, statt sie – um wie hehrer Ziele willen auch immer – im Stich zu lassen.

Talent, wie ich es zu haben glaubte und wie es mir auch von anderen bescheinigt wurde, ist keine Garantie für Erfolg. Und um den bangte ich 1958 wieder einmal. Unser Chef wollte in Pension gehen, jetzt, da ich gerade seit zwei Jahren meinen Facharzt hatte und festen Fuß zu fassen begann. Ich hatte ja bei Hübschmann schon erlebt, wie liebevoll manche Nachfolger die verwaisten Mitarbeiter des Vorgängers behandeln. Erst einmal wird ihnen klar gemacht, daß sie allesamt Nichtskönner sind, dann setzt selektiver Terror ein, und wer dann noch nicht freiwillig geht, dessen befristeter Vertrag wird halt nicht verlängert. Wir hatten als Beamte auf Widerruf des Landes Nordrhein-Westfalen nur solche Verträge. Hans Schmidt-Elmendorff aber ließ sich nicht erweichen. Irgendwann müßten wir sowieso ohne ihn zurechtkommen, da hülfe es uns auch nichts, wenn er noch eine Ehrenrunde anhängte. Außerdem müsse er sich endlich einmal um seinen Landsitz bei Aachen kümmern. Wir könnten ihn gern mal besuchen.

Zunächst hatten wir andere Sorgen und spekulierten aufgeregt zwischen zwei OPs, im Dienstzimmer, im Kasino und abends beim Bier, wer wohl der Nachfolger werden und was aus uns würde. Ich hatte es als Jüngster noch vergleichsweise gut. Ein Kollege aber, Leif Dibbelt, war schon vierzig und obendrein gerade Vater geworden. Als der Chef ihn kopfschüttelnd fragte, was denn diese Spätzeugung solle, konterte er: »Haben Herr Professor nie davon gehört, daß Liebe Brot der Armen ist?« Uns blieb die Spucke weg, der scheidende Chef aber honorierte die Schlagfertigkeit mit einer Flasche Champagner. Ja, arm dran waren wir, fanden wir jedenfalls. Der Kollege Hans Röttger hatte in seiner Not die schon erwähnte Wandkarte mit den freien Chefarztstellen entworfen, ein anderer machte es sich zur Regel, den Dienst mit mindestens drei Kontaktanrufen bei einstigen Studienkollegen zu beginnen, ich selbst versuchte, mit möglichst vielen Publikationen auf mich aufmerksam zu machen. Doch während Dibbelt in seinem »hohen Alter« das Glück des Tüchtigen hatte und auch Röttgers Strategie aufging – beide ergatterten begehrte Chefpositionen –, handelte ich mir vorerst nur kühle Absagen ein.

Ich mußte also mit dem Neuen, es war der Freiburger Gynäkologieprofessor Reinhardt Ehlert, leben, und das fing gleich gut an: Ich erhielt meine beim Vorgänger vor Monaten eingereichte Habilitationsschrift mit der lakonischen Bemerkung zurück: »Das hat wohl noch Zeit.«

Genau die aber glaubte ich plötzlich doch nicht mehr zu haben, und schon gar nicht wollte ich womöglich mit Hilfsarbeiten für Ehlert abgespeist werden. Danach aber sah es verteufelt aus. Ich beschloß also, lieber weiterzulernen, als unselbständig zu arbeiten: Ich wollte wie seinerzeit als angehender Chemieingenieur nach Amerika, dieses Mal aber als Gynäkologe und nicht nach Kanada, sondern nach Kansas. Dort im »Bible Belt« des Mittleren Westens war ein guter Bekannter Chef einer Frauenklinik. Mehr noch als heute galten die USA als gelobtes Land der Wissenschaft, aus dem ich modernste Erkenntnisse und Techniken würde heimbringen können.

Es erwies sich dann zwar, daß man auch dort mit Wasser kochte. In Deutschland aber wirkte das Zauberwort »Amerika« Wunder. Als ich Anfang 1960 wieder zurück war, hörten sich die Antworten auf meine erneuten Bewerbungen gleich um mehrere

Tonlagen freundlicher an. Und es waren auch nicht mehr bloß Absagen, sondern zwei interessante Einladungen darunter: Aus Münster bat mich das bischöfliche Generalvikariat um ein Gespräch. Dort suchte man für das nagelneue Krankenhaus in Marl einen Chef der Gynäkologie. Aus Hamburg kam Post vom Marienkrankenhaus, wo ich Oberarzt mit garantierter Chefarztnachfolge werden könne. Neu oder groß, das war die Frage, denn die Hamburger Abteilung hatte fast doppelt so viele Betten. Anschauen wollte ich mir beide.

Zunächst ging es nach Münster, wo schon drei Mitbewerber auf dem Flur vor der Tür des Kirchenamtes warteten. Dahinter empfingen mich drei freundliche Prälaten, die nur am Rande wissen wollten, wie ich's mit der Religion hielte. Mehr interessierte sie, ob ich die besonderen Anforderungen einer Klinik in kirchlicher Trägerschaft erfüllen würde. Schnell kamen sie daher auf Sterilisationen und Abtreibungen zu sprechen. Ich wußte natürlich, was sie hören wollten, doch eine kleine Spitze mochte ich mir nicht verkneifen: »Schwangerschaftsabbrüche«, korrigierte ich den geistlichen Fragesteller, »kommen für mich nur bei dringlicher vitaler Indikation in Betracht, wenn anders das Leben der Mutter nicht zu retten wäre.« Und beruhigend fügte ich an: »Solche Fälle sind äußerst selten.« Bei Sterilisationen gelte Ähnliches: Nach dem dritten Kaiserschnitt etwa oder wenn eine spätere Schwangerschaft die schwer zuckerkranke Mutter gefährde, dann allein wäre der entsprechende Eingriff medizinisch angezeigt.

Zur Veranschaulichung schilderte ich einige solche Fälle, die mir im General Miller Hospital in Kansas City begegnet seien. Die drei sahen einander an, nickten beifällig und entließen mich – nicht. Jetzt nämlich kam der Tafeltest, wie ich das folgende gemeinsame Essen insgeheim nannte. Wir speisten im Saal einer der imponierenden Wasserburgen in der Umgebung von Münster. Wir, das waren die Herren Prälaten und wir vier Bewerber. Beim Tischgebet eines der Geistlichen dachte ich weniger an den Gebetstext als an meine Chance und daran, welche Prüfung denn nun noch zu bestehen sein würde. Eigentlich nämlich hatte ich ein gutes Gefühl und glaubte, mich einigermaßen geschickt und doch ehrlich durchlaviert zu haben. Man suchte wohl kaum einen begeisterten Schwangerschaftsabbrecher.

Doch da war sie schon, die nächste Klippe: Der Kellner empfahl fangfrische Forelle oder Rehrücken. Schlagartig fiel mir ein: »Es ist ja Freitag!« Wir waren zudem im Münsterland, und die Prüfer sozusagen Berufskatholiken. Ohne Zögern wählte ich daher Fisch, mußte aber zu meiner Verblüffung feststellen, daß unsere theologischen Mitesser Fleisch orderten. Einer muß wohl mein verwundertes Gesicht bemerkt haben, denn er sagte mit feinem Lächeln: »An Reisetagen gelten die Fastengebote nicht.« Münster lag ja gut fünfzehn Kilometer weit weg.

Geschmeckt hat der Fisch dann vorzüglich, und geschadet hat er mir bei den Prüfern auch nicht. Wenige Wochen später nämlich hielt ich die Zusage aus dem Generalvikariat in Händen.

Aber da war ja noch Hamburg: Auch im Marienkrankenhaus einigte ich mich rasch mit dem Chef, den ich beerben sollte, und mit dem Kuratorium. Es sicherte mir schriftlich zu, daß ich bei gegenseitigem Gefallen nach der sechsmonatigen Probezeit weitere sechs Monate später die Chefstelle bekommen würde.

Nun wurde es ernst: groß oder neu? Meine Frau und ich entschieden uns für groß – in beiderlei Sinn: Die Metropole an der Elbe reizte meine Frau mehr als das provinzielle Marl, und die 120 Betten in der Frauenklinik des Marienkrankenhauses waren für mich das stärkere Argument. Daß es da viel zu modernisieren geben würde, schreckte mich nicht, im Gegenteil: Ich hatte einiges vor und einiges in Amerika gelernt.

Das betraf weniger die technische Ausrüstung oder die therapeutischen Methoden, die waren so revolutionär neu nicht. Es ging eher um Klimatisches: Als besonders wohltuend hatte ich in Kansas City erlebt, daß Hierarchien keine Rolle spielten, daß die

Chefs ebenso Bodenhaftung hatten wie die Mitarbeiter, daß Offenheit oberstes Gebot war, daß die Patienten als Partner wahrgenommen wurden. Ob Student, Assistenzarzt oder Professor, jeder diskutierte mit bei schwierigen Entscheidungen. Daß sie letztlich der traf, der sie verantworten mußte, war auch dort nicht anders. Jeder aber war zu Wort gekommen, übelnehmen galt nicht, und sakrosankte Lehrmeinungen gab es nicht. Die deutsche Titelsucht in der Anrede war im Klinikbetrieb zudem völlig unbekannt. In die Richtung wollte auch ich steuern.

Die achtundzwanzig Jahre, in denen ich die Klinik dann leitete, bewegten sich sozusagen zwischen Naegele-Regel und genetischem Fingerabdruck, beides Methoden zur Ermittlung der Vaterschaft. Die erste wurde schon zur Zeit meiner ersten gynäkologischen Gehversuche angewandt und war auch zu Beginn meiner Chefarztzeit noch die allein mögliche. Die zweite lernte ich wesentlich später kennen. Von 1947 bis in die siebziger Jahre war so gut wie nichts geschehen, und das blieb noch eine ganze Weile so. Dann aber begann sich das Rad der genetischen Erkenntnisse immer schneller zu drehen, und es hat heute ein Tempo gewonnen, das Angst machen kann. Im Rückblick erscheint die Zeit meines Dienstbeginns fast als Idylle, wären inzwischen nicht auch Fortschritte gemacht worden, von denen wir damals nur träumen konnten. Manches war eben doch nicht so idyllisch.

Dazu gehörte auch der Einsatz der besagten Formel, mit der zunächst einmal der Geburtstermin zu errechnen war: plus sieben Tage minus drei Monate nach der letzten Regelblutung. Daraus ergab sich auch das Datum des bereits erwähnten »fruchterzeugenden Beischlafs«, ungefähr jedenfalls, denn zusätzlich brauchte man Informationen, wie sie etwa die Tragezeittabellen des Göttinger Geburtshelfers Hans Hosemann lieferten. Gewicht, Länge und Kopfumfang des Neugeborenen waren ebenfalls zu berücksichtigen. Wir verdienten uns als Assistenzärzte manches Zubrot durch Gutachten auf dieser Basis, denn in der Nachkriegszeit waren die Jugendämter ständig auf der Suche nach Vätern, und wenn sich der biologische nicht genau ausmachen ließ, so wollten sie wenigstens einen »Zahlvater«. Die Mutter hatte nur eine Chance auf Alimente, wenn sie einen halbwegs glaubwürdigen »Verkehrstermin« nennen konnte. Die juristisch hinreichende Bedingung, daß der fragliche Vater der Mutter zwischen dem 180. und dem 304. Tag vor der Geburt »beigewohnt« haben mußte, hätte auch 180-Schwangerschaftstage-Frühgeburten von zehn Pfund möglich gemacht.

Akzeptierte der so ermittelte Erzeuger den Spruch des Familienrichters nicht, wurde ein aufwendiges erbbiologisches Gutachten erforderlich, das allerdings auch nicht immer alle Zweifel ausräumen konnte. Zu mehr als zu der Aussage, dieser oder jener sei »mit an Sicherheit grenzender Wahrscheinlichkeit« der Vater, waren wir damals nicht in der Lage. Außerdem dauerten solche Gutachten lange, und inzwischen konnte eine Katastrophenlawine in Gang gekommen sein. Ich erinnere mich an einen Fall, in den mein einstiger Kommandeur aus der Truppenschule verwikkelt war:

Dieser Generalstabsoffizier war ein leichtsinniges Huhn, und insofern wäre ihm durchaus zuzutrauen gewesen, was das Jugendamt 1950 entschied: Er sei Vater eines unehelichen Kindes, dessen Mutter in der fraglichen Zeit angeblich nur mit ihm »Verkehr gehabt« habe.

Ich erfuhr die Geschichte bei einer zufälligen Wiederbegegnung, bei der mir der verzweifelte Mann auch schilderte, was er nun zu Hause durchzumachen habe. Ja, ein erbbiologisches Gutachten liefe, aber seine Frau wolle sich trotzdem scheiden lassen. Er stehe vor dem Nichts, denn er lebe von der Arbeit im Betrieb des Schwiegervaters, der ein schon damals wohlhabender Hersteller von Kegelbahnen war.

Mein Offizier hatte Glück, das Gutachten ergab 1952 – so lange hatte die Frau dann doch Geduld gehabt –, daß er erbbiologisch nicht der Vater sein konnte. Mit Sicherheit ausschließen ließ sich die Vaterschaft in besonders günstigen Fällen schon damals, positive Ergebnisse aber waren stets mit erheblichen Unsicherheiten behaftet.

Als sich meine Karriere dem Ende zuneigte, war es längst vorbei damit. Der genetische Fingerabdruck ermöglichte eindeutige Feststellungen. Diese Entdeckung eines englischen Wissenschaftlers nutzten zuerst Scotland Yard und das FBI, das BKA folgte mit einigem Zögern. Anhand von Blut, Haaren, Hautabschürfungen, Spermaspuren u. a. ermittelten sie einwandfrei die Identität von Tätern, einige bereits verurteilte mußten sogar aufgrund dieser neuen Möglichkeit wieder freigelassen werden – für manchen Richter eine höchst peinliche Blamage. Vor allem bei Sexualdelikten half die Polymerase-Kettenreaktion (PCR), so der wissenschaftliche Begriff, bei der Tätersuche. Noch nach Jahren ließ sich nun anhand von eingetrockneten Spermienresten der genetische Code des Verbrechers feststellen und mit dem von verdächtigen Männern vergleichen. Ein Vaterschaftstest auf dieser Basis ist heute eine Kleinigkeit.

Ich kam mit dem Verfahren in den letzten Jahren als Klinikchef auch noch in Berührung: Mit einem kleinen Jungen an der Hand kam eines Tages eine Frau in meine Sprechstunde und bat um die Feststellung des genetischen Fingerabdrucks des Kindes. Sie wollte diesen mit dem molekularbiologischen Muster zweier Herren vergleichen lassen, die beide als Vater in Betracht kamen, der Ehemann und ein Freund. Samen beider Männer hatten einem Arzt im Ausland zur Verfügung gestanden, als er die extrakorporale Befruchtung bei ihr vornahm. So wie die Dame mir den Namen des fraglichen Labors nicht nennen wollte, so hatte dieses die Auskunft darüber verweigert, von welchem Spender der Samen stammte. Zentren für assistierte Befruchtungen sind oder waren dazu nicht verpflichtet.

Ich habe die Frau an ein Speziallabor überwiesen, das Erfahrungen mit der PCR hatte und die nötige Untersuchung vornahm. Das Ergebnis verblüffte mich, offenbar aber auch die Patientin: Keiner der beiden möglichen Väter war der tatsächliche. Hatte sie doch noch auf dem nicht mehr erhofften natürlichen Wege von einem Dritten das Kind empfangen, oder hatte der Arzt auf eigene Faust den Samen eines ganz anderen Mannes verwendet?

Trotz aller modernen Technik schien der Gynäkologenspruch nicht außer Kraft gesetzt: »Pater semper incertus« – der Vater ist immer unsicher. Im Strindberg-Drama »Fadren« 1887 (deutsch: Der Vater), entwickelt dies tragische Doppelbedeutung: Als der Ehemann die mütterliche Erziehung der Tochter kritisiert, streut seine Frau gezielt Gerüchte, er sei gar nicht der Vater. Der steht nun nicht nur als Gehörnter da, sondern verliert das geliebte Kind, verfällt in Depressionen und stirbt an Selbstzweifeln.

Die Schöpfungsgeschichte berichtet vom Sündenfall und dem Zorn des Herrn darüber. Eva wird gesondert gerügt und mit Strafe belegt: »Ich will dir viel Mühsal schaffen«, sagt Gott zu ihr, »wenn du schwanger wirst; und mit Schmerzen sollst du Kinder gebären!« So blieb es dann die nächsten Millionen Jahre bis in unsere Zeit. Natürlich wurden immer wieder Methoden der »sanften Geburt« propagiert, doch die im vorigen Jahrhundert entwickelte Narkose schädigte das Kind, und die Psychotechniken halfen höchstens denen ein wenig, die großes Talent zur Selbstsuggestion hatten. Der Eintritt des neuen Menschen in die Welt tat beiden weh, der Mutter wie dem Kind. Das Kind erinnerte sich später nicht daran – das angebliche »Geburtstrauma« einmal beiseite gelassen. Und die Mutter vergaß die Schmerzen gewöhnlich auch, weil die Freude überwog. Sonst wäre bei den meisten Frauen nach dem ersten Kind Schluß gewesen.

Als dann moderne Möglichkeiten wenigstens der Schmerzlinderung in Sicht kamen, traten nicht wenige – meist männliche – Fundamentalisten auf und verwarfen solche Überlegungen als Sünde wider das Wort des Herrn. Vielen, und ich gehörte dazu, schien aber Gottes Auftrag, sich des Verstandes zu bedienen beim Erwerb der Welt, genauso wichtig. Deshalb war ich, als ich in den frühen siebziger Jahren las, englischen Gynäkologen sei die weitgehend risikofreie Schmerzausschaltung unter der Geburt gelungen, wie elektrisiert. Ich hatte die Weisheit nicht aus einem deutschen Blatt, sondern aus der »Times«. Hierzulande sind Publikumszeitschriften rar, die wissenschaftlich kompetent und zugleich verständlich für die Allgemeinheit über medizinische Themen berichten. Die Titelgeschichte der »Times« sprach von einer »Revolution beim Kinderkriegen«.

Neben einigen Fortschritten in der pränatalen Diagnostik galt das Hauptaugenmerk des Artikels der Schmerzbehandlung. Dazu hatten die britischen Kollegen eine in Deutschland entwickelte Methode angewandt und sie so verfeinert, daß sie einsatzfähig wurde: die lumbale Epiduralanästhesie oder Periduralanästhesie. Der Durchbruch gelang durch die Entwicklung neuer lokal wirkender Anästhetika wie Bupicacain und Lidocain, mit denen die betroffenen Reizleitungen blockiert wurden. Die landläufig als »Rückenmarksspritze« bezeichnete Betäubung läßt sich feinstens dosieren, sogar so, daß eine etwaige Sectio unter dieser Betäubung möglich ist. Für das Kind ist das Verfahren bei richtiger Gebärposition risikoarm oder gar risikolos. Ein Teil des Schöpfungsfluchs schien überwunden.

Ein Gutsbaron aus dem Niedersächsischen hatte mir den »Times«-Beitrag geschickt. Er schrieb dazu, daß er sich Sorgen um den Bestand seines »Hauses« mache. Für ihn war der unwichtigere Teil des Artikels der wichtigere. Vier Töchter hätte ihm seine Frau schon geboren, das fünfte Kind sei unterwegs. Würde es wieder ein Mädchen, stürbe der Name seines Geschlechtes aus. Dem Artikel entnähme er, daß man durch zytogenetische Fruchtwasseruntersuchung eine Schädigung der Leibesfrucht ebenso ermitteln könne wie das Geschlecht des Kindes. Eine solche Untersuchung bei seiner Frau erbäte er. Die entsprechende notariell beglaubigte Verfügung lag bei.

Ich rief den Baron an und bestätigte ihm, daß wir mittels Amniozentese, also einer Fruchtwasserpunktion, tatsächlich feststellen könnten, ob beim werdenden Kind etwa mit einer Trisomie 21 zu rechnen sei. »Also einer mongoloiden Idiotie«, unterbrach mich der offenbar gut unterrichtete Standesherr ungeduldig und kam auf den Kern seines Anliegens: »Sie können aber auch feststellen, ob es ein Junge oder ein Mädchen wird, nicht wahr? Erbleiden gibt es in meinem Geschlecht nicht.« Ich sah richtig, wie er sich am Telefon in Pose schmiß. »Leider«, beharrte ich jedoch, »ist bei der vierzigjährigen Mutter ganz ohne erbliche Vorbelastung in einem bis drei Prozent der Fälle mit dem Down-Syndrom zu rechnen.« Ein anderer Name für Trisomie 21. Das interessierte den Töchter-Vater nicht. Ihm gehe es, sagte er, allein darum, ob gegebenenfalls eine weitere Mädchenschwangerschaft aus sozialer Indikation unterbrochen werden könne.

Zu diesem Zweck, teilte ich ihm kühl mit, käme für mich eine vorausschauende Diagnostik nicht in Frage. Für soviel Ehrpussligkeit hatte der Landlord nur ein höhnisches Lachen übrig. »Es wird mir«, schnarrte er, »nicht schwerfallen, einen fortschrittlicher denkenden und handelnden Geburtshelfer zu finden. Wir sind schließlich Privatpatienten.« Solchen Menschen wünscht man beinahe einen schwulen Sohn, dann ist es auch Essig mit der Stammhalterschaft.

Gott sei Dank gibt es auch ganz andere Eltern: Wenige Wochen nach dem unerfreulichen Telefonat kam der Bundestagsabgeordnete G. mit seiner aus England stammenden Frau in meine Sprechstunde. Auch sie war bereits vierzig Jahre alt und obendrein eine Primipara, wie im Gynäkologen-Jargon Erstgebärende genannt werden. Bei denen gibt es noch andere Risiken, weswegen ich mit gewundenen Worten versuchte, auf das Thema der vorgeburtlichen Tests zu kommen. Ich wollte unbedingt vermeiden, daß bei der Patientin Angst aufkäme.

Ich muß wohl ziemlich herumgeschwafelt und immer wieder vom Einfluß des Alters auf mögliche Komplikationen gesprochen haben. Frau G. nämlich unterbrach mich lächelnd und sagte: »Daß ich schon vierzig bin und damit eigentlich zu alt für das erste Kind, ist mir bewußt. Ich bin aber überglücklich, daß es kommt. Die Fruchtwasseruntersuchung können Sie gern machen, aber ein Schwangerschaftsabbruch aus kindlicher Indikation, wie Sie das wohl nennen, kommt für uns nicht in Betracht.« Herr G. nickte dazu energisch. »Gewiß«, sagte ich, »eine Amniozentese ist fast ohne Risiko für die Schwangerschaft. Aber wenn Sie daraus keine Konsequenzen zu ziehen gewillt sind, dann ist sie doch sinnlos?« War es nun doch Neugier oder ging es den beiden freundlichen Besuchern darum, mich zu beruhigen – sie wollten die Untersuchung.

Sie verlief glatt und ergab keinerlei alarmierenden Befund. Als ich weiterreden wollte, unterbrachen mich beide: »Ob wir ein Mädchen oder einen Jungen bekommen werden, das wollen wir nicht wissen. Es soll eine Überraschung bleiben, eine freudige wird es so oder so.«

Wenig später begegnete ich dem Abgeordneten zufällig im Bonner Bundeshaus. Ich sollte von der »Kommission zur Erfahrung mit dem legalen Schwangerschaftsabbruch« gehört werden, der ich seit 1976 angehörte. Ihn beschäftigte noch immer unser Gespräch. »Was ich nicht begreife«, sagte er mir, »ist der Eifer, mit dem gerade Geburtshelfer prädiktive Diagnostik betreiben. Die einzig mögliche Konsequenz daraus kann doch nur die Vernichtung werdenden Lebens sein.« Er und seine Frau hätten ein behindertes Kind genauso freudig aufgenommen wie jetzt das gesunde. Den beiden nahm ich das ohne Einschränkung ab.

Das waren erste Erfahrungen mit Konfliktlagen, in die wir Frauenärzte unversehens durch die Fortschritte der Heilkunst gerieten. Ein weiterer Problembereich tat sich im November 1978 mit Louise Brown auf. Sie war das erste »Retortenbaby« der Geschichte. Die englische Sensation wurde zunächst überall bejubelt, doch nachdem dann ein förmlicher Boom der In-vitro-Fertilisation eingesetzt hatte, meldeten sich auch die Bedenkenträger zu Wort. Es wurde nach einem Embryonenschutzgesetz gerufen, Ethikkommissionen prüften, unter welchen Bedingungen und bei welchen Personen solche Zeugung in der Nährlösung erlaubt sein sollte. Nur bei Ehefrauen mit dem Samen des Mannes? So war es zunächst. Später weitete man den Kreis aus auf Lebensgefährtinnen. Singles oder Lesbierinnen sind bis heute ausgeschlossen, jedenfalls was die Bezahlung des Verfahrens durch eine Kasse angeht. Allerdings gehört nicht viel Flunkertalent dazu, solche Hürden zu nehmen.

Bald darauf stellten sich die Probleme der Leihmütter, der Samenspender und ihrer Anonymität und vieles mehr.

Gewiß, auch früher haben wir manchmal vor sehr schweren Entscheidungen gestanden, doch zum einen erlebten wir das viel seltener als die Ärzte heute, und zum anderen waren diese Entscheidungen meist auch leichter zu treffen. Ich erinnere mich deutlich an ein Dilemma: Mein Arbeitgeber, die römisch-katholische Kirche, verlangte von mir und den anderen Geburtshelfern, daß wir im Zweifel stets dem Leben des Kindes vor dem der Mutter Priorität einräumten. Das konnte ich als Mediziner nicht in jedem Fall:

Eines Tages erlebte ich im Kreißsaal, wovor sich jeder Geburtshelfer fürchtet: Die Wehenkraft der Gebärmutter hatte meiner Patientin Fruchtwasser in die Lunge gepreßt. Eine solche Fruchtwasserembolie ist an sich schon lebensbedrohlich, ein zusätzlicher Kaiserschnitt hätte die Frau mit Sicherheit umgebracht. Zu dem aber drängte mich die anwesende Ordensschwester, damit das Kind gerettet würde. Ich lehnte ab. Das Kind starb. Ich aber hatte Glück, wenn ein solches Wort in so einer Situation überhaupt angebracht ist: Wie durch ein Wunder überlebte die Mutter trotz dreiwöchigen Komas.

Gedankt hat sie mir dafür nicht, jedenfalls nicht gleich. Sie stellte sich in den nächsten Wochen bei meiner Visite stets schlafend und drehte das Gesicht zur Wand.

Doch es war wohl nicht die Trauer um das tote Kind, die dafür ausschlaggebend war. Die Patientin hatte an ihre Schwangerschaft nur noch bis zum sechsten Monat eine Erinnerung, die drei Monate danach, ihre Aufnahme ins Krankenhaus, die beginnende Geburt – all das hatte eine retrograde Amnesie (rückwirkender Gedächtnisverlust durch den Embolie-Schock) gelöscht. Ihr schien es aus unerfindlichen Gründen einfach peinlich zu sein, daß ich ihr das Leben gerettet hatte. Sie wurde gesund entlassen, ohne daß ich noch ein richtiges Gespräch mit ihr hatte führen können.

Jahre später bekam ich per Kurier ein Päckchen von ihr: Sie hätte, stand im Begleitbrief, von meiner Pensionierung gehört und bäte mich, den selbstgebackenen Kuchen und den beiliegenden Blumenstrauß als Ausdruck ihres Dankes anzunehmen. Auch ein Foto von ihr und ihren drei Kindern lag bei. Ich habe mich selten über ein Dankeschön so gefreut.

Anders als solche raren dramatischen Fälle waren Bitten um illegale Abtreibungen an der Tagesordnung. Wir haben sie immer abgelehnt, obwohl wir wußten, daß viele der Bittstellerinnen dann zu Kurpfuschern und obskuren Engelmacherinnen gehen würden. So gerne wir diesen das Handwerk gelegt hätten und so groß die Not mancher Frau war, wir wagten den Eingriff nicht. Wäre etwas ruchbar geworden, hätte es unsere berufliche Existenz ruiniert und unser Krankenhaus ins Gerede gebracht. Dessen guter Ruf war uns fast wichtiger als der eigene, denn wir erlebten ja täglich, mit welchem Vertrauen und welcher Zuversicht sich Frauen auch deswegen an uns wandten, weil wir ein kirchliches Haus waren. Eine solche Zuflucht durften wir nicht aus Gewinnsucht und auch nicht aus Mitleid in Gefahr bringen.

Schon damals stand nicht nur der liebe Gott, sondern ebenso der Staatsanwalt sozusagen immer mit am Krankenbett, doch konnte der kaum einmal tätig werden. Wir hatten einfach noch nicht so viele Möglichkeiten, die heute zu Konflikten mit dem Gesetz führen können.

Parallel zur immer rascheren Ausweitung des therapeutischen Arsenals lief daher – weil damit auch das Risiko immer größer wurde – eine Aufrüstung der Praxen und Kliniken. Die Ärzte versuchen, sich durch aufwendige diagnostische Hilfsmittel bis hin zum CT (Computer-Tomographen) vor Regreßansprüchen zu schützen. Aus diesen defensiv-medizinischen Gründen angeschafft, werden die Apparate dann auch oft ohne Not eingesetzt, weil sie sich amortisieren müssen und weil sich mit ihnen viel verdienen läßt. Letztlich steckt hinter der Explosion der Kosten im Gesundheitswesen also auch eine Regelungssucht, die offenbar unstillbar ist.

Neu war an Louise Brown, dem ersten Retortenbaby, die extrakorporale Befruchtung und die nachfolgende Implantation des befruchteten Eis in die Gebärmutter. Die einfache künstliche Insemination kannten wir hingegen schon lange und hatten damit bereits manchen Kinderwunsch erfüllt. Dabei ließ sich natürlich auch schummeln, indem aktivere Samenzellen als die des Ehemannes von sogenannten heterologen Spendern ohne Kenntnis der Patientin in die Gebärmutter eingeschwemmt wurden.

Schon damals ging die Mär von jenem Düsseldorfer Friedhofsgärtner, der mit seinem sehr befruchtungsfähigen Samen gutes Geld nebenher verdiente und am Schluß seiner Laufbahn mindestens vierhundertfacher Vater gewesen sein soll.

Was hier unter der Hand geschah, war in den USA offiziell möglich: Der durch die NS-Medizin nachhaltig diskreditierte Züchtungsgedanke brachte geschäftstüchtige Biologen auf eine Idee. Sie gründeten eine Samenbank in New York, die Spermien von Nobelpreisträgern anbot. Die Kundinnen, keineswegs nur solche, die auf normalem Weg keine Kinder bekamen, erhielten eine Auswahl von Persönlichkeitsprofilen, die über die spezifischen Begabungen des Spenders informierten, ohne seine Identität preiszugeben. Die gewünschte Charge konnten die Frauen dann kaufen und ihrem Arzt zur künstlichen Befruchtung mitbringen. Es ist nie bekannt geworden, ob dadurch eine signifikant höhere Zahl von Genies entstanden ist als sonst. Es wird aber wohl bei der üblichen Verteilung von Trotteln und Könnern geblieben sein.

Inzwischen sind wir in Deutschland schon wieder einen Schritt »weiter«: Der Bundesgerichtshof hat die anonyme Besamung untersagt. Jeder Mensch habe, so die obersten Richter, das Recht auf Information über seine genetische Herkunft. Der Arzt darf daher bei der heterologen Insemination (Befruchtung mit Fremdsamen) den Namen des Spenders nicht verschweigen. Was der auf diese Weise entstandene Mensch später mit der Information anfängt, frage ich mich bis heute vergeblich. Bei der künstlichen Befruchtung endet jedenfalls die juristische Maxime, nach der sonst Diskretion vor Diskussion geht.

Keine Diskussion gibt es auch in Sachen pränataler Implantationsdiagnostik (PID). Damit ist der Check-up gemeint, mit dem bei der Retortenzeugung zwecks medizinischer Untersuchung eines von drei oder vier Reproduktionsprodukten »verbraucht« wird. Obwohl diese Produkte erst aus acht Zellen bestehen, genießen sie gesetzlichen Schutz. Ein Antrag auf PID des Lübecker Gynäkologieprofessors Klaus Dietrich bei der Ethikkommission der Bundesärztekammer wurde bis dato nicht bewilligt. Hingegen kümmern den Gesetzgeber die Millionen von Zellen nicht, die etwa bei einem erlaubten Schwangerschaftsabbruch aus kindlicher Indikation bis zur 21. Schwangerschaftswoche zugrunde gehen können.

Jahrzehntelang haben Juristen, Theologen, Mediziner und Politiker darüber debattiert, wie der Paragraph 218 zu modernisieren wäre. Dabei sind natürlich auch weibliche Vertreter der fraglichen Berufsgruppen gemeint. Ärgerlich nur, daß sie in allen unterrepräsentiert sind, obwohl es bei diesem Thema doch gerade um ihren Bauch geht. Wenigstens haben die Frauen im Parlament zeitweise eine überparteiliche Zusammenarbeit erreicht und den Gegnern von Schwangerschaftsabbrüchen die heute geltende Indikationenlösung abgerungen. Die völlige Freigabe war schon in den siebziger Jahren an der Ablehnung durch das Bundesverfassungsgericht gescheitert. Sie ließ sich auch nicht bei der Wiedervereinigung aus der DDR übernehmen. Weit davon entfernt sind wir freilich nicht, denn die begründeten Indikationen nehmen zu, und der Rückzug der katholischen Kirche aus der Schwangerenberatung wird daran nichts ändern.

Bei wachsender Verarmung wachsender Bevölkerungskreise durch Arbeitslosigkeit und Sozialabbau wird die soziale Indikation immer häufiger gestellt werden müssen. Heute werden in Deutschland alljährlich bereits mehr als 80 000 Schwangerschaften aus Gründen familiärer Not abgebrochen. Das zahlt ja die Krankenkasse, während Verhütung ungewollter Schwangerschaften Privatsache ist. Ich will nicht unterstellen, daß jemand so rechnet – teure Pille gegen kostenlose Abtreibung. Doch im Hinterkopf haben sicher viele die unangenehme, aber preiswerte Notlösung, wenn es um das Vergnügen geht. In Westeuropa ist der Aufklärungsgrad doch so hoch, daß die meisten Schwangerschaft ohne großen Aufwand verhindern oder planen können. In den prüden USA, wo Sexualkundeunterricht an religiösen Eiferern scheitert und die Aufklärung der Unterschichtskinder gegen Null tendiert, wird alle zehn Sekunden ein Teenager schwanger. 1,1 Millionen jährliche Abtreibungen durch Saugabrasio sprechen eine deutliche Sprache.

Auch in Japan liegt die Abtreibungsrate schwindelerregend hoch. Das hat anders als in den USA weniger mit Unkenntnis oder Promiskuität zu tun als mit den Medizinern und Bevölkerungspolitikern. Die Antibabypille nämlich ist so gut wie unbekannt, die legalen Schwangerschaftsabbrüche bringen ja mehr Geld ein. Ist die gewünschte Familiengröße erreicht, enden weitere Schwangerschaften regelmäßig in den Arztpraxen. Mit einer Mischung aus Nichtverstehen und Schauder habe ich erlebt, wie japanische Familien auf den Friedhöfen auch der abgetriebenen Feten gedachten. Ob sie auch Namen trugen, weiß ich nicht und auch nicht, wie sich diese »Kultur« der Tötung Ungeborener mit den altehrwürdigen Traditionen des Landes verträgt.

Es ist ohnedies ein erstaunliches Land:
Ich hatte in Tokio einmal einen Vortrag zu halten über den vorbeugenden Einsatz von Antibiotika zur Bekämpfung von Infektionen bei gynäkologischen Operationen. Ungläubiges Staunen malte sich auf den Gesichtern meiner Zuhörer, als ich berichtete, daß meiner Ansicht nach eine eintägige Behandlung im Vorfeld des Eingriffs zur Prophylaxe genüge. Nach der Veranstaltung erkundigte ich mich bei einigen Besuchern, warum sie sich denn so gewundert hätten, und erfuhr, daß japanische Ärzte mindestens vierzehn Tage lang die teuren Antibiotika einsetzten. Ob das nötig sei, hätten sich die meisten noch nicht einmal gefragt, weil es halt so üblich wäre. Der Grund: Japanische Ärzte verkaufen die verschriebenen Medikamente selbst und erzielen damit rund ein Fünftel ihres Einkommens.

Auch die Zahl der Schwangerschaftsabbrüche aus kindlicher oder eugenischer Indikation steigt, was sich noch beschleunigen dürfte, dank HUGO. So heißt abgekürzt das weltweite Forschungsvorhaben Human Genom Project. Daran arbeiten in allen Ländern Molekularbiologen. Sie entschlüsseln das menschliche Erbgut Steinchen um Steinchen, genauer: das Erbmolekül der Desoxyribonukleinsäure (DNS, englisch: DNA) Gen um Gen. Schon lange können wir voraussagen, ob eine Mädchen- oder Jungenschwangerschaft besteht, heute reicht dafür schon eine Untersuchung des mütterlichen Bluts – problematisch, wenn damit in großem Maßstab in männlichkeitsverherrlichenden Kulturen gearbeitet werden sollte. Bei uns sind Stammhaltersorgen wie die des besagten Gutsherrn die Ausnahme. In manchen asiatischen Ländern aber kommt es sogar zur Tötung bereits geborener Mädchen, das Schicksal weiblicher Feten kann da nicht zweifelhaft sein. Frauenmangel macht sich vielerorts schon heute bemerkbar. Das Weltkinderhilfswerk UNICEF meldete im März 1998, daß aufgrund geschlechtspezifischer Abtreibungen bereits weltweit einhundert Millionen Frauen fehlen, davon allein in Indien zwischen zwanzig und fünfzig Millionen.

Verglichen mit den inzwischen entwickelten prognostischen Möglichkeiten nimmt sich die vorgeburtliche Geschlechtsbestimmung höchst simpel aus. Trisomie 21, eine Anomalie auf dem 21. Gen, war die erste pränatal feststellbare Behinderung, heute gibt es täglich neue Erkenntnisse, und einige davon werden schon häufig genutzt. So läßt sich anhand erster Zellen etwa voraussagen, ob der werdende Mensch Jahrzehnte nach der Geburt an Veitstanz (Chorea Huntington) erkranken, ob ein Mädchen im späteren Leben Brustkrebs bekommen oder ob ein Junge als Bluter wird leben müssen.

Was hilft solches Wissen? Kurative Therapien gegen derartige Erbleiden gibt es nicht.

Im Fall von Huntington fällt die Antwort besonders schwer,

denn der betroffene Mensch wird zunächst ein ganz normales und vielleicht – wenn ihm niemand sein drohendes Schicksal verrät – sogar höchst glückliches Leben führen. Zum einen aber kann er die Disposition für die Krankheit weitergeben, zum anderen wird er unausweichlich erkranken und schwere seelische Störungen bis hin zur Demenz erleiden. Es stellt sich daher nicht nur die Frage nach den Kosten, sondern auch die nach der Zumutbarkeit eines solchen Schicksals und mithin die der kindlichen Indikation. Zu beantworten ist sie gleichwohl nur unter erheblichen Nöten, denn niemand kann sagen, ob nicht in absehbarer Zeit doch eine Therapie für Huntington gefunden wird. Selbst im Huntington-Zentrum der Universität in Bochum weiß man keine Patentlösung.

Im pränatalen Fall gibt es wenigstens die Möglichkeit abzutreiben; bei Kindern und jungen Leuten aber, die den nun möglichen Test machen wollen, fragt man sich: Was können diese Menschen mit dem Wissen anfangen, daß sie in einigen Jahren oder Jahrzehnten erkranken und irgendwann aus dem Leben zucken werden? Werden sie es verkraften? Oder sollte man hier nicht lieber auf die Formel setzen: Was ich nicht weiß, macht mich nicht heiß? In Kanada, wo der Test schon sehr viel häufiger gemacht wird, geht man gelassen damit um. Die Umfrage eines renommierten medizinischen Journals ergab, daß Betroffene den genetischen Urteilsspruch nicht anders sehen als das Wissen, daß jedes Leben irgendwann endet. Sie reagieren nach der Devise »Carpe diem!« – genieße die Tage, die bleiben. Selbstmorde kommen allerdings auch vor.

Nicht nur die Zahl der Abtreibungen aus eugenischen Gründen steigt aufgrund der immer feineren prädiktiven Diagnostik, die altmodische natürliche Zeugung selbst ist ins Gerede gekommen. Nein, nicht der Sex. Dessen Befruchtungsfunktion wird ohnedies an den Rand rücken. In angelsächsischen Ländern bevorzugen viele Eltern heute bereits die künstliche Insemination oder gar die Retortenzeugung unter ärztlicher Kontrolle nach ausführlicher genetischer Beratung. Nicht mehr eigene Kinder sind das Ziel, sondern erbbiologische Wunschkinder nach Maß, wie sie beispielsweise der australische Reproduktionsbiologe John Fletcher propagiert.

In welch ungeahnte Bereiche die prädiktive Diagnostik vorzudringen vermag, illustriert das Beispiel der chassidischen Juden Osteuropas. Dort, vom deutschen Holocaust fast gänzlich ausgelöscht, existieren heute nur noch einige Gemeinden in Palästina und in den USA. In der Nähe des New Yorker Times Square haben sich viele als Diamantenhändler niedergelassen. Sie leben dort in Großfamilien nach sehr strengen Regeln, insbesondere was die Sexualmoral betrifft. Vorehelicher Geschlechtsverkehr ist ebenso tabu wie Empfängnisverhütung oder Abtreibung und schon gar die Ehe mit Gemeindefremden. Durch Vererbung wurde unter den chassidischen Juden die sogenannte Tay-Sachs-Krankheit weitergegeben, ein tödliches Nervenleiden, das im ersten Lebensjahr durch einen Fermentdefekt in den Nervenzellen des Kindes ausgelöst wird. Die verantwortlichen Gemeindemitglieder entwickelten für die vom Aussterben bedrohten Familien das hochmoderne Cheva Dor Yeshorim Programm als einzige Möglichkeit, die schreckliche Krankheit einzugrenzen.

Alle jungen Mädchen mit achtzehn Jahren und die jungen Männer mit etwa zwanzig Jahren müssen auf Anordnung des Zaddik (Leiter der Gemeinde, dem Rabbi bei den orthodoxen Juden entfernt vergleichbar) einen anonymen Bluttest machen, damit geklärt ist, ob sie Träger des für die Tay-Sachs-Krankheit verantwortlichen Gens sind. Das Ergebnis wird codiert, elektronisch gespeichert und den betreffenden Personen erst mitgeteilt, wenn sie heiraten wollen. Sind beide Partner Träger des Gens, untersagt der Zaddik, unter dessen Aufsicht die Datenbank steht, die Eheschließung. Die Betroffenen müssen sich andere Partner suchen. So einfach ist das – jedenfalls gesundheitspolitisch, etwaige persönliche Liebestragödien zählen da nicht. Und der Erfolg wird manchen, der mit seinem Eheverbotsschicksal hadert, vielleicht versöhnen: War vor Beginn des Programms jede vierte Familie von Tay-Sachs bedroht, so ist die Krankheit heute in New York fast erloschen.

Dieses Beispiel brachte die Gesundheitspolitiker auf die Idee, einer ähnlich gefährlichen Krankheit der afroamerikanischen Bevölkerung der USA zu Leibe zu rücken: der Sichelzellenanämie oder Drepanozytose, die wie Tay-Sachs nur bei Homozygotie (Gleichheit der beiden an der Vererbung beteiligten Chromosomensätze) manifest wird und ebenfalls in der Regel tödlich verläuft. Es gelang aber nicht, einen nennenswerten Teil der potentiell Betroffenen für ein entsprechendes Programm zu gewinnen. Die meisten verstanden nicht, was die Mediziner vorhatten, und brachten auch nicht die eiserne Disziplin auf, die in der geschlossenen jüdischen Gemeinschaft vorhanden war. Noch immer muß mit einer Erkrankungsrate von einem Fall auf sechshundert Personen der fraglichen Gruppe und möglicherweise sogar mit einer langfristigen Zunahme gerechnet werden.

Vielfach wird Krankheitsvorsorge mit Krankheitsvoraussage verwechselt, also Prävention mit Prädiktion, nach dem Motto: Gefahr erkannt, Gefahr gebannt. Es geht aber nicht um vorbeugende Impfungen für die Allgemeinheit, wie die gegen Pocken oder Diphtherie, es geht darum, individuell künftige Krankheiten vorauszusagen, so daß nur die betroffene Person zu behandeln wäre – wenn es denn eine Therapie gäbe. Das aber ist bei Erbleiden so gut wie nie der Fall. Beim ungeborenen»Patienten« greift dann meist die eugenische Indikation, beim lebenden Individuum bleibt das Wissen in den allermeisten Fällen notgedrungen folgenlos und wird, wenn es der Patient erfährt, zu schwerer seelischer Belastung.

Dennoch wird man den Geist, der aus der diagnostischen Flasche entwichen ist, nicht wieder zurückstopfen können. Zum einen gibt man die Hoffnung nicht auf, doch noch Mittel gegen manches vorhersehbare Leiden zu finden, zum anderen wird man nur auf diesem Weg dereinst vielleicht auch Krankheiten voraussagen können, die dann beizeiten bekämpfbar sind.

Vor etwa zwei Jahren glaubten Genetiker etwas Sensationelles entdeckt zu haben: das brc-Gen, verantwortlich für die Entstehung von Brustkrebs, der familiär gehäuft auftritt. Immerhin sind fast zehn Prozent der krebskranken Frauen von dieser Form der Krankheit betroffen, und das meist recht früh. Vielleicht könnte, so hofften die Forscher, durch rechtzeitige Entfernung der Brustdrüsen und der Eierstöcke der Krankheit die Matrix entzogen werden. Abgesehen davon, daß eine solche Operation für junge Frauen schwer zu verkraften ist, ließ sich der Verdacht bis heute nicht ausräumen, daß sich der Krebs dann sozusagen ein Ausweichorgan sucht und als Melanom oder Lymphom ausbricht.

Nur ein einziges prädiktiv feststellbares Erbleiden läßt sich verhindern: die PKU oder in Vollform: die Phenylketonurie. Diese erbliche Störung im Eiweißstoffwechsel führt zur geistigen Retardierung von Säuglingen. Mit einem sehr einfachen Test kann der Gynäkologe die Gefahr erkennen und sie ebenso einfach bannen. Eine Diät, die bestimmte Eiweißstoffe meidet, rettet das Kind vor dem sonst unausweichlichen Schwachsinn.

Und wenn es auch vorerst nur eine solche behandelbare Krankheit gibt, die sich in den Genen ankündigt, lohnt dann nicht schon der enorme wissenschaftliche Aufwand? Trotz aller Bedenken und großer Sorgen, von immer neuen Entdeckungen in immer neue Konflikte gestürzt zu werden: Wir haben kein Recht, die Augen vor Wahrheiten zu verschließen. Wir haben es bei den Fortschritten der Medizin ja nicht mit lauter Sündenfällen zu tun, sondern zumeist doch mit Segnungen. Und deswegen gilt, was eine Arbeitsgruppe der Evangelischen Kirche in Deutschland neulich in Anlehnung an den ersten Brief des Paulus an die Thessalonicher (Kapitel 5) »Gottes Bund mit den Aufgeklärten« genannt hat:

»Lasset uns wachen und nüchtern sein«, heißt es dort als Auftrag an die, »die des Tages sind« und die »den Helm der Hoffnung« tragen. Und: »Prüfet aber alles, und das Gute behaltet.«

KAPITEL 4

Die obstetrische Hure

Je emanzipierter die Frauen, desto mehr Männer strömen in die Beratungsstellen für werdende Mütter, nehmen aktiv an Kursen für Schwangerschaftsgymnastik teil und tummeln sich in den Kreißsälen. Als Motiv wird oft der Wunsch nach mehr Partnerschaftlichkeit genannt, die freilich spätestens bei der gerechten Verteilung der Hausarbeit Risse bekommt. Viele Frauen wünschen sich auch den Beistand des Mannes in ihrer schweren Stunde, und manche Männer wollen nicht nur zeugend, sondern sozusagen mitgebärend Vater werden. Daß sie dann meist nur stören, mit dem Fotoapparat im Wege sind oder gar selbst Beistand brauchen, hat den Trend nicht behindert und den Ton auf den Wochenstationen deutlich sonorer werden lassen. Das ist nicht nur hinsichtlich der Stimmlage gemeint, sondern auch im Sinne eines früher nicht so fordernden Auftretens.

Trotz des angeblich gewachsenen Selbstbewußtseins der Frauen sind es nach meiner Erfahrung nämlich gewöhnlich immer noch die Männer, die mit energischem Auftreten zeigen wollen, daß sie Herren der Lage sind. Wieviel Imponiergehabe und Unsicherheit auch dahinterstecken mag, wir Geburtshelfer mußten uns den neuen Wünschen stellen und uns als Dienstleister taxieren lassen. Das von der Werbung geweckte Anspruchsdenken verstärkt sich in der geburtshilflichen Situation oft sogar noch, schließlich geht es um ein zentrales familiäres Erleben, und da ist das Beste gerade gut genug. Wir Ärzte mußten darauf meistens eingehen, sollte unsere Klinik nicht eingehen. Pillenknick und Konkurrenz zwangen uns dazu, uns zu »verkaufen«. Ein älterer Kollege sagte, er komme sich schon vor wie eine »obstetrische Hure«, wenn er – wie die Dirne ihre Freier – die werdenden Eltern frage: »Wie hätten Sie's denn gern?«

Ein solches modernes Paar tauchte 1977 in meiner Sprechstunde auf. Der Mann führte das Wort und ließ mich eingangs wissen, daß er gerade von einem Jagdausflug aus Kanada zurückkomme. So bemerkenswert das sein mochte, der Zusammenhang mit dem Begehr der beiden – Geburtshilfe bei der demnächst zu erwartenden Entbindung – erschloß sich mir nicht sogleich. Erst allmählich ging mir auf, daß es dem Herren Unternehmer, denn ein solcher war er, darum zu tun war, mir klar zu machen, daß er nicht irgendwer wäre. Auf seine Zahlungskraft war er mindestens so stolz wie auf seine Zeugungs- und Durchsetzungskraft: »Könnten wir«, ordnete er mehr an, als daß er fragte, »den Kreißsaal einmal sehen? Unsere Suite auf der Hochzeitsreise in Kalifornien«, fügte er launig hinzu, »haben wir uns schließlich auch vorher angeschaut.« Und an seine Frau gewandt: »Der künstliche Wasserfall neben dem Bett war doch toll, Liebling?!«

Ich erhob mich zur Besichtigungstour und bemerkte: »Die Entbindung ist keine Hochzeitsreise, auch wenn beides nicht selten in ursächlichem Zusammenhang steht. Uns geht es hier nicht um Luxus, sondern um optimale Versorgung von Mutter und Kind.« Der kleine Großwildjäger sah mich skeptisch von der Seite an und kommentierte das Ächzen des Fahrstuhls, der uns in den zweiten Stock brachte: »Der Lift in meinem Office Tower in Düsseldorf ist viel schneller und doch leiser.« Leicht ungehalten wies ich darauf hin, daß wir unser Geld für Wichtigeres brauchten als für Raketenaufzüge.

Die Spannung wich, als wir den blitzsauberen Kreißsaal betraten, wo kühle Technik und geschmackvolle Einrichtung für Sicherheit und Wohlbefinden der Patientinnen sorgten. Meine Besucher bestaunten den Kardiotokographen, der an die Stelle des hölzernen Hörrohrs getreten war, das der Franzose Pinard 1870 nach ersten Mustern des Schweizers Mayor entwickelt hatte. Der weiße Kasten mit seinen blinkenden Kontrolleuchten registriert genauer, als es menschliches Dauerabhorchen je könnte, Frequenz und Qualität der kindlichen Herztöne sowie die mütterlichen Wehen (daher populär auch Wehenschreiber genannt) und gibt sie als Kurvenbild auf einem Papierstreifen wieder. Ein Blick darauf genügt, um festzustellen, ob alles normal abläuft oder ob Gefahr im Verzug ist.

Gleich daneben lag ein Telemetriegerät, das Ähnliches vollbringt, nur daß die Mutter damit herumspazieren kann, wenn der Geburtstermin noch ein wenig auf sich warten läßt. Es meldet drahtlos, was der Tokograph stationär macht, so daß bei längerem Warten für Ablenkung gesorgt ist, damit sich nicht erst Ängste einstellen, die die Geburt nur erschweren. Außerdem fördert das wandelnde Warten die Öffnung des Muttermunds.

Die beiden Besucher blieben dann vor einem Gerät mit Druckanzeige und mehreren Schläuchen stehen, einem Vakuumextraktor, wie wir sagen, bekannter unter dem Namen Saugglokke. Ich erklärte die Funktionsweise und den enormen Fortschritt in der Geburtshilfe, den der vom Schweden Malmström entwickelte Apparat in den fünfziger Jahren brachte.

Schafft das Kind den letzten Teil des Weges durch den Geburtskanal nicht, wird die Glocke durch leichten Unterdruck an seinem Kopf angesaugt, so daß der Arzt durch Ziehen im Rhythmus der Wehen die Geburt unterstützen kann. Per Manometer kontrolliert er, ob der Druck stabil bleibt oder ob nachgepumpt werden muß. Ganz geheuer war das Gerät der werdenden Mutter nicht, doch konnte ich sie beruhigen und die Vorteile solcher Geburtsbeschleunigung darstellen: Einem etwaigen Sauerstoffmangel beugt sie vor, und die Mutter hat es leichter.

Ich selbst setzte die Saugglocke allerdings nicht sehr oft ein, weil in bestimmten Stellungen und frühen Phasen der Sog zu rasch abriß. Dann war die Zange zuverlässiger und auch schneller, vor allem bei einem dringlichen Eingriff zur Abkürzung der Austreibungsperiode. Ich habe an der Hamburger Universität eigens ein Zangenseminar – die Studenten sagten »Fummelkurs« – eingerichtet, das sich großer Beliebtheit erfreute. Da wurde an einem Lederbecken mit einer präparierten Säuglingsleiche der Einsatz dieses auch heute noch unentbehrlichen Instruments geübt. Es hat in seiner weiterentwickelten Form ein Gleitschloß, das die optimale Anpassung an Kopfform und -lage erlaubt, und die Zangenlöffel sind einzeln einsetzbar.

Die Besucher behelligte ich mit diesen Einzelheiten natürlich nicht, schon gar nicht mit Berichten von den makabren Übungen. Die beiden, vor allem den Mann, faszinierten die hochmodernen Geräte wie das Reanimobil, eine Mini-Intensivstation auf Rädern für Frühgeburten viel mehr. Insgesamt wuchs das Vertrauen meiner »Kundin« sichtlich. Der Fabrikant aber erklärte mir, er werde sicherheitshalber noch einen befreundeten Professor im Rheinland zu Rate ziehen. Ich kannte den Kollegen; er war berühmt, aber eigentlich eher für seinen Altmännercharme als für seine geburtshilflichen Qualitäten. Würde er mir die Patientin abspenstig machen?

Das durfte, wenn irgend möglich, nicht geschehen, denn die Geburtenrate sank, die Konkurrenz schlief nicht, Betten standen leer, und der Verwaltungsdirektor schaute immer besorgter drein, wenn er in meine Abteilung kam. Ich wußte, was er mit seiner Miene sagen wollte: Ich sollte wie die bekannten Kollegen in den benachbarten Kliniken auf den werblichen Putz hauen nach der Devise: »Tue Gutes und rede darüber!« Doch das widerstrebte mir, und ich sprach mich in diesem Sinn einmal gegenüber einem Werbefachmann aus, dessen Sekretärin ich soeben operiert hatte.

»Aber, aber!« sagte der begütigend. »Wer spricht von werben? Marketing heißt das heute. Ohne das geht es in keiner Boutique, und ohne das kommen Parteien nicht klar. Und auch Sie werden sich nach der kaufmännischen Decke strecken müssen.«

Das englische Wort klang mir nicht ganz so quer in den Ohren wie Reklame, und ich kam ins Grübeln. Was hatte der junge Mann noch gesagt? Ich müsse Besonderes zu bieten haben, etwas, das sich rumspreche. Ob es denn nichts gäbe, was an »meinem Laden« die Kunden mehr reizen könnte als an anderen? Und dann murmelte er noch etwas von »Service«. Richtig, darin waren wir gut, und das baute ich als erstes aus: Kam beispielsweise eine Frau tief in der Nacht zu uns, wurde sie sofort von einer Nonne umsorgt. War der Mann dabei, bekam er erst einmal zur Beruhigung ein Glas Wein. Inzwischen rief mich eine Schwester zu Haus oder bei einer hinterlegten Nummer an. Viel mehr als fünfzehn Minuten brauchte ich nie bis in die Klinik. Jede dritte Nacht machte ich mich schließlich auf den Weg.

Inzwischen hatte ich nämlich einen entscheidenden Vorsprung vor der Konkurrenz gewonnen: Ich wandte die schon im vorigen Kapitel angesprochene Schmerzbehandlung an. Nach der Geburt des ersten Kindes ist der Schmerz Thema Nummer eins bei den jungen Frauen. Ein Gynäkologe, der für schmerzarme, ja schmerzfreie Geburten bekannt würde, wäre bald in aller Munde, hatte ich mir gesagt. Und alle bisherigen Methoden hatten mehr Nach- als Vorteile: Der Dämmerschlaf, den der Geburtshelfer Gaus um die Jahrhundertwende eingeführt hatte, kam nicht in Frage, denn er narkotisierte Mutter und Kind. Auch das in Italien entwickelte Verfahren der Gabe von Gamma-Oxybuttersäure schreckte eher ab. Nicht nur daß es, obschon vermindert, dasselbe Problem der kindlichen Betäubung bereitete – die

Mütter, die das Mittel erhielten, wurden unter schreiendem Lachen bewußtlos und bekamen den Geburtsvorgang nicht mit. Mir klingen die schrillen Stimmen, die ich in einer Klinik in Florenz erlebte, bis heute in den Ohren.

Rückenmarksnahe Leitungsanästhesie – das war die Lösung. Ich war mit einem jungen Kollegen nach London gereist und hatte dort mit den britischen Ärzten am Londoner St. Mary's Hospital geübt, wie man ein Depot eines nur lokal wirkenden Anästhetikums zwischen die Lendenwirbelkörper setzt. Wenige Minuten nach dem kunstgerechten Stich werden die Patientinnen vom Bauchnabel abwärts völlig schmerzfrei, können aber am Geburtsvorgang aktiv teilnehmen und das Kind aus dem Geburtskanal pressen.

Als erster habe ich dieses Verfahren in Deutschland eingeführt, und es hat wohl auch damit zu tun, daß ich die Geburtenzahl am Marienkrankenhaus von 1500 bei meinem Eintritt auf 2600 jährlich steigern konnte.

Der Verwaltungsdirektor strahlte.

Erfolge waren auch nötig, denn sie waren ja nicht gratis zu haben, sondern durch Investitionen in Technik und Know-how, die sich amortisieren mußten. Das kann zu einer gefährlichen Spirale werden, mit der wir heute mehr denn je zu kämpfen haben. Jedes Jahr wenden wir mehr auf für Vorbeugen und Heilen, die Kassenbeiträge steigen, Politiker, Patienten und Kassen suchen nach den Schuldigen. Die Ärzte? Sicher ist die Kritik nicht ganz von der Hand zu weisen, daß manche ihre Dienstleistungen zu purer Geschäftemacherei haben verkommen lassen.

Ärzte bestimmen den Bedarf an medizinischen Leistungen und decken ihn zugleich, für Einzelhändler eine paradiesische Vorstellung. Überall kann der Kunde mitreden, egal, ob er Möbel oder Kleidung, Reisen oder Bildung kauft. Bei therapeutischen Maßnahmen hingegen wird er kaum einmal sicher sagen können, ob sie überhaupt und ob sie im vom Arzt verordneten Maße erforderlich sind. Deswegen vermag er auch nicht zu prüfen, ob der Einsatz eines teuren Geräts wie etwa eines Computertomographen (CT) indiziert ist oder vom Arzt nur aus wirtschaftlichen Gründen betrieben wird. Es steht außer Frage, daß eine Vielzahl von CT-Untersuchungen überflüssig ist und nur zur Finanzierung der Anschaffung und zur Deckung der hohen sonstigen Kosten dient.

Einem Hamburger Augenarzt ist das 1997 zum Verhängnis geworden, weil er sogar Untersuchungen und Laser-Operationen in Rechnung gestellt hat, die von ihm gar nicht vorgenommen worden waren.

Die Versuchung mag auch mancher Gynäkologe gespürt haben, der Mißbrauch muß schon wie im genannten Fall himmelschreiend sein, ehe Verdacht keimt.

Inzwischen freilich sind bei knappen Kassen alle Beteiligten derart sensibilisiert, daß auch der umgekehrte Fall eintreten kann. Dann wird Rauch gesehen, wo gar kein Feuer ist. Meist aber glimmt es doch irgendwo, denn es ist teuer, auf dem neuesten Stand zu bleiben und sich in der Konkurrenz zu behaupten. Ein Gynäkologe, dessen Behandlungsräume für ambulante Operationen ausgerüstet sind, hat für Anästhesisten, Schwestern, Instrumentarium und OP-Tisch Kosten von mehreren tausend Mark täglich. Da werden dann schon mal Eingriffe vorgenommen, die nicht zwingend geboten sein mögen.

Ich kenne einen Pathologen, der Eierstöcke untersucht, die durch mikroinvasive Eingriffe (sogenannte Operationen durchs Schlüsselloch) entfernt wurden. Er erzählte mir einmal, daß ihm ein Frauenarzt im Verlauf eines Jahres an die vierhundert Eierstöcke eingesandt habe, von denen nur ein Prozent krankhafte Befunde aufwies. »Haben Sie den Kollegen zur Rede gestellt?« fragte ich entrüstet. Der Pathologe schüttelte den Kopf: »Täte ich das oder informierte ihn auch nur darüber, wie die richtige Indikation zu stellen ist, dann bekäme ich bestimmt von ihm keine Gewebeproben mehr zur histologischen (feingeweblichen) Untersuchung.«

Operieren auf der einen und Schweigen auf der anderen Seite – beides mit Rücksicht auf den Umsatz.

Der Fortschritt ist teuer. Ruinös aber wird er erst durch einen Trend zur Polypragmasie, zu deutsch durch die Vielzahl der oft nebeneinander eingesetzten Behandlungsmethoden, noch deutscher: durch Ausprobieren all dessen, was man kann. Darunter sind natürlich auch nachweislich unwirksame und überflüssige Maßnahmen, doch den Politikern, Funktionären und Kassen fehlt der Mut, sie aus dem Leistungskatalog der Versicherungen zu streichen. Mit unnützen Medikamenten ist das nicht anders: Sechs Milliarden Mark kosten sie uns jährlich. Die neueste »Kieler Liste« nennt vierhundert nötige unter fünfzigtausend lieferbaren Medikamenten. Daß da nicht nachhaltiger aufgeräumt wird, lag zunächst an der Rücksicht auf die Patienten, die auch Wähler sind, und auf die Pharma-Industrie, die Menschen beschäftigt, die ebenfalls Wähler sind. Inzwischen hat die Kostenspirale sich aber so weit gedreht, daß die Rücksicht auf die Patienten rapide schwindet. Die Zuzahlungen in den Apotheken nehmen dramatische Formen an, für Zahnersatz gibt es in der Regel keinerlei Beihilfen mehr.

Und doch reicht das immer noch nicht, die politischen Versäumnisse auszugleichen. Keine ausreichende Positivliste trennt die Medikamentenspreu vom Weizen, Kurangebote, ein gewaltiger Kostenfaktor, werden nicht hinreichend auf ihre Wirksamkeit geprüft. Statt dessen deckeln die Politiker ohne Rücksicht auf Verluste die Honorartöpfe der Ärzte, wohl wissend, daß deren Image durch jahrzehntelanges Leben wie die Made im Speck nachhaltig gelitten hat. Mit Ärzteschelte lassen sich da wunderbar Punkte sammeln. Nur droht inzwischen der Schuß nach hinten loszugehen. Durch die seit Jahren sinkenden Punktwerte für ärztliche Leistungen steht manche Praxis vor dem Abgrund. Der Arzt kann die Raten für die – in besseren Zeiten angeschafften – Geräte nicht mehr zahlen, von überfälligen Modernisierungen des Apparateparks gar nicht zu reden.

Diese Entwicklung fällt in eine Zeit, da sich zudem die Konkurrenzsituation verschärft, die eigentlich nur mit ständiger Modernisierung bestanden werden kann. Die Chipkarte der Kassen hat die Patienten mobiler gemacht, weil sie nicht jedes Mal einen neuen Schein brauchen. Sie schauen sich nun erst einmal um, ehe sie sich für einen Arzt oder eine Klinik entscheiden.

Dieses »Doctor shopping« könnte segensreich sein, wenn die Kunden über brauchbare Kriterien bei der Beurteilung des breiten Heilangebots verfügten. Das aber ist nur bei einem verschwindenden Prozentsatz der Fall, so daß meist nicht das optimale medizinische Angebot den Zuschlag erhält, sondern das »Outfit« einer Praxis, der Charme des Onkel Doktors, die Figur seiner Sprechstundenhilfe oder die Unterhaltungspalette im Wartezimmer.

Darauf stellen sich Ärzte zunehmend ein, sie sollten aber die andere Seite nicht vernachlässigen: Patienten sind lernfähig und werden zu Partnern, wenn sie von uns besser informiert werden.

Dazu ein Beispiel aus der Geburtshilfe: Für werdende Mütter und Väter bieten die Gynäkologen und Beratungsstellen Entspannungskurse, Schwangerschaftsgymnastik, Anleitungen zum richtigen Stillen, Erziehungsratschläge und vieles andere mehr an. Auch über die Linderung der Geburtsschmerzen und die Bewältigung der psychischen Begleiterscheinungen der Entbindung und der nachfolgenden Veränderung der familiären Situation wird ausführlich gesprochen. Von den Leistungsdaten einer Klinik hingegen ist kaum einmal die Rede. Dabei wäre das ein wichtiges Kriterium bei der Wahl der Entbindungsstation.

Seit den späten siebziger Jahren gibt es die vom Tübinger Informatiker Kurt Selbmann eingerichtete deutsche Perinatalerhebung, eine aussagefähige geburtshilfliche Statistik. Sie erlaubt es jedem Gynäkologen, sich und sein Team selbstkritisch einzuschätzen durch Vergleich mit dem von der Selbmannschen Erhebung ermittelten Standard. Leider aber behandeln die meisten Geburtshelfer die Perinataldaten als ihre Privatsache, für die sich Patientinnen nicht zu interessieren haben. Mehr Offenheit hülfe nicht nur den werdenden Eltern, sondern diente auch der Verbesserung des Images.

Es lassen sich nämlich allerlei Unterschiede ausmachen, denn jeder Gynäkologe bevorzugt bestimmte Methoden, aus medizinischen wie persönlichen Gründen. Und da sollten die Patientinnen wählen können. Gesund und lebensfrisch kommen fast alle Kinder auf die Welt, doch auf recht unterschiedliche Weise. Die Geburtseinleitung durch Oxytocin wird in vielen Fällen angewandt – dazu gleich noch mehr. Doch wie oft ein Geburtshelfer zur Geburtszange, zur Saugglocke oder zum Kaiserschnitt greift, das variiert erheblich. Vor allem die Häufigkeit von Schnittentbindungen dürfte Patientinnen interessieren.

Manche Kliniken, vor allem private, holen über ein Drittel der Kinder mit einem Kaiserschnitt ans Licht, was manche Frauen begrüßen. Sie schätzen das abgekürzte Verfahren, wollen sowieso höchstens zwei Kinder und erhoffen sich vom Verzicht auf das Pressen durch den Geburtskanal Vorteile für ihren Säugling. Andernorts wird viel seltener operiert, höchstens in acht bis zehn Prozent der Fälle, was wieder andere Frauen anspricht, die den natürlichen Weg bevorzugen. Früher wurde, auch aus diesem Grund und auch von mir, noch seltener geschnitten – unter drei Prozent; häufige (über drei Prozent) Kaiserschnitte galten als Makel für den Geburtshelfer. In den modernen Zeiten der Defensivmedizin gegen etwaige Kunstfehlerprozesse gilt das nicht mehr. Außerdem ist bei Patientinnen wie Ärzten die Geduldsschwelle gesunken; normale Geburten kosten Zeit, die manche nicht zu haben meinen, andere nicht aufbringen wollen.

Daß bei uns die geburtshilfliche Erfolgsquote seit den sechziger Jahren erfreulich gestiegen ist, liegt aber weniger am häufigeren Griff zum Messer als an Fortschritten diagnostischer und medizintechnischer Art. Früher starben hierzulande auf tausend lebendgeborene Kinder achtzehn, heute nur noch fünf, ein Rekord, mit dem wir an der Weltspitze stehen. Er hat allerdings eine Kehrseite. Der genannte Fortschritt ermöglicht es uns mittlerweile, Frühchen von fünfhundert Gramm und weniger am Leben zu erhalten, ja, wir können heute schon in der 24. Schwangerschaftswoche eine Frühgeburt retten – allerdings mit einem Behinderungsrisiko von dreißig Prozent. Der Retardierungsgrad solcher Kinder liegt noch wesentlich höher. Für manche Familie wird der Segen, auf den wir so stolz sind, auf diese Weise zum Fluch.

Insgesamt aber können wir froh sein, daß wir es so weit gebracht haben und sogar die USA überholt haben. Dort drückt die schlechte geburtshilfliche Versorgung der Unterschicht, vor allem der farbigen, die statistischen Werte. Während jede dritte Schwangerschaft in den Privatkliniken mit einem Kaiserschnitt endet, hält man diesen Eingriff bei kaum zehn Prozent der schwarzen Mütter aus den Ghettos der Inner Cities für erforderlich. Hier muß der Arzt ja auch nicht bei Schäden oder gar Totgeburten die Anwälte fürchten, die sich in den Kliniken der Weißen bei jedem Zwischenfall den Patientinnen andienen und Schadensersatzklagen anstrengen. Deswegen die aufwendige Defensivmedizin, mit der sich die amerikanischen Kollegen schützen. Die in den USA üblichen Summen bei Schadenersatz können selbst die reichsten Ärzte ruinieren. Bei einem Gynäkologen dort sah ich neben der Ehrenurkunde für seine Verdienste ein Schild im Wartezimmer: »Feeling sick – call your lawyer first!«

Auch hier können wir uns freuen, daß bei uns noch keine amerikanischen Verhältnisse herrschen, auch wenn die Prozesse häufiger werden, in denen es um tatsächliche oder vermeintliche ärztliche Kunstfehler geht. Ansonsten nämlich gelten die USA wie schon seinerzeit, als ich in Kansas City arbeitete, als medizinisches Wunderland. Von dort haben wir manche Entbindungsmethode übernommen, darunter auch die »daylight ostetrics«, also die programmierte Geburt »bei Tageslicht«, das heißt in den normalen Arbeitsstunden. Sie wurde vielfach als »unnatürlich« kritisiert, doch habe auch ich mich davon überzeugt, daß ihre Vorteile überwiegen – natürlich nur, wenn sie richtig gehandhabt wird. Läßt sich am Uterus noch keine Wehenbereitschaft erkennen, ist die Geburtseinleitung kontraindiziert.

Bei einem kundigen Gynäkologen wird so etwas nicht passieren, so daß alle Vorzüge der programmierten Geburt zum Tragen kommen: In der Zeit von morgens 7 bis abends 19 Uhr sind in unseren großen Kliniken mehr Fachärzte im Dienst, können Kinderärzte, Anästhesisten, Chirurgen und andere Kollegen bei Bedarf rasch hinzugezogen werden. Auch die Versorgung durch Schwestern und Hebammen läßt sich bei Tage einfacher sicherstellen als bei Nacht oder an Feiertagen. Einziger Nachteil: Sonntagskinder gibt's immer seltener, doch dürfte das um der Sicherheit und Gesundheit von Mutter und Kind willen in Kauf zu nehmen sein.

Der Nimbus der transatlantischen Wissenschaft hat zu einer regelrechten Amerika-Hörigkeit und manchmal zu grotesken Umwegen geführt: Der von meinem Unternehmer-Ehepaar so bewunderte Kardiotokograph etwa kam 1967 aus den USA zu uns, obwohl er eine deutsche Erfindung ist. Ich war daran insofern um ein paar Ecken beteiligt und darauf stolz, weil der Erfinder, Konrad Hammacher aus Düsseldorf, einer meiner Doktoranden war. Er stieß mit seiner bereits Ende der fünfziger Jahre entwickelten Idee bei den deutschen Herstellern allerdings auf taube Ohren, weswegen er sich in Amerika umtat und prompt Erfolg hatte. Und als dann statt »ein« am Schalter »on« stand, waren auch die deutschen Gynäkologen plötzlich Feuer und Flamme für den inzwischen unentbehrlichen Helfer bei der Geburtshilfe.

Englisch ist eben auch in der Medizin die Weltsprache geworden, englische Terminologie dringt immer weiter vor, und die jungen Wissenschaftler veröffentlichen lieber im »Lancet« oder im »New England Journal of Medicine« als auf deutsch in den hiesigen Fachblättern. Wer Englisch nicht beherrscht hat im Wettbewerb »Wer schreibt, der bleibt« schon verloren. Leute wie Virchow oder Robert Koch stünden heute dumm da, weil sie die neue Lingua franca der deutschen Heilkunde nur unvollkommen beherrschten. Zu ihrer Zeit war Deutsch die Sprache und Deutschland das Mekka der Naturwissenschaften. Das hat sich durch die Isolierung während des Dritten Reiches, durch die Vertreibung oder Ermordung der jüdischen Kollegen und durch den Zusammenbruch im Krieg radikal geändert. Und erst allmählich hat die deutsche Forschung wieder aufgeholt, woran die rebellische Jugend Ende der sechziger Jahre nicht geringen Anteil gehabt hat:

Sie trat an gegen den »Muff von tausend Jahren«, der auch den Talaren nicht weniger Gynäkologieprofessoren entströmte. Erst als es auch mit ihrer Ordinarienherrlichkeit vorbei war, konnte sich Neues regen, griff die in Amerika in Gang gekommene Child Birth Revolution auch auf die Bundesrepublik über. Die Geburtshelfer sahen sich plötzlich bohrenden Fragen nach den Zuständen in ihren Kliniken gegenüber, wo die Kindersterblichkeit angeblich höher sein sollte als in Uganda. Das stimmte zwar nicht, doch mit achtzehn Todesfällen auf tausend Lebendgeburten lagen wir weit hinter den skandinavischen und angloamerikanischen Ländern. Kein Wunder, wenn man es Leuten wie Konrad Hammacher so schwermachte. Auch ein Mann wie der

Berliner Erich Saling setzte seine perinatale Vorsorge durch Mikroblutgasanalyse (MBU) erst durch, als sie »Fetal Monitoring« hieß.

Dann aber gab es kein Halten mehr. Die Revolution erfaßte die Medizintechnik, die Therapien, ja sogar die Sprache: Aus der altehrwürdigen Geburtshilfe wurde in den siebziger Jahren die Geburtsmedizin mit einem neuen Jargon. Wir sprachen nun nicht mehr von »schlechten Herztönen« unter der Geburt, sondern von »Deceleration« und »Silent Ondulation«. An die Stelle des subjektiven Eindrucks des Arztes, das Kind sei »rosig und lebensfrisch«, traten Meßmethoden. Nun wurde der ph-Wert im Nabelschnurblut gemessen; sank er unter 7,10, dann war das Kind »sauer« zur Welt gekommen. Außerdem galten nun die von der amerikanischen Narkoseärztin Virginia Apgar eingeführten Punktwerte von 1 bis 10 zur Beurteilung des Neugeborenen. Wir merkten uns das Apgar-Schema später als Abkürzung für Atmung, Puls, Grundtonus, Aussehen, Reflexe. Es war genauer als frühere Klassifikationen, doch ein Rest Subjektivität wird immer bleiben.

Auch das – so schrecklich kann Medizinerjargon sein – Patientinnengut änderte sich. Man nahm nicht mehr klaglos alles hin, was die Klinik tat. Die Haftpflichtverfahren gegen Geburtshelfer wurden häufiger, und da ging es dann oft um die Apgar-Daten und um den ph-Wert des kindlichen Blutes. War es als »sauer« eingestuft worden, dann hatte das Kind unter der Geburt nicht genügend Sauerstoff vom mütterlichen Blut bekommen. Das konnte daran liegen, daß die Nabelschnur zwischen dem kindlichen Köpfchen und dem Becken der Mutter eingeklemmt gewesen war oder daß die Wehenkraft die Blutzufuhr gedrosselt hatte. Saling verdanken wir die genial einfache Methode der intrauterinen Blutgasanalyse. In den sechziger Jahren entwickelt, hat sie sich nur zögernd verbreitet, was wohl auch damit zu tun hatte, daß Saling die hochmögenden Gynäkologieprofessoren mit seinen ständigen geburtshilflichen Forderungen nervte. Heute gehört seine Methode zum Standard in jedem deutschen Kreißsaal. Diese Fortschritte machten auch die Konkurrenzsituation möglich. Wir »obstetrischen Huren« mußten einfach besser sein als die anderen. Wir beobachteten daher aufmerksam die wissenschaftliche Diskussion, auch wenn manchmal (siehe Periduralanästhesie) seltsame Zufälle nachhalfen. Wir mußten unser Instrumentarium aufrüsten, moderne Möglichkeiten der Daten Verarbeitung und -übermittlung (wie beim erwähnten Telemetriegerät) nutzen, und wir mußten auch das psychologische Handwerk beherrschen und dazu manche Moden mitmachen.

Damals waren, und es sind noch immer die seltsamsten Verfahren im Schwange. So entwickelte der Franzose Leboyer die Unterwassergeburt – das Leben komme schließlich dorther. Andere priesen mittelalterliche Gebärstühle an und machten nur durch hygienische Verchromung einiger Teile Konzessionen an die Moderne. Manche wünschten Geburt bei Kerzenschein und Klaviermusik, und der fotografierende Ehemann gehörte schon zum Inventar der Kreißsäle. Gegen alle solche Verfahren und Wünsche habe ich nie etwas gehabt, wenn dadurch die Sicherheit von Mutter und Kind nicht beeinträchtigt wurde. Wenn das der Fall war, habe ich stets versucht, die Verfahren den Patientinnen, die sie wünschten, auszureden. Gelang das nicht, konnte ich nicht ihr Geburtshelfer sein.

Hausgeburten sind da ein Grenzfall, der eigentlich nicht in mein Ressort fiel. Wir Krankenhausärzte dürfen nämlich aus standesrechtlichen Gründen keine Geburtshilfe daheim leisten. Ich hätte den Wunsch danach aber auch aus medizinischen Gründen immer abgelehnt. Eine Geburt ist ein natürliches Ereignis, aber wie jedes mit Risiken behaftet. Welche werdende Mutter weiß schon, daß die Sterblichkeit des Kindes unter der Geburt so groß ist wie in den nächsten vier Jahrzehnten seines Lebens zusammen? Lageanomalien im Mutterleib, Gefahren aufgrund des Alters der Schwangeren, Störungen der Blutversorgung durch Verkalkung der Nachgeburt (Plazentainsuffizienz) – all das läßt sich vorgeburtlich sorgfältig klären. Ein plötzlicher Sauerstoffmangel aber und andere akute Gefahren sind nie ganz auszuschließen, auch nicht durch beste Schwangerschaftsbetreuung und hohes fachliches Können des Arztes.

Ich verstehe den Wunsch nach heimischer Umgebung in einer der wichtigsten Stunden des Lebens, doch um dieses Leben geht es ja gerade. Man würde seiner nie mehr froh, müßte man sich vorwerfen, daß das Kind durch unzureichende Versorgung in plötzlicher Notlage geschädigt worden ist, von Todesfällen ganz zu schweigen. Gewiß ist der Hinweis richtig, daß immer ein wenig Zeit bleibt, notfalls in ein nahes Krankenhaus zu fahren. Ob sie aber reicht oder ob ein Stau die Lage endgültig zur Katastrophe eskalieren läßt – das möchte man sich gar nicht ausmalen. Entscheidend nämlich ist, beispielsweise bei einem plötzlich notwendigen Kaiserschnitt, die E.-E.-Zeit (Spanne zwischen Entschluß und Eingriff). Mehr als zehn Minuten dürfen das nicht sein.

Frauen, die mit dem Wunsch nach Heimgeburt an mich herantraten, habe ich nur ein Angebot machen können: »Wenn Sie es wünschen, dürfen Sie die Klinik nach acht Stunden verlassen, und eine unserer Hebammen versorgt sie dann täglich zu Hause. Das bezahlen sogar die Kassen.« Diesen Vorschlag haben viele Patientinnen dankbar an-, nach der Geburt aber oft auch zurückgenommen. Da waren sie froh, daß sie noch einige Zeit in unserer Obhut bleiben konnten.

Unversehrtheit von Mutter und Kind habe ich stets so groß geschrieben, daß ich manche Bitten ablehnen mußte. Dennoch ist es mir gelungen, die Geburtenrate in meiner Klinik zu steigern, wie es sich jeder Geburtshelfer wünscht, ohne mich gegen die Ars obstetrica zu versündigen. Fehler sind mir selbstverständlich auch unterlaufen, vor einem richtigen Desaster aber hat mich ein gütiges Schicksal bewahrt.

Und es hat mir auch, um die eingangs begonnene Geschichte abzuschließen, das Vertrauen jenes forschen Unternehmers eingetragen. Sein rheinischer Professor hat ihm zur Entbindung seiner Frau in meinem Krankenhaus zugeraten. Und auch mir hat er einen Rat gegeben nach der glücklichen Geburt des Millionenerben: »Schreiben Sie dem Jungvater eine gepfefferte Honorarnote«. »Der ist so unbändig stolz auf seinen Sohn, der zahlt alles.« »Und wieviel dürfte ich bei einer Tochter berechnen?« fragte ich zurück. »Die Hälfte, junger Freund, die Hälfte.« So weit her ist es mit unserer Kultur dann doch nicht.

KAPITEL 5

Informed consent und second opinion

Bei einem kurzen Blick aus dem Fenster sehe ich einen Kranken-
wagen mit Blaulicht vorfahren. Man denkt sich dabei nicht mehr
viel, Martinshorn und Reifenquietschen gehören zur alltäglichen
Geräuschkulisse in der Klinik. Dieses Mal aber sind nicht wie sonst
meistens die Chirurgen gefragt, man ruft nach mir. In der Notaufnahme finde ich eine bewußtlose, schwangere Patientin vor. Sie sei
am Arbeitsplatz urplötzlich zusammengebrochen, mehr wissen
die Sanitäter nicht. Eile scheint geboten, denn die Frau ist totenblaß
und der Puls kaum noch zu tasten. Ein Ultraschallgerät gibt es
noch nicht, ich muß mich auf meine Hände verlassen.

Sie sagen mir nach kurzem Abtasten, daß sich im Bauchraum
viel fremde freie Flüssigkeit angesammelt hat. Die Punktion des
Abdomen ergibt massenweise Blut. Mit Sicherheit läßt es sich
zwar nicht sagen, es spricht aber alles dafür, daß das Leben der
jungen Frau durch eine geplatzte extrauterine Schwangerschaft
in höchster Gefahr ist. In aller Eile lasse ich den OP vorbereiten.
Die Öffnung des Bauchraums bestätigt die Diagnose. Die
Schwangerschaft sitzt nicht wie häufig im Eileiter, sondern hat
sich im großen Netz der Bauchhöhle eingenistet und ein großes
Gefäß aufgebrochen. Buchstäblich in letzter Sekunde gelingt es
uns, die Blutung zu stoppen und die Frau zu retten.

An Erfolgserlebnisse wie dieses erinnere ich mich gern, einmal
weil ich glücklich war, das Richtige zum richtigen Zeitpunkt getan zu haben, dann aber auch aus Dankbarkeit, daß mir das noch

ganz ohne die heutigen technischen Hilfen gelungen ist: Gewiß, die Apparatemedizin hat ihre Schattenseiten – der Mensch verschwindet leicht dahinter. Die Fortschritte aber, die etwa die Ultraschalldiagnostik gebracht hat, möchte ich um keinen Preis missen. Ich habe damals von meiner Erfahrung profitiert, doch zum einen war auch die keine Garantie für die richtige Indikationsstellung, zum anderen mußte sie erst erworben werden. Ein weniger geübter Kollege oder ich in früheren Jahren – was hätten wir für Unheil anrichten können! Hinzu kommt, daß mit dem Zuwachs an Meßbarkeit und technischen Hilfen das Magierimage der berühmten Chefärzte die verdienten Kratzer bekommen hat. Eine CT-gestützte Diagnose eines Prolaps (Bandscheibenvorfalls) dürfte noch so heilenden Händen noch so genialer Orthopäden überlegen sein.

Und dankbar war ich auch der Patientin, daß sie mir nicht nachträglich Schwierigkeiten machte, weil ich womöglich nicht genug Mühe darauf verwandt hatte, Angehörige ausfindig zu machen. Gemeinhin nämlich brauchen wir die Zustimmung vom Patienten oder bei dessen Verhinderung von Angehörigen zu einem Eingriff, noch dazu zu einem so schweren. Wir müssen die Betroffenen oder ihre Verwandten zudem ausführlich über Chancen und Risiken der geplanten Behandlung aufklären, wenn wir nicht juristische Weiterungen riskieren wollen. Meine Patientin hat keine Minute an meiner Darstellung gezweifelt, daß in ihrem Fall nicht einmal mehr Zeit für ein Telefonat gewesen wäre. Auch hätte kein Gericht der Welt mir Vorwürfe gemacht, doch Ärger hätte es reichlich geben können, wenn ich es mit einer Querulantin und notorischen Rechthaberin zu tun gehabt hätte. Deshalb meine angenehme Erinnerung an die Einsicht meiner Patientin.

Zur Illustration, daß es auch ganz anders kommen kann, ein Gegenbeispiel – nicht ganz parallel, aber typisch für so manchen Konflikt: Mit schon sehr kräftigen Wehen kam eines sehr frühen

Sonntagmorgens – es muß Anfang der achtziger Jahre gewesen sein – eine mir bis dahin nicht bekannte unverheiratete Schwangere zur Aufnahme, begleitet von ihrem Freund. Einen Mutterpaß, sagte die Patientin auf meine Frage danach, habe sie nicht, da sie die letzten Monate in Indien verbracht habe und gerade erst zurückgekehrt sei. Ich veranlaßte routinemäßig einen Wassermann-Test (zum Nachweis einer etwaigen Lues-Infektion) und die Feststellung von Blutgruppe und Rhesusfaktor (rh) im Labor. Wenig später kam schon das Kind zur Welt und vom Labor der Bescheid: Die junge Frau war Wassermann positiv und rh negativ, das heißt sie war an einer Syphilis erkrankt und hatte zudem Rhesusantikörper im Blut. Mit hoher Wahrscheinlichkeit war daher bei einer weiteren Schwangerschaft vom selben Vater mit einer lebensbedrohenden Erythroblastose (Anämie als Folge einer Immunreaktion) des nächsten Kindes zu rechnen.

Aber auch das gerade geborene Kind brauchte sofort Hilfe: Behandlung mit Penicillin in der Kinderklinik und vor allem eine Impfung mit Anti-D Immunglobulin für die Mutter. Ich habe mit den Eltern eindringlich über die Indikation zu dieser Behandlung gesprochen – ohne Erfolg. Sie lehnten »Chemie und all dies Zeugs« ab, die Natur wisse sich schon selbst zu helfen. Ich bat freundlich, mahnte ärgerlich, appellierte an ihre Verantwortung dem Baby gegenüber – alles für die Katz. Dann griff ich zum letzten Mittel, nämlich zum Telefonhörer und rief beim Gericht an. Dort erhielt ich die Nummer des Vormundschaftsrichters, der an diesem Sonntag Bereitschaftsdienst hatte und vermutlich noch süß schlummerte. Darauf konnte ich keine Rücksicht nehmen, ließ es hartnäckig klingeln und hatte schließlich meinen Mann am Apparat.

Ich schilderte ihm den Fall und überzeugte ihn, daß er handeln müsse. Wir trafen uns wenig später im Gericht zur Erledigung der Formalien; der Richter erteilte mir nach Paragraph 1666, Ab-

satz 2 BGB anstelle der Mutter – der Vater kam mangels Trau-
schein nicht in Betracht – die Einwilligung zur Behandlung, weil
die sorgeberechtigte Person nicht gewillt war, die zur Abwen-
dung der Gefahr erforderlichen Maßnahmen zu treffen.
Nun konnten wir die notwendige Therapie einleiten, auch gegen den Protest der empörten Eltern. Für sie war ich ein mieser
Handlanger eines abzulehnenden Systems. Damit mußte und
konnte ich leben. Mit meinen Selbstzweifeln schon schlechter.
Genugtuung über meinen juristischen Trick empfand ich jedenfalls beileibe nicht. Eher machte ich mir Vorwürfe, daß meine
Überzeugungskraft wieder einmal nicht ausgereicht hatte. Den
ideologischen Argumenten gegenüber war ich machtlos gewesen
und hatte keine Brücke zu den Leuten gefunden, die so fahrlässig
mit der eigenen und – schlimmer noch – mit der Gesundheit des
Kindes umgingen.

Hatten mich vielleicht die Anfängerjahre verwöhnt? Wir lernten
unser »Handwerk« ja noch zu einer Zeit, in der von Partnerschaft in der Beziehung Arzt-Patient allenfalls bei Festanspra-
chen die Rede war. In unsere Lehr- und Wanderjahre ragten noch
so respektgebietende Gestalten wie die Chirurgen Ferdinand
Sauerbruch (1875–1951) und der schon erwähnte Ernst Derra
(1901–1979) oder die weltberühmten Geburtshelfer Hans Nau-
jocks (1892–1961) und Walter Stoeckel (1871–1961). Sie waren
sicher nicht nur bedeutend als Mediziner, sondern auch vertrauenerweckende, den Patienten zugewandte Ärzte. Und doch waren sie noch echte Halbgötter, eine Rolle, in der nicht nur sie sich
gefielen, sondern die auch fast allen Patienten sehr gefiel. Wie oft
habe auch ich gehört, wenn ich zu langstieligen Erklärungen An-
lauf nahm: »Herr Doktor, ich habe volles Vertrauen zu Ihnen.
Machen Sie alles, was Sie für richtig und wichtig halten. Ich verstehe die schweren Wörter sowieso nicht.« Oder schon etwas
kecker: »Glauben Sie, ich ließe mir von Ihnen beim Kochen

dreinreden? Nein, Sie wissen am besten, was jetzt nötig ist, da bin ich ganz ruhig.«

Doch »tempora mutantur« (die Zeiten ändern sich), wie schon die alten Römer wußten, »et nos mutamur in illis« (und wir ändern uns mit ihnen). Ändern, gewiß, aber auch in die richtige Richtung und im Tempo des Zeitpulses? Das gelingt wohl nur zeitweilig, und ein gewisses Beharrungsvermögen schadet auch nicht. Neues ist ja nicht schon deswegen gut, weil es neu ist. Bewährt es sich aber, dann freilich heißt es sich bewegen, und das wird mit den Jahren nicht nur physisch schwerer.

Theoretisch hatten natürlich auch wir begriffen, daß wir unsere Patientinnen nicht wie unmündige Kinder behandeln durften, und ich hatte aus den USA auch den festen Vorsatz mitgebracht, möglichst immer mit den Frauen, die zu mir zur Behandlung kamen, einen »informed consent«, also ein gemeinsames Vorgehen aufgrund gründlicher Aufklärung, zu erreichen.

In den USA ist das schon wegen der horrenden Summen für etwaigen Schadenersatz erforderlich, woran ich einmal durch einen prominenten Fall erinnert wurde: Der Hotalarzt eines der vornehmsten Häuser der Hansestadt wollte eine weltberühmte Filmdiva in meine Klinik einweisen, Diagnose: Ileus, also angeblich beginnender Darmverschluß. Ich konnte den Kollegen davon überzeugen, daß ich den Star erst einmal vor Ort untersuchen müsse, denn ich fürchtete den unvermeidlichen Rummel der Medien, wenn ruchbar würde, die schöne Frau liege in meinem Krankenhaus. Es würde zu einer regelrechten Belagerung kommen, und wir wären nirgends vor der Journalistengier sicher. Ich malte mir bereits aus, wie verkleidete Reporter sich Zugang zum OP verschafften, Mitarbeiter bestachen oder gar die Krankenakte stahlen.

Ich fürchtete aber auch, daß es Ärger gäbe, wenn wir, der Hotelarzt und ich, über den Kopf der prominenten Patientin entschieden und nicht zunächst den besagten »informed consent«

suchten. Daher mein Besuch im Hotel, wo ich die Diva in Gesellschaft eines Freundes vorfand, während sie zwischen zwei Schlucken Whiskey gerade mit dem Ehemann in Hollywood telefonierte und über ihre schwere Erkrankung klagte. An ihrem Bett stand ein junges Mädchen in einem äußerst knappen Mini. Die Kleine machte keinerlei Anstalten, den Raum zu verlassen, auch nicht, als ich sie darum ersuchte. »Meine Enkelin bleibt hier!« befahl die Schauspielerin und freute sich über mein Erstaunen angesichts der so jung wirkenden Großmutter.

Der Star war Gott sei Dank doch nicht so krank wie der Hotelarzt befürchtet und sie dem fernen Gemahl vorgeklagt hatte. In ihrem Unterbauch waren noch wenige Darmgeräusche zu hören, so daß ich zu hoffen begann, mit einer medikamentösen Therapie und ein paar weiteren Besuchen im Hotel auskommen zu können. Die Medikamente flankierte ich mit bewährten deutschen Hausmitteln wie Tees, Umschlägen, Freiübungen. Der Tee verdürbe das Whiskeyaroma, jammerte die verwöhnte Dame, die Umschläge seien eklig, und die Turnerei hielt sie für pure Schikane. Und als dann noch meine Ordensschwester mit einem Einlauf aus lauwarmem Wasser mit Rübenkraut nahte, traf die Filmdiva fast der Schlag. Der folgte dann nach einer halben Stunde: Das Rübenkraut entfaltete explosionsartig seine Wirkung, und ich konnte die Patientin unbesorgt bis zum nächsten Besuch verlassen. Da sah sie die »widerliche« Behandlung schon wesentlich freundlicher, denn alle Beschwerden waren im Wortsinn wie weggeblasen. Ich hatte mir einen Mordsrummel in der Klinik erspart und – außer dem Honorar, versteht sich – huldvolles Lob verdient.

Ich kannte also den partnerschaftlichen Umgang mit den Patientinnen schon von Amerika her, und auch meine Mitarbeiter sahen ein, daß es in diese Richtung gehen müßte. Und doch überholte uns der gesellschaftliche Wandel Ende der sechziger/Anfang der siebziger Jahre. Es waren nicht mehr dieselben gottergebenen

Patientinnen und deren Partner, die in meine Sprechstunde kamen. Es waren auf einmal neugierige bis skeptische, besser informierte und kritischere Menschen. Mit Anordnen allein war es immer weniger getan, wir mußten die Patientinnen für eine Therapie zu gewinnen suchen, wenn sie Vorbehalte hatten. Es hatte sich herumgesprochen, daß sie einen Anspruch auf Aufklärung haben, ja daß der Arzt gehalten ist, seine Indikation so zu erläutern, daß die therapeutischen Entscheidungen partnerschaftlich getroffen werden können.

Bei der Diagnose dürfte es kaum einen Patienten geben, der kompetent mitzureden versteht, bei der Behandlung aber muß er die Chance haben, nicht gewünschte Maßnahmen abzulehnen, anderweitig zusätzlichen Rat zu suchen und gegebenenfalls Änderungen zu verlangen. Nur wenn, wie im Eingangsbeispiel, Gefahr im Verzug und nicht einmal mehr Zeit ist, Angehörige zu benachrichtigen, darf, ja, muß der Arzt aus »vitaler Indikation« allein entscheiden.

Die nicht korrekte Aufklärung über eine Indikation führt zu den meisten juristischen Auseinandersetzungen zwischen Ärzten und Patienten. Die Forderung nach gemeinsamer Entscheidung mit den Patienten hat uns zu schaffen gemacht, und immer wieder haben sich erklärungsunwillige Kollegen damit herauszureden versucht, man könne nicht jedem – fehlt nur noch: hergelaufenen – Laien das Immunsystem erklären.

Selbstverständlich soll der Patient kein Medizinstudium nachholen, er hat aber ein Recht darauf, im Rahmen seines Auffassungsvermögens zu erfahren, warum sein Arzt meint, ein Eingriff sei unumgänglich oder eine stationäre Behandlung angezeigt. Das ist mühsam, deshalb der hinhaltende Widerstand dagegen, der allerdings auch Ausbildungsdefizite spiegelt. Professor Gerhard H. Schlund, Vorsitzender Richter am Oberlandesgericht München, führte dazu am 14./15. März 1998 in der »Süddeutschen Zeitung« aus:

»Die Kunst des richtigen Aufklärens der Patienten wird leider viel zuwenig gelehrt, in der praktischen Ausbildung (PJ oder AiP) nicht richtig vorgelebt und von vielen Ärzten in Klinik und (vor allem) Praxis aus verschiedenen, durchaus nachvollziehbaren, aber juristisch eben nicht entschuldbaren Gründen (Zeitprobleme, fehlende qualifizierte Mitarbeiter, eigene Überlastung, unvernünftige Patienten und dergleichen mehr) negiert oder auch nur ›auf die leichte Schulter‹ genommen.« Schadensersatzforderungen, so Schlund, seien die logische Folge. Die darob beschimpften Juristen aber trügen daran keine Schuld, denn: »Wer als Arzt die über vier Jahrzehnte entwickelten Rechtsprechungsgrundsätze beachtet, braucht die Justiz nicht zu fürchten.«

Auch der sich beschleunigende medizinische Fortschritt hat die Abwehrhaltung mancher Mediziner gegen die Aufklärungspflicht immer weniger sinnvoll werden lassen. Wir haben, um auf gynäkologischem Gebiet zu bleiben, heute so viele und so genaue Möglichkeiten der Diagnose und noch dazu der prädiktiven Diagnose, daß kein Weg am Einverständnis der Patientin und – bei Schwangerschaft – oft auch ihres Partners vorbeiführt. Eine Abtreibung auf eigene Faust etwa aus kindlicher Indikation, und wäre sie noch so dringlich anzuraten gewesen (was mir und den Eltern Gott sei Dank erspart blieb), hätte mir im Fall des Abgeordneten G., jenem sympathischen aus dem dritten Kapitel, einen Prozeß beschert, der nicht ohne Folgen für meine Position geblieben wäre. Und selbst bei der Diät im Fall einer prädiktiv festgestellten Phenylketonurie (PKU) war ich auf die Zusammenarbeit mit den Eltern angewiesen. Hätte ich sie verprellt, hätte mir nämlich nicht einmal mehr ein Vormundschaftsrichter helfen können, es sei denn, ich erreichte den Entzug des Sorgerechts auf Dauer.

Diese Ratio darf nur eine Ultima sein. Zur ärztlichen Kunst gehört das Schaffen eines soliden Vertrauensverhältnisses, das, wenigstens auf medizinischem Gebiet, Konflikte zur extrem seltenen Ausnahme macht. Auf sozialem, psychischen oder gar ideologischem Terrain, werden sie sich, wie wir gesehen haben, nicht immer ausschließen lassen. Denn auch wenn wir aus ärztlicher Verantwortung heraus oder auch nur um des Umsatzes willen uns die Patienten geneigt machen wollen, so müssen wir ihren Wünschen doch nicht in allem blindlings folgen.

Es gibt eine ganze Reihe von Kollegen, die grundsätzlich keine Schwangerschaftsunterbrechungen nach dem Indikationenkatalog vornehmen, egal ob kindliche oder eugenische, soziale oder kriminologische (Schwangerschaft nach Vergewaltigung) Indikation. Sie beraten selbstverständlich jede Schwangere hinsichtlich der möglichen Komplikationen bei einem Abbruch, die Ausführung aber verweigern sie. Nur wenn sie zwingende medizinische Gründe für einen solchen Eingriff sehen, unterbrechen sie die Schwangerschaft.

Die meisten Gynäkologen aber richten sich nach dem Schein aus der sozialen Beratung bei Caritas oder Pro Familia, der eine legale Abtreibung erlaubt. Dieses Gespräch ist nach dem Willen des Gesetzgebers vom Berater »non-direktiv« zu führen. Das Beratungsziel soll also nicht durch Suggerierung eigener Anschauungen erreicht werden, sondern durch objektive Prüfung der für einen Abbruch angeführten Gründe. Bei immerhin 80 000 Beratungen steht am Ende alljährlich die Genehmigung zur Abtreibung, wobei diese in Einzelfällen schon dann als »sozial« indiziert angesehen wurde, weil sonst die Ferienreise der Mutter gefährdet gewesen wäre. Das mag bewußt übertrieben klingen, doch übertrieben ist sicher auch die weite Auslegung des Begriffs »soziale Notlage«. Und manchmal tut man damit der Mutter nicht einmal einen Gefallen. Ich kenne zahllose Fälle von tiefer Reue und nagenden Schuldvorwürfen.

Uns Ärzten bleibt die Belastung, die solche Beratungen auch für die Berater darstellen, erspart. Wir haben nur die medizinische

Indikation zu beurteilen, und dafür haben wir klare Richtlinien. Nur bei Befunden mit eindeutigem Krankheitswert dürfen wir handeln. Das gilt nicht nur für den Abbruch von Schwangerschaften, sondern für die Stellung von Indikationen überhaupt. Stelle ich beispielsweise bei einer gynäkologischen Routineuntersuchung einen Uterus myomatosus, also eine gutartige Muskelgeschwulst der Gebärmutter, fest, die keinerlei Beschwerden macht, warum dann operieren? Nur weil ich freie Betten habe oder den Umsatz steigern will? Das darf keine Rolle spielen – tut es aber leider nicht selten doch. Für mich wären erst Rückenschmerzen oder verstärkte Monatsblutungen aufgrund der Geschwulst Anlaß, einen Eingriff zu erwägen.

Absolut sind Indikationsstellungen zu Operationen nur selten, nämlich nur dann, wenn keine andere erfolgversprechende Behandlungsmöglichkeit besteht. Ein Uterus myomatosus muß nicht operiert werden, ein Gebärmutterkrebs immer, vorausgesetzt natürlich, er ist operabel und es besteht Aussicht, den Krebs durch radikale Entfernung des betroffenen und gefährdeten Gewebes zu beseitigen und der Kranken begründete Hoffnung auf Heilung zu geben. Absolut ist die Indikation auch in den nicht seltenen Fällen von Bauchhöhlenschwangerschaft, die zu so dramatischen Situationen führen können, daß Rettung nur durch eine Notoperation wie die eingangs dieses Kapitels berichtete möglich ist.

Zur korrekten Indikationsstellung gehört die Berücksichtigung sämtlicher möglicher Befunde, also die kunstgerechte, sorgfältige Diagnose. Schon in den ersten Semestern hören die Medizinstudenten immer wieder, daß »der Herrgott vor die Therapie die Diagnose gestellt« habe. Dazwischen aber steht noch die Indikation, nämlich die Auswahl des richtigen therapeutischen Vorgehens. Sie ist entscheidend von der Qualität der Diagnose abhängig.

Ich erinnere mich an einen Fall, der vor Gericht verhandelt

wurde. Ein Kollege hatte bei einer Schwangeren den Befund eines Laborarztes über das Vorliegen einer Rötelninfektion im zweiten Schwangerschaftsmonat nicht beachtet und daher den Abbruch der Schwangerschaft aus kindlicher Indikation versäumt. Das Kind kam mit einer schweren Rötelnembryopathie (Herzfehler, geistige Behinderung) zur Welt, und das Pech für den Arzt wollte es, daß die Mutter Journalistin war. Sie wandte ihre ganze Recherchierkunst auf und entdeckte, daß der Befund aus dem Labor dem Gynäkologen sehr wohl zugestellt, aber von ihm verschlampt worden war. Jedenfalls hatte er ihn im Beratungsgespräch mit der jungen Frau nicht erwähnt und wurde daher zu Schadensersatz verurteilt.

In der Begründung des Urteils war von dem bei uns sonst nur selten verwendeten Begriff des »wrongfull life« die Rede, also vom »verpfuschten Leben« aufgrund des Kunstfehlers. Wir haben Hemmungen, so zu sprechen, denn wie kann Leben, so fragen Bioethiker und Theologen, das »geschenkt« wird, so genannt werden? Ein hehrer Gesichtspunkt, doch ein wenig realistischer. Alltagssprachlich jedenfalls war das Leben des Kindes, das sich dieses Lebens kaum bewußt gewesen sein dürfte und das nur aus Leiden bestand, und das der Eltern verpfuscht. So viel menschliche Größe, wie sie der eben nochmals erwähnte Abgeordnete und seine Frau aufgebracht hätten, kann nicht normativ gefordert werden.

Die Erfahrung lehrt, daß viele mit solchen Kindern belastete Ehen scheitern: In meiner Praxis etwa begegnete mir einmal ein schwerreicher Bäckermeister, der das Problem durch Schuldzuweisungen innerlich zu bewältigen suchte. In der Familie seiner Frau gäbe es einige völlig »verrückte« Leute, er hätte sie nie heiraten dürfen, wenn er Kinder haben wollte. Und das wollte er immer noch und ließ sich scheiden, um »erbgesunde« Nachkommen zu zeugen.

Diese verkorkste Haltung ist nicht typisch, die Suche nach

Schuldigen an einem solchen »unverdienten« Schicksal aber sehr wohl. Sie kann auch bei besserer intellektueller Ausstattung erhebliche Sprengkraft entwickeln. Wir Deutschen, das ist offenbar kein bloßes Vorurteil, neigen zum Grübeln und haben eine Art teleologische Medizin entwickelt. Gesundheitliche Störungen lösen Bestrafungsphantasien aus, werden als Folge von Verfehlungen gedeutet – und das sind sie sicher auch nicht selten, man denke nur an Völlerei, Rauchen Alkoholmißbrauch, Raubbau. Doch wir tun es nicht ohne metaphysisches Unterfutter und lauschen gebannt Vorträgen zum Thema »Krankheit als Schuld«, wie ich ihn mir einmal von Professor Jorres, einem Uni-Kollegen aus Hamburg, anhören durfte. Warum nicht gleich »Krankheit als Buße für die Erbsünde«?

Eher als die Beschäftigung mit solchen verstiegenen Deutungen lohnt sich die mit der Schuld von Ärzten. Nein, ich meine hier nicht die nie ganz zu vermeidenden Kunstfehler, sondern die Indikationen aus wirtschaftlichen Motiven, um nicht gar von Habgier zu reden. Ganz gesund ist niemand, oder es läßt sich wenigstens ärztlich so darstellen, daß irgend etwas verdächtig ist und zunächst einmal der Untersuchung bedarf – bevorzugt mit teuren Instrumenten. In ein Röntgen-, CT- oder Ultraschallbild läßt sich dann vieles hineingeheimnissen, das der Patient nicht durchschauen kann. Ist der Praxis- oder Klinikumsatz obendrein im Keller, kann ein kleiner Eingriff oder die stationäre Aufnahme »zur Beobachtung« nicht schaden – jedenfalls nicht dem Umsatz. Die Konkurrenz dreht mit an dieser Schraube: Wer mithalten will braucht modernste Ausstattung seines OP oder seiner Praxis. Was so teuer war, muß sich amortisieren. Das tut es nur durch Einsatz. Da kann man nicht immer auf tatsächliche Fälle warten, da müssen manchmal auch erfundene her.

Es handelt sich bei meinen Erkenntnissen leider nicht um Hirngespinste eines ehemaligen Chefarztes, sondern um statistisch gesicherte Fakten. Schon die Tatsache, daß Ärzte selbst und ihre Angehörigen von den angebotenen diagnostischen und therapeutischen Möglichkeiten signifikant weniger Gebrauch machen als der Durchschnitt der Bevölkerung, gibt zu denken. Und wer wie ich den Druck kennt, den Krankenhausmanager auf die Ärzte auszuüben imstande sind – natürlich immer nur indirekt und nicht als Aufforderung zur Eidverletzung –, der kann sich leicht ausmalen, daß ihm mancher nachgibt. Kommt der Druck dann sogar von einem selbst als niedergelassener Arzt und geht es an die Existenz, wird manche Behandlung ohne zwingende Indikation notwendig. Die innere Rechtfertigung lautet oft so: Es geht ja nicht um mich allein, auch nicht bloß um meine Familie – was wird aus meinen Leuten, wenn ich aufgeben muß?

Vor dieser Frage knicken auch Politiker ein, wenn sie sich in größerem Rahmen stellt. Allerdings sind dann die Kostenfolgen um so beträchtlicher: Bei der Verordnung von Kuren, ein enormer Kostenfaktor, haben Ärzte und Kurverwaltungen lange einträchtig an einem Strang gezogen und erhebliche Phantasie bei der ständigen Erweiterung der Indikationslisten für Kuren entwickelt. Ihre Kassen klingelten schließlich so erfreulich, daß bei den Krankenkassen die Alarmglocken schrillten. Das Kurunwesen drohte sie zu ruinieren, der Gesetzgeber zog die Notbremse durch Einschränkung der Indikationen für Kuraufenthalte. Ein Aufschrei ging durch den Kurstandort Deutschland, denn nicht wenige Orte leben allein von den Kuranstalten und haben keinerlei Vorsorge für den Fall getroffen, daß der Boom einmal ein Ende finden könnte. Nicht einmal leichte Rückgänge meinten viele verkraften zu können, und sie meinten das so herzzerreißend, daß die Restriktionen »im Interesse der Arbeitsplätze« teilweise zurückgenommen wurden. Die Kassen mußten sich anderweitig, etwa bei den Zuzahlungen zu Medikamenten oder durch Abschaffung von Zuschüssen, bedienen.

Nicht nur wirtschaftliche Erwägungen können Indikationsstellungen sachfremd beeinflussen: Erst bei einer bestimmten Anzahl von genau festgelegten diagnostischen und therapeutischen Maßnahmen erhält ein Klinikchef die Zulassung zur Weiterbildung seiner Assistenzärzte. Und diese bekommen die Anerkennung als Facharzt durch die Ärztekammer erst nach der Ableistung einer bestimmten Zahl von Pflichteingriffen. Bis dahin dauert es je nach Größe des Krankenhauses und Patientenzahl und je nach der Stärke der Konkurrenz durch andere Assistenzärzte verschieden lange. So erreichte zu meiner Zeit ein Assistent die Facharztanerkennung an der Uni-Klinik durchschnittlich nach acht, bei mir nach sechs Jahren. Entsprechend heftig ist das Gerangel um einen Platz am OP-Tisch bei Lehroperationen.

Mit Argusaugen wachen die angehenden Fachärzte darüber, daß die Operationen auch gerecht unter ihnen verteilt werden. Und manche drängen sich auch dann vor, wenn ihnen zum fraglichen Eingriff noch die Erfahrung fehlt. Ein guter Chef muß das mit Fingerspitzengefühl zu steuern verstehen und der Versuchung widerstehen, die jungen Leute gegeneinander auszuspielen. Insbesondere wird er darauf achten müssen, daß weniger selbstbewußte Nachwuchskräfte nicht an den Rand gedrängt werden. Das trifft oft Frauen, die nicht nur zurückhaltender bei der Indikationenstellung, sondern auch nicht so wild aufs Operieren sind. Ich habe mich immer bemüht, sie besonders zu fördern, denn ich schätzte ihre Sorgfalt und Geduld, die männliche Kollegen nicht immer aufzubringen vermögen.

Bei mir und wohl auch in den meisten Kliniken gehörten immer drei Ärzte und Ärztinnen zu einem Operationsteam: Ein älterer Oberarzt oder ich als »erste Hand« zur Überwachung der Operation und zum Eingreifen, wenn der Assistenzarzt, die »zweite Hand«, Schwierigkeiten hatte oder unvorhergesehene Komplikationen auftraten. Die jungen Ärzte akzeptieren diese »Bevormundung« gern, denn das enthebt sie der Verantwortung, die allein der Chef trägt. Als »dritte Hand« fungierte ein weiterer Assistenzarzt, der aber nur den Hakenhalter spielte und damit keine Punkte bei der Facharztausbildung sammeln konnte.

Der Wechsel des Operateurs oder gar des ganzen Teams kann nötig werden, wenn sich nach Eröffnung des Bauchraums zeigt, daß die Indikation für die Operation nicht stimmte. Ein leichter Eingriff zur Entfernung einer Eierstockzyste kann zu einer großen Radikaloperation werden, wenn Krebsgewebe festgestellt wird. Dann braucht es erfahrene Ärzte, die den stundenlangen, technisch sehr anspruchsvollen Eingriff übernehmen. Daß und warum intraoperativ die Indikation und das Operationsteam geändert wurden, muß im Operationsbericht festgehalten werden. Er beschreibt zunächst möglichst genau den sogenannten Situs, also den Befund, der sich nach der Eröffnung der Bauchhöhle ergeben hat. Dann folgt die Begründung für den Wechsel der Indikation und des Operateurs, weil das auch juristisch von Belang sein kann.

Die von der Patientin erteilte Zustimmung zur Operation erstreckte sich ja nur auf die Ovarektomie aufgrund der Zyste, nicht auf die radikale Entfernung von Eierstöcken, Gebärmutter und Bindegewebe des Beckens. Es muß daher genau nachweisbar sein, daß uns keine andere Wahl blieb, als ihre Zustimmung zu überschreiten.

Kein vernünftiger Mensch und schon gar kein Mediziner wird verlangen, daß wir die Operationswunde erst einmal wieder schließen und nach dem Erwachen mit der Patientin Rücksprache halten, um dann ein paar Tage später erneut zu operieren. Mir ist auch kein Fall aus meinen achtundzwanzig Jahren als Klinikchef erinnerlich, bei dem es wegen einer solchen intraoperativen Entscheidung Probleme mit einer Patientin gegeben hat. Dabei hat sicher eine Rolle gespielt, daß ich jede Kranke vor der Operation gesehen und möglichst selbst die Indikation gestellt habe.

Dabei habe ich immer betont, daß sich während der Operation Situationen ergeben können, die eine Erweiterung oder Änderung der Indikation erfordern machen. Es gab sogar einmal einen Fall, da habe ich heute noch Zweifel an der Indikation. Ich hatte eine amerikanische Patientin zu operieren und stellte bei Baucheröffnung fest, daß die für harmlos gehaltene Gewebeveränderung ganz offenkundig maligne (bösartig) war. Ich entschloß mich zu einer Radikaloperation, trennte auch den Harnleiter ab und pflanzte ihn am Ende wieder in die Blase ein, die ich etwas höher zog. Eine Gewebeprobe schickte ich an einen Pathologen, der meine Vermutung nicht nur bestätigte, sondern sogar meine schlimmsten Befürchtungen übertraf: Er stellte ein, wie wir sagen, »verjauchendes Ovarialkarzinom« fest. Ich machte mir wenig Hoffnung auf Heilung der Patientin, ja, wenn ich ehrlich sein soll, gar keine.

Nach Jahren aber hörte ich von der Frau wieder, die offenkundig ganz gesund geworden war. Ich ließ einen zweiten Pathologen meinen seinerzeitigen Befund überprüfen und erhielt erneut die Richtigkeit bestätigt. Entweder haben sich beide Kollegen geirrt, oder es war ein Wunder geschehen. Da ist die Versuchung groß, sich besondere Fähigkeiten zuzuschreiben. Davor sollte man sich hüten, denn jedwede Überheblichkeit rächt sich, im medizinischen Metier schon gar.

Doch zurück zu unseren Pflichten den Patienten gegenüber. Sie ergeben sich zum Teil schon aus der Organisation der Versorgung. Aus den USA haben wir einen Begriff übernommen, der eigentlich dort kaum Anwendung findet, während er bei uns die Regel ist. Als »second opinion« bezeichnen wir die Doppelsicherung von Patienten, die in eine Klinik eingewiesen werden, durch die Diagnose des einweisenden und die des aufnehmenden Arztes. In den Vereinigten Staaten gibt es nur ein Belegarztsystem, bei dem die in Krankenhäusern tätigen, schlecht bezahlten Fachärzte noch eine eigene Praxis betreiben und in der Klinik nur die von ihnen eingewiesenen Patienten behandeln. Eine »second opinion« holen sie in der Regel nicht ein, es sei denn, der Patient verlangt das ausdrücklich, oder sie selbst wollen sich absichern.

Bei uns gibt es die Alleinbetreuung kaum. Wir bekommen von den niedergelassenen Ärzten die Kranken bereits mit Diagnosen überwiesen. Wir unsererseits untersuchen die Patienten nochmals und bestätigen, modifizieren oder verwerfen gar die Diagnosen der Kollegen. Das verschafft unseren »Kunden« eine höhere Sicherheit, kann aber auch zu Reibungen führen: Schon wenn ich die Diagnose des einweisenden Arztes nicht teile, verärgere ich ihn – und bekomme womöglich keine weiteren Patienten von ihm. Ich habe in solchen Fällen immer ausführliche Gespräche, telefonisch oder persönlich, mit den Kollegen geführt, um sie für meine Beurteilung zu gewinnen. Das war vor allem dann schwierig, wenn ein Praxisarzt eine Patientin mühsam davon überzeugt hatte, daß beispielsweise die Gebärmutter entfernt werden mußte. Hielt ich das dann nicht für nötig, fühlte er sich nicht nur als Arzt düpiert, sondern sah sich auch vor der Patientin blamiert. Da muß man schon mit Engelszungen reden, um das Porzellan wieder zu kitten.

Bei einem guten Bekannten erntete ich bei einem solchen Fall nicht so sehr medizinisches Kopfschütteln als vielmehr wirtschaftliches: »Ich verstehe dich nicht«, sagte er. »Die Patientin ist für den Eingriff gewonnen, und du könntest vom Verdienst deiner Alten (er neigte zu roher Wortwahl) einen neuen Pelz schenken. Da wäre allen geholfen.«

Nur nicht meinem Gewissen. Das rangierte auch vor der Irritation, der ich die Patientin aussetzte. Die strikte Trennung zwischen ambulanter und stationärer Behandlung bringt das immer wieder mit sich, denn auch Ärzte sind nicht allwissend und entsprechend oft unterschiedlicher Ansicht. Das kann das Vertrauen der dazwischen ratlosen Patienten in die ärztliche Kunst untergraben, und deswegen habe ich mir für solche Fälle immer besonders viel Zeit für die Aufklärungsarbeit der Patientin gegenüber und für die Besänftigung des Kollegen genommen. Letzteres ist auch wegen der verbreiteten Arroganz der Klinikärzte den Praktikern draußen gegenüber notwendig. Damit kompensieren die Krankenhauskollegen ihr meist niedrigeres Einkommen und setzen sich aufs hohe Roß derer, nach denen im Ernstfall gerufen wird. Dabei würde sich mancher Kliniker umgucken, wenn er ein paar Tage lang »an der Front« arbeiten müßte. Die niedergelassenen Ärzte hingegen haben lange Krankenhauserfahrung hinter sich, womit ich bei einem weiteren Nachteil der Abschottung von Praxis und Klinik bin.

Fünf, sechs oder mehr Jahre lernen die Klinikärzte in der Frauenheilkunde das gynäkologische Operieren und eignen sich die notwendigen Kenntnisse in der ars obstetrica, der kunstgerechten Geburtshilfe, an. Haben sie dann endlich die Zahl der Pflichteingriffe erreicht, lassen sie sich als Frauenärzte in einer freien Praxis nieder. Operieren werden sie dann kaum noch jemals, und Geburtshilfe werden sie auch nur selten leisten. Dafür hat die Kasse eine halbe Million Mark für die Facharztausbildung aufgewandt. Das aber, was der Gynäkologe in der Praxis brauchen wird, Einfühlsamkeit, Verständnis für soziale Probleme, Diskretion, Warmherzigkeit, Offenheit, Gesprächsbereitschaft und was sonst zur mitmenschlichen Ausstattung gehört, das lernt er erst im – ich bitte um Vergebung für das harte Wort – Menschenversuch, oder er scheitert.

Ich habe vor Jahren der Ärztekammer und der Kassenärztlichen Vereinigung (KV) einen Vorschlag gemacht, wie wir die »Kluft zwischen drinnen und draußen« überwinden könnten: Ich beantragte, daß meine Schüler, die sich inzwischen niedergelassen hatten, ihre Patientinnen einen Tag in der Woche in meiner Klinik stationär behandeln könnten. Ihre Vertretung in der Praxis sollten meine jetzigen Assistenzärzte übernehmen. Die Praktiker würden so in stationärer Übung und in der Nähe ihrer Patientinnen bleiben, und die Kliniker erführen, wie es draußen ausschaut und welche Probleme ambulante Versorgung mit sich bringen kann. Ich stieß allerdings bei beiden Organisationen auf taube Ohren: Die Abrechnerei werde dann zu kompliziert, und die Trennung von Praxis und Klinik solle erhalten bleiben.

Das eben wollte ich nicht, jedenfalls nicht in der rigiden Form, wie es bis heute gehandhabt wird. Ich wünschte mir die Vorteile des amerikanischen Systems, das ich aus Kansas City kannte, in Verbindung mit unserer Stütze der »second opinion«.

Dadurch daß die Praktiker nur einmal in der Woche oder gar seltener in die Klinik kämen, entfiele ja nicht die parallele Untersuchung ihrer Patientinnen durch uns. Aber das Gespräch würde intensiver, die gegenseitige Kontrolle könnte Kunstfehler minimieren helfen und die Kranken gewönnen ein noch besseres Gefühl der Geborgenheit. Da die Bürokraten nicht mitspielen wollten, organisierte ich die gewünschte Symbiose selbst:

Viele der einstigen Assistenten waren begeistert bereit, auch ohne Bezahlung ihre Patientinnen in regelmäßigem Turnus in meinem Krankenhaus zu betreuen. Sie waren sogar froh, einen Tag lang dem Praxistrott zu entkommen, den im Gegenzug einige meiner amtierenden Assistenten kennenlernten. Sogar an der Nachtdienstbereitschaft beteiligten sich meine niedergelassenen Schüler, die nach eigenem Bekunden durch das erneute Schnuppern von Klinikluft und die geburtshilfliche wie operative Praxis neue Freude an ihrem Beruf gewannen. Hätte sich dieses Verfahren institutionalisieren lassen, hätten die Kassen eine Menge Geld sparen können. Statt mit den üblichen fünfzehn Assistenzärzten, wäre ich leicht mit sechs oder sieben ausgekommen.

KAPITEL 6

Katastrophe am Wochenende

Telefonisch war ich immer erreichbar. Auch nachts, an Wochenenden und Feiertagen. Das beruhigte nicht nur meine Mitarbeiter, sondern auch mich, konnte ich so doch ziemlich sicher sein, daß ich über Wichtiges im Kreißsaal und auf den Krankenstationen auf dem laufenden blieb. Damit wollte ich nicht Unersetzlichkeit demonstrieren, sondern Selbstvorwürfen wegen vernachlässigter Aufsichtspflicht vorbeugen. Natürlich drängelte ich mich auch nicht gerade nach durchwachten Nächten oder zerhackten Wochenenden. Deswegen vermied ich, wenn möglich, größere Operationen am Donnerstag oder Freitag, damit etwaige postoperative Komplikationen möglichst noch in die Arbeitswoche fielen. Und deswegen sorgte ich für rechtzeitige Geburtseinleitung; die Vorzüge der »daylight ostetrics« (siehe Kapitel 4) kamen ja auch mir und meinen Patientinnen zugute. Und schließlich gilt immer: Frisch und erholt leistet jeder Arzt Besseres, als gehetzt und übermüdet.

Es mußte daher wirklich ernst sein, wenn sich der Diensttuende meiner drei Oberärzte oder der Kreißsaal an freien Tagen telefonisch oder per Eurosignal bei mir meldete. War ich auf Reisen – darüber waren die Mitarbeiter immer informiert –, galt das natürlich in noch höherem Maße.

Alle Alarmglocken schrillten daher bei mir, als ich eines schönen Sommerwochenendes 1977 tief in der Nacht zum Sonntag bei Freunden am Niederrhein – ich war als Taufpate geladen –

ans Telefon gerufen wurde mit der Bemerkung: »Deine Klinik.«
Mit banger Sorge griff ich zum Hörer. Der diensthabende Oberarzt war dran und berichtete mir aufgeregt von drei Patientinnen,
die nach normaler Geburt an einem sogenannten septischen
Schock erkrankt waren. Ich hatte mit dem Schlimmsten gerechnet, das aber übertraf alle Befürchtungen. Normalerweise gibt es
Probleme mit Einzelfällen, hier aber handelte es sich offenbar um
eine Serienkatastrophe, noch dazu um eine, die jeden Geburtshelfer in tiefe Zweifel stürzt.

Der septische Schock wird durch besonders bösartige Krank-
heitserreger ausgelöst und führt bei der Hälfte der Erkrankten
binnen weniger Tage zum Tode. Wo aber kamen die Erreger her?
Hatte ich nicht peinlich genug auf die Kreißsaalhygiene geachtet?
Waren Arzt oder Hebamme infiziert? Stimmte etwas mit den
verordneten Medikamenten nicht?

Ich raffte unsere paar Sachen zusammen, bat meine Frau
Theodora, den Wagen zu holen, verabschiedete mich hastig,
wimmelte alle Fragen ab und brauste mit überhöhter Geschwin-
digkeit zur Autobahn und nach Hamburg. Die Fahrt wurde zur
Qual, nicht nur für mich, sondern auch für meine Frau, die sich
meine panischen Grübeleien stundenlang anhören mußte. Zu
stillem Nachdenken war ich zu angespannt. Viel von Medizin
verstand Theodora nicht, aber viel von mir. Sie hat geduldig zu-
gehört und Sorgenableiterin gespielt. Das war in dieser Situation
wichtiger als fachlich kompetentes Mitspekulieren. Mehr war ja
mangels Augenschein und ausreichender Information nicht
möglich, und es hätte meine Furcht nur gesteigert, wenn mir jemand ausgemalt hätte, wie die Krankheit um sich greifen könnte
und wie viele Frauen inzwischen womöglich noch betroffen sein
würden.

Es waren mittlerweile sieben, als ich, nach rasender Fahrt über
die Elbbrücken und durch das erwachende Hamburg, meine
Klinik erreichte. Ich fand ein fassungsloses Team vor und die

in höchster Gefahr schwebenden Patientinnen. Der septische Schock, eine sehr gefährliche Krankheit, löst hohe Temperaturen und schwere Blutungen aus, verbunden oft mit Bewußtlosigkeit. Während des akuten Verlaufs kommt es nicht selten zu Nierenversagen durch einen mit dem Schock einhergehenden Defekt der Blutgerinnung. Das Blut aus Operationswunden gerinnt nicht mehr, weil bestimmte Faktoren des Blutes durch den Schock »verbraucht« sind. Diese sogenannte Verbrauchskoagulopathie kann zum Tod führen, wenn es nicht gelingt, frisches Blut in ausreichender Menge zu infundieren und die Blutung zu stillen. Die Sterblichkeit liegt mit über fünfzig Prozent trotz aller chirurgischen und medikamentösen Fortschritte noch sehr hoch.

Davor aber durfte ich nun nicht wie das Kaninchen vor der Schlange erstarren. Ich mußte alles Menschen- und Arztmögliche tun, die Kranken zu retten.

Am schwersten betroffen war eine Patientin, die schon vor meiner Ankunft auf die Intensivstation verlegt worden war. Bei ihr kam es zu so schweren Blutungen aus der Gebärmutter, daß ich mich zur Hysterektomie, zur Entfernung der puerperalen (unmittelbar nachgeburtlichen) Gebärmutter entschloß. Doch vorher noch mußte ich mit dem Ehemann sprechen, um die Operationserlaubnis zu erhalten. Seine junge Frau war nicht mehr ansprechbar, sie lag im Koma.

Natürlich bestürmte mich der soeben Vater gewordene Mann mit Fragen: »Wie konnte das passieren? Meine Frau war doch ganz gesund. Ist bei der Geburt etwas schiefgegangen? Warum Operation? Was wird danach?«

Woher das Verhängnis gekommen war, dafür hatte ich noch keine Erklärung. Ich konnte ihm nur sagen, daß seine Frau nach dem von mir vorgeschlagenen Eingriff keine weiteren Kinder mehr bekommen könnte, doch das kümmerte den verzweifelten Mann nicht. Ob denn alles gutgehen werde, war der Kern aller seiner Fragen. Und darauf hatte ich keine andere Antwort als: »Wir hoffen es.«

Die Entfernung der Gebärmutter wenige Stunden nach der Entbindung ist ein technisch schwieriger Eingriff. Leicht kann es dabei zu unbeabsichtigter Verletzung von Nachbarorganen wie Harnblase oder Harnleiter kommen. Nach zwei Stunden war der Noteingriff beendet, und glücklicherweise stand die Blutung schließlich unter der Wirkung gerinnungsfördernder Medikamente und vieler Liter infundierten Spenderbluts. Danach mußten noch die anderen Patientinnen operiert werden. Alle Eingriffe gelangen, nur bei einer Frau kam jede Hilfe zu spät. Und so glücklich wir sein konnten über die kaum zu erwartende Rettung fast aller Infektionsopfer, so tief erschütterte uns doch der Tod der einen jungen Mutter.

Am nächsten Tag rief ich alle Ärzte der Abteilung zu einem »Brainstorming« zusammen. Wir wollten gemeinsam aus den Geburtsberichten der an septischem Schock Erkrankten den Geburtsverlauf analysieren und hoffen, daß wir daraus auf die Ursachen der aus heiterem Himmel aufgetretenen Infektionen würden schließen können.

Alle betroffenen Frauen waren junge Erstgebärende mit komplikationsloser Entbindung von unauffälligen Kindern. Bei keiner Patientin hatten die Kollegen die Geburt eingeleitet. Irgendwelche zurückliegenden Infektionen spielten allen Informationen nach keine Rolle. Die Schocksymptome waren bei allen erkrankten Wöchnerinnen gleich: Zwei Stunden nach der Entbindung stellten sich bei ihnen Fieber und schwere Blutungen aus der Gebärmutter ein. Die Austastung nach Resten der Nachgeburt aber ergab in allen Fällen: Der Uterus war leer. Dennoch konnte die Gebärmutter sich nicht mehr zusammenziehen. Dieser Zustand wird als Atonie bezeichnet. Aus der Blutanalyse schlossen die Laborärzte meines Krankenhauses auf das Vorliegen eines Gerinnungsdefektes, auf die schon erwähnte Verbrauchskoagulopathie.

Aber wo kam die her? fragten wir uns ratlos. Sollte sie Folge einer bakteriellen Infektion im Kreißsaal sein? Unmöglich. Keine der anderen Frauen, die im gleichen Zeitraum wie die Patientinnen mit dem septischen Schock entbunden wurden, war erkrankt.

Da meldete sich der jüngste meiner Mitarbeiter, ein Pflichtassistent kurz nach dem medizinischen Staatsexamen, schüchtern zu Wort:»Mir ist etwas aufgefallen, vielleicht ist es wichtig. Die Schockpatientinnen haben eines gemeinsam: Sie sind sämtlich rhesus-negative Erstgebärende und deshalb mit dem Anti-D-Impfstoff zur Vorbeugung einer Rhesus-Erythroblastose bei der nächsten Schwangerschaft geimpft worden.«

Wir schauten uns verblüfft an: Der junge Kollege hatte recht, nur so konnte es zu den Infektionen und zur Häufung der Fälle gekommen sein. Sollte etwa der von einer staatlichen Blutbank hergestellte Impfstoff Ursache des septischen Schocks sein?

Ich habe sofort die angebrochene Schachtel mit dem Impfstoff aus dem Medikamentenkühlschrank des Kreißsaals genommen, die Chargennummer notiert, den Chef der Blutbank angerufen und ihm von unseren Problemen mit der Anti-D-Impfung berichtet. Vorsichtig mit zahllosen »Vielleichts« und »Womöglichs« habe ich bei ihm auf den Busch geklopft und gefragt, ob es eventuell denkbar sei, daß Verunreinigungen in die Ampullen geraten seien, die für die Zwischenfälle bei uns verantwortlich sein könnten?

Der Blutbanker verstand trotz aller gewundenen Floskeln sofort und brauste auf wie ein Schalterbeamter einer Sparkasse, dem man die Auszahlung von Falschgeld unterstellt hat. »Um Gottes willen, was reden Sie da!« unterbrach er mich empört. »Kehren Sie lieber vor der eigenen Tür. Wer weiß, was in Ihrem Kreißsaal für Zustände herrschen.« Er merkte wohl, daß ich nun meinerseits gereizt reagierte, denn er wiegelte gleich wieder ab: »Sie waren doch gar nicht da, wie ich höre, als das passiert ist. Ich weiß wie das ist, wenn der Chef mal wegschaut. Also regen Sie sich nicht auf«, fuhr er fort, »wir schreiben ein kleines Protokoll und legen es in die Schublade. Für alle Fälle.«

Ich regte mich aber auf, und zwar in zunehmender Verzweiflung, denn nun war der schon angesprochene Todesfall eingetreten. Versteckspielen war hier keine Lösung, und wenn schon Offenheit, dann radikale: Ich wollte eine gerichtliche Obduktion der Verstorbenen, ging zur Mordkommission ins Polizeipräsidium und erstattete Selbstanzeige.

Der Beamte, der die Anzeige aufnahm, schaute mich leicht entgeistert an und murmelte etwas von »Mutanfall« und davon, daß er von Selbstanzeigen durch Ärzte noch nie gehört habe. »Höchstens bei Steuerhinterziehungen zur Strafbefreiung«, fügte er grinsend hinzu.

Mir aber war gar nicht nach Grinsen zumute, eher zum Heulen, vor allem wenn ich an den armen Mann mit dem Neugeborenen dachte. Es handelte sich um einen Offizier, der einem Kollegen in seiner ohnmächtigen Wut angekündigt hatte, er werde den Oberarzt erschießen, der seine Frau »auf dem Gewissen« habe. Ich wurde gewarnt und schickte den Oberarzt vorübergehend in Urlaub; der Offizier wurde später weit weg versetzt – sicherheitshalber.

Verstehen konnte ich den Mann. Wie sollte er begreifen, daß meinen Mitarbeiter mit hoher Wahrscheinlichkeit gar keine Schuld traf? Wen aber dann?

Am nächsten Tag fand unter Aufsicht eines Staatsanwaltes die gerichtliche Obduktion der am septischen Schock verstorbenen Patientin meiner Abteilung statt. Ich war dabei und schaute mit Tränen in den Augen auf die junge Tote und auf ihren geöffneten Leib, in dem ich vor zwei Tagen noch operiert hatte. Jetzt ging es darum, ob ich alles unternommen hatte zu ihrer Rettung, ob mir keine Fehler unterlaufen waren: Saßen alle Ligaturen, war der durchs Operationsgebiet ziehende Harnleiter intakt geblieben? Der Gerichtsmediziner konnte ja viel weiter schneiden und Befunde entdecken, die mir entgangen sein mochten. Das war nicht der Fall, und so konnte er nur feststellen, daß meine Patientin am septischen Schock gestorben war und Fehler des Operateurs nicht vorlagen. Über die Ursache des Schocks konnte er keine Angaben machen. Ich war erleichtert und enttäuscht zugleich. Die gerichtliche Sektion hatte mich zwar nicht mit einem Kunstfehler belastet, mich aber auch nicht von der Verantwortung für die Entstehung des septischen Schocks befreit.

Am selben Abend noch rief meine Frau ihren Bruder an, der als Spezialist für Impfstoffherstellung in einem Pharmakonzern arbeitete. Sie berichtete ihm von der Katastrophe im Kreißsaal, von der Obduktion und auch von meinem Verdacht gegen die Impfstoffcharge des kommunalen Herstellers. Mein Schwager bat Theodora, mich ans Telefon zu holen, denn das müsse er nun genauer wissen. »Welcher Betrieb hat euch beliefert?« fragte er, als ich dran war. Und als ich ihm den staatlichen Hersteller nannte, war er sichtlich erbost. »Den Laden kenne ich, das ist ein richtiger Schweinestall, keine Spur von Beachtung der ›Richtlinien der good pharmaceutical praxis‹«, meinte er. Er riet mir, umgehend zehn Ampullen des Anti-D-Immunglobulins an einen Schweizer Professor nach Bern zu senden, der könne mir genau sagen, was mit dem Stoff los sei. »Er hat schon ein paar ganz finstere Fälle aufgedeckt.« Ich folgte dem schwägerlichen Rat.

Flankierend ließ ich vom Hygieneinstitut der Gesundheitsbehörde meinen Kreißsaal überprüfen. Das Ergebnis hatte ich schnell: Alles in Ordnung. Ich machte außerdem der Arzneimittelkommission der Deutschen Ärzteschaft eine entsprechende

Mitteilung und übersandte zur Prüfung einige Ampullen der inkriminierten Charge des Anti-D-Impfstoffes.

Von der Kommission hörte ich nichts. Aus Bern aber kamen nach drei Wochen für mich befreiend gute, weil sehr schlechte Nachrichten: Der Schweizer Impfstoff-Experte hatte mit den zehn übersandten Ampullen Tierversuche gemacht und herausgefunden, daß neun davon mit einem Erreger infiziert waren, der noch in tausendfacher Verdünnung zum Tod aller Versuchstiere geführt hatte. Ich war erleichtert, denn endlich war die Ursache für die Katastrophe an jenem so festlich begonnenen Wochenende gefunden.

Den Impfstofflieferanten hatte ich natürlich schon nach dem ersten Verdacht und nach der Beratung mit meinem Schwager gewechselt; noch bei uns lagernde Ampullen ließ ich vernichten. Ich konnte nur hoffen, daß der staatliche Hersteller aufgrund meiner Anfrage nun genauer kontrollierte und sein schlampiges Verfahren umstellte.

Die Ergebnisse des Berner Tests sandte ich an die Staatsanwaltschaft, die wegen meiner Selbstanzeige inzwischen mit ihren Ermittlungen begonnen hatte. Sie beauftragte den Gerichtsmediziner einer norddeutschen Universität mit einem Gutachten, das alle gynäkologischen, chirurgischen, hygienischen und medikamentösen Fakten des Falls werten sollte.

Eine schier endlose Wartezeit begann. Nach einem Jahr lag das Gutachten beim Oberstaatsanwalt vor. Der bestellte mich zum Verhör. Obwohl ich gar nichts zu befürchten hatte, war mir nun doch nicht so ganz wohl in meiner Haut, und ich bat einen guten Freund, einen Strafverteidiger, mich zu begleiten. Bei Juristen, insbesondere bei Staatsanwälten – man verzeihe mir dieses Vorurteil –, kann man nie wissen. Für sie ist ja jede Operation zunächst einmal Körperverletzung und nur durch zwingende medizinische Indikation straffrei.

Ich hatte Glück: Ein freundlicher älterer Herr führte das Verhör. Ich empfand es mehr als ein vertrauensvolles Gespräch, zumal der Oberstaatsanwalt mit einem Lob begann:»Sie haben die Sache in Gang gebracht«, sagte er anerkennend.»Ohne Ihre Selbstanzeige hätten wir nie von dem Zwischenfall mit dem Impfstoff erfahren und auch nicht davon, daß einige Ihrer Herren Kollegen an anderen Kliniken schon vor Ihnen mit den infizierten Ampullen böse Erfahrungen gemacht haben. Die haben sie uns leider verschwiegen. Hätten sie sich ebenfalls gemeldet, wäre den Patienten Ihrer Abteilung und Ihnen die Katastrophe erspart geblieben.«

Dann ließ er sich den Ablauf der Ereignisse an jenem Wochenende noch einmal in allen Einzelheiten vortragen. Besonders interessierte ihn mein Gespräch mit dem Produktionsleiter der Impfstoffirma. Hier hakte er mehrmals nach und wollte eine möglichst wörtliche Wiedergabe unseres Telefonats. Seiner Miene entnahm ich, daß er die Umstände der Anti-D-Herstellung für den Kern des Skandals hielt.

Wir – man darf sagen – plauderten dann noch über dies und das, ehe mich der freundliche Strafverfolger händeschüttelnd verabschiedete. Dabei erwähnte er eher beiläufig, daß das Ermittlungsverfahren gegen mich eingestellt worden sei. Außerdem habe er einen anderen Gutachter berufen, weil sich der erste als befangen erwiesen hätte.

Ich schaute ihn fragend an. Wie sollte in einem solchen Fall ein so renommierter Rechtsmediziner befangen sein? Der Staatsanwalt erklärte mir, daß für Befangenheit manchmal schon der bloße Verdacht genüge.»Und wir haben halt«, sagte er,»in der Akte des Gutachters einen Brief des Chefs der Blutbank gefunden, in dem er seinem ›lieben Bundesbruder‹ gewisse Mitteilungen gemacht hat.«

Was für welche, hat mir »mein« Ermittler nicht verraten.

Wiederum eine ganze Zeit später erhielt ich eine Vorladung als

Zeuge in der Gerichtsverhandlung gegen den Produktionschef der kommunalen Impfstoffirma. Nun ging es ihm also doch endlich an den Kragen. Eine gewisse Genugtuung darüber empfand ich schon, vor allem, als ich die Aussagen seiner technischen Assistentinnen hörte: Ja, es sei bekannt gewesen, daß bei der Produktion ab und an technische Probleme auftraten. Der Herstellungsleiter habe natürlich am besten Bescheid gewußt. Sie seien aber angewiesen worden, die fehlerhaften Ampullen nicht zu vernichten, sondern sie im Kühlraum aufzubewahren. Sie seien dann ohne besondere Warnung an die Kliniken abgegeben worden. Wenn man den Chef auf die Richtlinien zur Qualitätssicherung aufmerksam gemacht habe, habe es immer geheißen, die üblichen Kontrollen müßten genügen, sonst sei die Firma nicht konkurrenzfähig mit den freien Wettbewerbern.

Wahrlich, eine dreiste Argumentation, wenn Menschenleben davon abhängen. Und deswegen war es mit meiner Genugtuung auch vorbei, als das Urteil verkündet wurde: Neun Monate auf Bewährung für den Panscher. Der »liebe Bundesbruder« war gar nicht erst unter Anklage gestellt worden.

Aufs hohe Roß setzen sollten wir Mediziner uns aber solchen Blutbankern gegenüber auch nicht. Mit dem Wort »Qualitätssicherung« tun wir uns ebenfalls schwer und taten es zu meiner Zeit noch mehr. Einerseits ist es mit den Behandlungsfehlern in der Heilkunde so wie mit den Unfällen: Sie sind bei weitem nicht so häufig wie die pausenlosen Berichte in den Medien uns glauben machen. Ein Häftling, der, sagen wir 1950, lebenslänglich bekommen hat, dürfte bei der Entlassung 1965 oder später mit seinem alsbaldigen Unfalltod gerechnet haben, weil er ständig von den grausigsten Karambolagen, natürlich aber nichts über die millionen und abermillionen normalen Fahrten gelesen hat. Wer den Medizinbetrieb nur aus den Medien kennt, dem müßte daher bei der Einweisung in eine Klinik das Herz in die Hose rutschen, weil er sich schon als Opfer von zynischen Kurpfuschern oder von mordgierigen Todesengeln in Gestalt von Schwestern sähe. Idiotische Horrorvisionen, gewiß. Andererseits: Wer prüft die Qualität ärztlicher Leistungen oder auch nur ihre Notwendigkeit? Wer fragt bei Nebenwirkungen einer Therapie, ob sie Folge eines Fehlers des Arztes oder gleichsam schicksalhaft durch die Art der zu behandelnden Krankheit bedingt sind? Warum haben sich Standesorganisationen so lange gegen externe Kontrollen gesperrt, warum bemüht man sich erst neuerdings um geeignete Instrumentarien zur nicht bloß internen Qualitätssicherung in Kliniken und Praxen? Gerade ärztliche Maßnahmen, seien sie nun medikamentös oder operativ, können doch derart folgenreich für die Betroffenen sein, daß sie geradezu nach Überwachung schreien. Es gibt Aufsichtsämter für alle denkbaren Gewerbe, nur das ärztliche operiert – in beiderlei Sinn des Wortes – weitgehend autonom und unbehelligt von fremden Prüfern.

Daß wir bei diesem Thema nur im Schneckentempo vorankommen, liegt natürlich nicht an der puren Bockigkeit der Mediziner, sondern vor allem in der Natur der Sache. Das hat auch der berüchtigte »Hamburger Strahlenskandal« beleuchtet: Der inzwischen beurlaubte Chef der Strahlenklinik der Hamburger Universität wurde mit dem Vorwurf konfrontiert, eine Reihe von Krebspatienten, bei denen er eine kombinierte prä- und postoperative Strahlentherapie durchgeführt hatte, mit angeblich weit überhöhten Strahlendosen traktiert zu haben. Die Nebenwirkungen der Bestrahlung, vornehmlich Schäden an Nachbarorganen, die in der Nähe der Bestrahlungsfelder lagen, wurden als typische Behandlungsfehler, als Kunstfehler also, deklariert. Der Radiologe wandte ein, daß er bei der fortgeschrittenen Krebskrankheit der Patienten keine andere Wahl gehabt hätte. Das mag stimmen. Zu seiner Suspendierung führte dann auch nicht fachliche Kritik, sondern die unzureichende Patientenaufklärung. Er hatte die Kranken nicht über den experimentellen Charakter der eingeschlagenen Strahlentherapie unterrichtet und sich auch wenig oder gar nicht um die Nachsorge der Therapie bei seinen Patienten gekümmert. Ein so unerprobtes, aggressives Behandlungsmanagement hätte der Kollege in aller Offenheit mit den Patienten beraten müssen. Die intensive Nachsorge versteht sich bei einem solchen Vorgehen, über dessen Folgen selbst der Therapeut noch nicht genügend weiß, von selbst. Beides aber hat er versäumt.

Mögen die Juristen die Vernachlässigung der Aufklärungspflicht als besonders schwerwiegend ansehen, ärztlich fällt der Verzicht auf die Beobachtung seiner Patienten wegen möglicher Nebenwirkungen der extensiven Radiotherapie hin viel schwerer ins Gewicht. Schäden nämlich können sich manchmal erst nach Monaten einstellen, diese festzustellen hat der Radiologe aber den Hausärzten überlassen. Als nach vier Jahren bei über hundert Patienten Komplikationen mit der »Superbestrahlung« bekannt geworden waren, hat er sich mit der törichten Bemerkung herausreden wollen, daß er keine Krankenkassenzulassung habe und so niemand für die Nachsorge aufgekommen wäre. Aber hätte der Strahlentherapeut die Nachsorge nicht auch ohne Extrahonorar übernehmen können? Er hätte es tun müssen!

Ich habe das in vergleichbaren Fällen stets so gehandhabt – auch ohne Krankenkassenzulassung und folglich ohne zusätzliches Honorar. Nach Radikaloperationen bei gynäkologischen Krebserkrankungen etwa habe ich die Patientinnen immer über einen langen Zeitraum beobachtet. Ich wollte unbedingt wissen, wie sich der weitere Heilungsverlauf gestaltete und ob Komplikationen zu befürchten waren. Auch interessierte mich natürlich, ob möglicherweise die radikale Therapie mehr Schaden gestiftet als verhütet hatte.

Einen Vorwurf darf man dem Hamburger Kollegen allerdings

nicht machen: Defensivmedizin hat er nicht betrieben. Viele angeblich erfolgreiche Ärzte sind auf diesem Gebiet hingegen wahre Meister, und das kann manchmal ebenso verhängnisvoll sein wie das aggressive therapeutische Gegenstück. Da denke ich an manche meiner Berufskollegen, die jedes Behandlungsrisiko für ihre Patientinnen scheuen. Diese Zurückhaltung entspringt aber weniger »humanen« Erwägungen als vielmehr der Sorge, mit Kunstfehlerverfahren überzogen zu werden. Je umfangreicher die Operation, desto größer natürlich das Risiko, Nachbarorgane zu beschädigen. Wie leicht kann bei dem technisch anspruchsvollen Eingriff einer Radikaloperation der Ureter verletzt oder die Harnblase perforiert werden?

Ich kenne einige klinische Vertreter unseres Faches, die bei einem Gebärmutterhalskrebs zwar eine Wertheimsche Radikaloperation durchführen, den durch die Radikalität des Eingriffs gefährdeten Harnleiter aber nur besichtigen, statt ihn scharf zu präparieren. Einem Gynäkologen, der sich auf einem Kongreß mit der Tatsache brüstete, bei seinen Wertheims nie eine Harnleiter-Scheidenfistel verursacht zu haben, entgegnete ein Diskussionsredner: »Gynäkologische Operateure, bei denen die ärgerlichen Fisteln nie vorkommen, haben auch nie radikal operiert.«

Auf dieses Thema angesprochen, erklärte mir der Berliner Rechtsprofessor Paul Giesen in einem Interview für »Die Zeit«: »Auch Unterlassungen der erforderlichen Qualität, im angesprochenen Fall durch unzureichende Radikalität, sind Kunstfehler.« Ja, sie sind genaugenommen viel gravierender als Fistelbildung oder unwillkürlicher Urinabgang aus der Scheide als Folge einer wirklich radikalen Operation. Diese Probleme lassen sich beherrschen, ein mögliches Krebsrezidiv aus falscher Zurückhaltung des Operateurs kann hingegen für die Patientin den Anfang vom Ende bedeuten.

Radikalität erfordert große Erfahrung, kostet viel Zeit, ist technisch aufwendig und bringt wenig ein an klingender Münze.

Außerdem ist sie juristisch riskanter. Und Schadensersatzklagen fürchten Ärzte oft mehr als etwaige Komplikationen durch Unterlassung. Da ist ein ursächlicher oder gar schuldhafter Zusammenhang in vielen Fällen kaum nachzuweisen, weswegen defensive Maßnahmen juristisch wenig hergeben. Warum also mehr riskieren als nötig? Prozesse verliert man ja zuweilen und Geld so oder so. Denn selbst wenn man gewinnt, kostet der Ärger Nerven und wertvolle Zeit, die in unserem Metier ebenso Geld ist wie in jedem anderen.

Viele Ärzte warnen vor externen Kontrollen. Die gäben dem Trend zur teuren Defensivmedizin nur neue Nahrung und böten den Patienten mithin eher zweifelhafte Vorteile. Das ist nicht von der Hand zu weisen, und menschlich verständlich ist auch, daß Ärzte von der Aussicht wenig erbaut sind, den Schnüfflern des ärztlichen Dienstes oder der gesetzlichen Krankenkassen Einblick in die Krankenakten gestatten zu müssen. Zur Veröffentlichung von Mängellisten in der Presse oder gar, wie neulich von einem Professor der Wirtschaftswissenschaften angeregt, im Internet, wäre es dann wohl nicht mehr weit.

Solche Alpträume stellen sich ein, wenn von Qualitätssicherung und externen Kontrollen die Rede ist. Und man argwöhnt zudem, daß die Kontrolleure mit Hintergedanken anrücken und eigentlich nur nach weiteren Sparmöglichkeiten forschen wollen.

Nein, wenn schon Kontrollen, dann ärztliche! So die Schlußfolgerung. Dagegen wäre nicht viel einzuwenden, diese interne Qualitätssicherung aber kommt auch nur langsam voran. Und das, obwohl die Verpflichtung dazu schon 1989 im Sozialgesetzbuch V festgeschrieben worden ist.

Hier setzt die »Bockigkeit« ein, von der ich weiter oben gesprochen habe. Manche Kollegen, wenn nicht die meisten, verweisen bei Vorhaltungen wegen unzulänglicher interner Qualitätssicherung auf ihre intensiven Visiten mit großem Stab oder auf die routinemäßigen Fallbesprechungen im Team oder auf ein solides System von Konsultationen. Das sind alles bewährte Verfahren, aber kaum Methoden, um grundsätzliche Mängel zu entdecken und die Qualität zu steigern.

Viel zu sehr spielen in diesen »Bräuchen« hierarchische Rücksichten, kollegiale Kumpanei und die subjektive Auswahl der diskutierten Probleme eine Rolle. Objektive, von persönlichen Einflüssen möglichst freie Erfassung von Behandlungsergebnissen sieht anders aus. Dabei liegt das Gewicht nicht auf den Erfolgen, sondern gerade auf den Pannen, Fehlern und Versäumnissen, da muß Qualitätssicherung greifen.

Der Tübinger Informatiker Konrad Selbmann hat uns das mit der schon erwähnten deutschen Perinatalerhebung vorgemacht (siehe Kapitel 4). Fast alle geburtshilflichen Kliniken und Abteilungen in Deutschland liefern ausführliche und präzise Angaben über die Entbindungen und die Ergebnisse der stationären Behandlung ihrer Patientinnen an die Landesärztekammern. Die stellen aus den Daten bestimmte Standards auf, mit denen sich das Leistungsprofil jeder beteiligten Klinik vergleichen läßt. Damit verfügen die Geburtshelfer über einen objektiven Maßstab zur Einschätzung des eigenen Leistungsstands. Weil aber die Patientinnen die Ergebnisse der Perinatalerhebung nicht erfahren, sehen manche Gynäkologen auch keinen zwingenden Anlaß, ihr geburtshilfliches Management dem Standard anzupassen. Das ist der Nachteil der bloß internen Erhebung und der Geheimniskrämerei damit.

Selbmann aber hat das Instumentarium dem Geburtshelfer zur Verfügung gestellt. Die Geburtshelfer sind es, die sich gegen eine öffentliche Nutzung der perinatalen Statistik wehren, selbst wenn deren Daten anonymisiert würden. Dahinter steckt nicht nur Angst vor dem Prangereffekt und Bequemlichkeit, sondern auch Sorge vor einem Mißbrauch durch die Medien, die ganz wild auf Hitlisten aller Art sind. So hatte sich Chefredakteur

Helmut Markwort zum Start seines »Anti-Spiegel«, der Illustrierten »Focus«, einen besonderen Gag ausgedacht:

Die Zeitschrift brachte in der ersten Nummer in großer Aufmachung eine Bestenliste der Ärzte jedes Fachgebietes in Deutschland. Medizin ist eben immer ein populäres Thema, betrifft es doch jeden. Und »beste Ärzte«, das klingt schon ein wenig nach Wunderheiler. Und wer sucht den nicht? Woher die Redakteure ihre Qualitätskriterien hatten, blieb natürlich dunkel, objektive gibt es ja kaum, und so entscheidende Faktoren wie die persönliche Beziehung zwischen Patient und Arzt konnten sowieso nicht zählen, weil sie individuell eben völlig verschieden sind.

Bei der Lektüre der Liste gewann man den Eindruck, daß weniger fachliche Kompetenz eine Rolle bei der Einstufung gespielt hatte als vielmehr der Bekanntheitsgrad der genannten Mediziner. Professoren, die als Präsidenten von Ärztekongressen in Rio de Janeiro oder Gelsenkirchen mit wohlgesetzten Eröffnungsreden glänzten, standen ganz oben an, und die Chefs großer Krankenhäuser, die über Naßzellen in den profitablen Privatzimmern verfügten, hatten auch bessere Chancen als die Praktiker in den OPs oder Ambulanzen.

Weltläufigkeit und Eloquenz zählten für *Focus* mehr als die Frage, ob die angeblichen Superärzte in ihren Kliniken Qualitätssicherung betrieben, die erst einigermaßen brauchbare Aussagen zugelassen hätte. Daß der Presserat dieses dubiose, wettbewerbsverzerrende, ja diskriminierende Vorgehen des Blattes ungerügt ließ, hat mir gezeigt, daß es mit der journalistischen Qualitätssicherung auch nicht sonderlich weit her ist.

Ich sage bewußt: »auch«, denn bei uns Geburtshelfern bleibt, wie ich schon ausgeführt habe, ebenfalls noch vieles zu wünschen übrig. Viele Kollegen pflegen immer noch ihr »Syndrom der selektiven barmherzigen Vergeßlichkeit«. Auf Kongressen berichten sie mit großer Geste von ihren Erfolgen. Mißerfolge und

Komplikationen haben sie entweder nicht zu verzeichnen gehabt, oder sie sind angeblich nicht der Rede wert. Bestenfalls erinnern sie sich hinter vorgehaltener Hand guten Bekannten gegenüber beim Fortbildungsimbiß an ein paar Pannen, die sie aber rasch wieder in den Griff bekommen haben. Von den publik gewordenen Mißgeschicken ihrer Kollegen sprechen sie dagegen leidenschaftlich gerne und immer mit pharisäerhaftem Abscheu: »Gott sei Dank, daß ich nicht bin wie dieser da!«

In meiner Abteilung habe ich mit der internen Qualitätskontrolle schon früh begonnen, und es waren eher banale Überlegungen, die dazu führten, als große verantwortungsethische Entwürfe. Meine Mitarbeiter und ich waren es schlicht leid, immer wieder nach alten Krankenakten oder Geburtsberichten suchen und sie sichten zu müssen. Das wurde stets nötig, wenn wir etwa feststellen wollten, ob sich die Zahl der Kaiserschnitte aus bestimmten Indikationen in der letzten Zeit verändert hatte. Öfter noch wollte ich die Frage nach Häufigkeit und Gründen postoperativer Infektionen beantwortet wissen. Wenn wieder einmal eine solche Frage auftauchte, mußten die Ärzte während des Nachtdienstes große Stöße alter Akten durchsehen und auswerten. Bis eines Tages einer meiner Oberärzte vorschlug, die Komplikationen nach operativen Eingriffen systematisch und rechtzeitig, das heißt klassifiziert während des stationären Aufenthaltes, zu erfassen.

Wir planten, die Störungen im Heilungsverlauf mit Hilfe von sogenannten Markierungsbelegen zu erfassen und diese später in die elektronische Datenverarbeitung einzugeben. Das scheiterte zunächst: Die Markierungsbelege wurden immer wieder mal nicht richtig ausgefüllt, und der Einsatz einer eigenen EDV-Anlage erwies sich damals noch als viel zu teuer.

Ersteres ließ sich durch bessere Schulung und Disziplin verbessern, und auch für das EDV-Problem fand sich schließlich eine Lösung. Unsere Gehaltsabrechnungen, Budgetvorgaben und manches verhaßte neue Formblatt sagten uns, daß in der Krankenhausverwaltung das Zeitalter der elektronischen Datenverarbeitung schon Einzug gehalten hatte. Die Damen und Herren Bürokraten verfügten sogar über eine leistungsfähige zentrale EDV-Anlage, und sie waren gottlob dann doch so unbürokratisch, ihr teures Spielzeug mit uns zu teilen: Ein Programmierer unseres Hauses hatte mir erklärt, daß man den Verwaltungsrechner durchaus auch für andere Aufgaben verwenden und von anderen Abteilungen aus füttern und befragen könnte. Wir hätten also jederzeit die nichtmedizinischen Patientendaten von dort beziehen und die uns interessierenden therapeutischen eingeben können – hätten, wenn irgendwer in meiner Abteilung von EDV auch nur einen Schimmer gehabt hätte.

Heute, da schon die Zwölfjährigen durchs Internet surfen, sich Hausarbeitshilfen herunterladen und dem Papa Makros für seine Textverarbeitung schreiben, macht man sich keinen Begriff mehr davon, wie rar damals das entsprechende Know-how war und wie schwer zu handhaben obendrein: Da reichten nicht irgendwelche Doppelklicks oder die Installation von irgendeiner Software für alle denkbaren Zwecke. Da mußten für jeden Einzelfall erst die Grundlagen geschaffen, dann die entsprechenden Systeme analysiert und schließlich aufwendige Programme geschrieben werden.

Ich hatte Glück: Unter den Bewerbern für eine Assistentenstelle sprach ein junger Mann vor, der nicht nur solide Examina vorwies, sondern – wir kamen zufällig gesprächsweise darauf – sich auch anheischig machte, unser EDV-Problem zu lösen. Wie die blinde Henne war ich auf eins der noch ganz seltenen Computerkörner gestoßen und ergriff die Gelegenheit beim Schopfe.

Was er denn als Gegenleistung verlange, wenn er die Aufgabe übernähme, fragte ich den Gynäkologen in spe unumwunden. Der Bewerber kannte die Preise genau und bezifferte die Summe für eine Fremdentwicklung des fraglichen Programms auf runde 150000 Mark – ohne Gewährleistung. Das Geld hatte ich natürlich nicht und hätte es niemals bekommen können. Aber ich hatte eine interessante Stelle zu bieten, und die bekam der frischgebakkene Arzt dann auch dafür, daß er fürs erste die Medizin zum Nebenfach herabstufte. Zur Frauenarztausbildung gehört das Programmieren ja eigentlich nicht mal am Rande, obschon EDV-Kenntnisse niemandem schaden. Wenn der junge Kollege sich also dazu hergab, uns ein geeignetes elektronisches Instrument zur Qualitätssicherung zu konstruieren, würde er hinsichtlich der fachlichen Schulung ins Hintertreffen geraten. Hier war nun ich gefragt: Ich sicherte ihm zu, daß er in den ersten drei Monaten vom Nachtdienst befreit würde. Außerdem versprach ich ihm, daß ich mich persönlich ganz besonders um seine operative Ausbildung kümmern würde.

Bei dieser Ankündigung sah ich die schon länger dienenden Assistenten feixen, denn sie kannten die zweifelhaften Vorzüge der »Ehre« eines solchen Privatissimums – der geduldigste Pädagoge war ich wohl nicht.

Unser gynäkologischer Systemanalytiker und einige Techniker machten sich nun daran, im Nebenraum des OP einen Computer zu installieren und die Verbindung zum Zentralrechner in der Verwaltung herzustellen. Wir anderen durften inzwischen überlegen, welche Daten wie genau verarbeitet werden sollten. Entgegen meiner freilich wenig fachkundigen Annahme erwies sich das als zeitraubend, weil kontrovers. Die schöne neue EDV-Welt hatte den Appetit geschärft, und so wollten wir natürlich möglichst jedes Detail und jede Regung erfassen. Als uns dann schmerzhaft klar wurde, daß wir rasch an Grenzen des Speicherplatzes, aber auch der Handhabbarkeit der Datenfülle stießen, bildeten sich Fraktionen. Natürlich war allen klar, daß wir die harten Fakten des Behandlungsverlaufs speichern mußten, also etwa die Zahl der weißen Blutkörperchen nach einer Wundinfektion oder die von Bakterien im Harn oder die Komplikationen nach inkompletten Ausschabungen, Perforationen oder Entzündungen.

Und die psychischen Begleiterscheinungen? Es steht und stand für mich auch damals außer Frage, daß dies ein ganz wesentlicher Aspekt der Qualitätssicherung ist. Wenn ich mich dennoch nicht auf die Seite der – neudeutsch gesagt – Psychofraktion schlug, dann aus praktischen Erwägungen. Das haben mir manche, vor allem meine Ärztinnen, übelgenommen. Natürlich gab mir der weibliche Einspruch besonders zu denken, doch als ich die Kolleginnen bat, Muster zu entwickeln, nach denen Befindlichkeiten oder auch nur deutliche seelische Störungen, etwa nach einem Schwangerschaftsabbruch, zu erfassen seien, da erhielt ich manchen Vorschlag, praktikable waren nicht darunter. Das lag gewiß nicht an mangelnder Phantasie oder fehlender logischer Disziplin, sondern war in der Sache begründet. Einmal mußte mit Rücksicht auf den Speicherplatz – heute lachen schon Notebook-Benutzer über solche Nöte – knapp und schematisch gearbeitet werden, zum anderen entziehen sich, und das ist so geblieben, die zahllosen individuellen Facetten einer sinnvollen Klassifizierung.

Das gilt für den raschen Wechsel der Befindlichkeit der Patientin wie des Erfassers oder der Erfasserin, denn seelische Interaktion funktioniert mehrgleisig. Hinzu kommt die ungeheure Komplexität des zu Erfassenden und seiner subjektiven Färbung.

Drei verschiedene Ärzte würden mit Sicherheit dreierlei über ein und dieselbe Patientin zu Protokoll geben, so daß schon bei einer Vertretung Unterschiedliches registriert würde. Sehr grobe Raster aber, auf die man sich einigen könnte, erbringen wenig Aussagefähiges, ja, die Verkürzung auf knappe Etikettierungen verfälscht manchmal den Tatbestand.

Ich ginge zwar nicht so weit wie der Publizist Konrad Adam,

doch ein Körnchen ist schon an seiner Glosse über die Göttinger Akademie für Ethik in der Medizin in der »Frankfurter Allgemeinen Zeitung« vom 17. 7. 1997. Darin spießt Adam die Klage der Moralphilosophen auf, die sich beschweren, daß sie keine Mittel für ihr Projekt »Ethik online« im Internet bekämen. Er tröstet sie mit der bissigen Anmerkung, daß die Hervorbringungen ihrer Akademie nicht schon dadurch an Wert gewönnen, daß sie hochmodern verbreitet würden. Der Spott ist überzogen, doch er trifft den Kern unseres Problems mit der Erfassung psychischer Daten – es sind eben keine Validitäten zu gewinnen, jedenfalls nicht für unseren Zweck. Die pure Computerisierung hätte daran nichts geändert.

Aus diesen oft sehr kontrovers geführten Gesprächen, die meistens nach Dienstschluß bei Käse und Wein stattfanden, habe ich viel gelernt. Wenn wir auch für die Qualitätssicherung vorerst auf die heute so beliebten, aber immer noch für Vergleiche ungeeigneten Scores verzichten mußten, so wurde doch die Aufmerksamkeit für die Bedeutung der seelischen Begleitung unserer Patientinnen geschärft. Vor allem der psychosomatische Aspekt rückte deutlicher in den Blick: Der physische Heilungsverlauf wird durch das Klinikklima, die Solidität des Vertrauensverhältnisses, das Gefühl der Geborgenheit und die Offenheit im Umgang miteinander entscheidend gefördert. Insofern gedeiht auch Qualitätssicherung nur in einem solchen Umfeld. Diese Prämisse müssen wir bei aller Intensität der statistischen Datenerhebungen stets im Auge haben.

Daß es da noch anderes zu beachten gab, zeigte erst die Praxis, und die sollte so aussehen: Die administrativen Patientendaten wollten wir uns über die Aufnahmenummer der Patientin auf unseren Bildschirm holen und in das dort erscheinende Fenster des Programms Qualitätssicherung unsere Daten eingeben. Unmittelbar nach einer Operation sollte der Operateur die Operationsart, technische Schwierigkeiten, sonstige – etwa anästhesistische – besondere Vorkommnisse und die Dauer des Eingriffs eintippen. Medikamentengaben, Heilungsverlauf, etwaige postoperative Komplikationen und die Zeitspanne der stationären Behandlung wollten wir nach der Abschlußuntersuchung festhalten.

Nicht wie gehofft nach drei, sondern erst nach sechs Monaten waren wir soweit. Als auf dem Bildschirm das Wort »Qualitätssicherung« flimmerte, war ich rundum glücklich und freute mich schon auf reiche statistische Beute. Freilich nicht lange, ein Dämpfer folgte sogleich.

Eine meiner Assistentinnen fragte: »Wie haben Sie denn sichergestellt, daß alle Belange des Datenschutzes berücksichtigt sind?« Meine Antwort war kurz: »Der Computer steht im OP-Bereich. Da kommt kein Fremder rein.« Die junge Kollegin aber ließ nicht locker: »Und wenn der Bischof (der Kuratoriumsvorsitzende des Krankenhauses) sich in den Rechner einklinkt und untersucht, ob Sie Abtreibungen vornehmen?« Damit hatte sie mich auf dem falschen Fuß erwischt. Die allgemeinen Regeln des Datenschutzes machten mir keine großen Sorgen, die ließen sich damals noch sehr weit auslegen, hier aber drohte mein eigenes Tun ins elektronische Visier zu geraten.

Dieser verdammte Datenschutz! fluchte ich innerlich und überlegte angestrengt nicht etwa, wie ich die Daten der Patientinnen, sondern wie ich mich vor unbefugtem und unerwünschtem Einblick in unsere Datensammlung schützen könnte.

Mein gynäkologischer EDV-Berater zuckte über diese Sorge nur die Achseln: »Kein Problem!« tröstete er mich. »Wir ändern einfach das Codewort täglich.« Gesagt, getan. Nach wenigen Minuten lief der Apparat nur, wenn das für das momentane Datum geltende Kennwort vorher eingegeben worden war. Das erste hieß: »Liebling.«

Als das Kuratorium das Qualitätssicherungsprogramm auf

dem Computer besichtigte, wollte natürlich auch der Bischof wissen, wie es um die Datensicherheit stünde. Ich erklärte ruhig: »So wenig wir an Ihre Daten in der Personalabteilung herankommen, so gut ist dafür gesorgt, daß Ihnen unsere gynäkologischen Informationen verborgen bleiben.« Damit gab er sich zufrieden.

Nicht zufrieden waren dagegen einige Kritiker meines – zusammen mit einer jungen Kollegin – in einem Medizinverlag veröffentlichten, schmalen Buches über die »Qualitätssicherung in der operativen Frauenheilkunde«. Einige bemängelten die fehlende Erfassung psychischer Komplikationen nach gynäkologischen Eingriffen. Genau also das, was wir so lange bei der Vorbereitung unseres Programmes diskutiert und schweren Herzens verworfen hatten. Ich stehe nach wie vor dazu, weil es mir bei begrenztem Speicherplatz und zur Sicherung der Handhabbarkeit des Programms wichtiger erscheint, die häufigeren und quantifizierbaren somatischen Störungen zu erfassen. Die haben mit eigenen Fehlleistungen zu tun und nicht mit mißglückter seelischer Verarbeitung medizinisch indizierter Eingriffe.

Eine andere Kritik traf und trifft vielfach noch immer zu: Qualitätssicherung, in nur einer einzigen Klinik betrieben, bleibt letztlich l'art pour l'art, ist also nicht viel mehr als elektronisches Spielzeug – von der Eigenkontrolle einmal abgesehen. Ich habe daher für die Übernahme meines Programms bei anderen Kollegen geworben. Doch viele Klinikchefs wehrten irritiert ab, mit Argumenten, die ich als vorgeschoben empfand.

Mein Programm sei zu teuer, krittelten die einen – ein preiswerteres hätten sie nirgends aufzutreiben vermocht. Es sei zu zeitaufwendig in der Bedienung, monierten andere – und verlangten dann eine Unzahl zusätzlicher Parameter. Ich denke, es war wohl eher die mögliche Transparenz ihrer Daten, vor der sie sich fürchteten und vor der sich manche bis heute fürchten.

Könnte bei einem etwaigen Kunstfehlerverfahren ein Gericht nicht die Hand auf die Qualitätsstatistik legen? Darin sehe ich weniger eine Gefahr als ein Plus. Die Teilnahme an Qualitätssicherungsmaßnahmen würde eher als Beleg dafür gewertet, daß sich der beschuldigte Arzt stets um größtmögliche Sorgfalt bemüht hat. Die erwähnte Kritik traf also weniger mich und mein bewußt schlankes Programm, als die Kollegen, die nicht mitmachen wollten.

Auch wenn sich nur wenige meinem Vorgehen anschlossen – der Spaß am Computer im Operationssaal hat sich in meinem Haus als ein höchst nützlicher erwiesen. Nicht nur meinen Mitarbeitern und mir, sondern auch den Patientinnen kam die solide Datenbasis zugute. Wir verfügten über viel sicherere Grundlagen zur Beantwortung ihrer Fragen und konnten vor allem die Risiken der von uns empfohlenen Eingriffe wesentlich besser benennen. Ehrliche Statistiken können für beide Seiten eine wichtige Entscheidungshilfe sein.

Nach einiger Zeit eifriger Dokumentation der Behandlungsdaten mit Hilfe des neuen elektronischen Spielzeugs entdeckten wir zur eigenen Verblüffung, daß Störungen der Wundheilung seltener wurden. Hatten wir uns mehr angestrengt, weil die Dokumentation uns beispielsweise auf Fehler bei der Blutstillung im Unterhautfettgewebe aufmerksamer gemacht hatte? Vielleicht ist die Annahme eines älteren Kollegen von mir richtig, daß schon die bloße Tatsache von Kontrollen der Qualität diese steigert. Auch das Behandlungsmanagement der Klinik profitierte von unseren statistischen Erkenntnissen. So haben wir bei der Analyse der Computerdaten gelernt, daß nach vaginaler Hysterektomie, also nach der Entfernung der Gebärmutter von der Scheide aus, die Heilung wesentlich stetiger und rascher verlief als nach Operationen im eröffneten Bauchraum. Die sonst üblichen lästigen Abführmaßnahmen am dritten Tag nach der Operation sind dann nicht mehr nötig, und die inneren Wunden heilen auch unkompliziert ab, wenn die Patientinnen nach der Operation ein Glas Bier trinken und auf den Einlauf verzichten. Zudem kann die Infektionsabwehr durch eine prophylaktische Gabe von Antibiotika gewöhnlich auf zwei Tage beschränkt werden. Auf solche Einsichten wären wir ohne die monatliche Morbiditätskonferenz nicht gekommen, für die der Computer uns die sauber ausgedruckten Daten lieferte.

Der Rechner nämlich erwies sich in diesem konkreten Zusammenhang auch als Vorurteilskiller: In Deutschland war es – und ist es verbreitet immer noch – verpönt, vaginal zu operieren. Über die Gründe mag jeder selbst spekulieren, sie sind jedenfalls sachfremd und nur deswegen lange nicht hinterfragt worden, weil brauchbare Gegenargumente fehlten.

Daß ich auf diesem chirurgischen Sektor einige Erfahrungen habe sammeln können, lag wieder einmal an einem Zufall: Trotz aller Verpöntheit nämlich oder womöglich gar zur Abschreckung zeigte uns jungen Facharztlehrlingen in den fünfziger Jahren der schon mehrfach erwähnte Düsseldorfer Ordinarius Schmidt-Elmendorff einen Film über Vaginaloperationen. Mir leuchtete spontan ein, daß der Eingriff durch eine vorhandene Öffnung, vor allem bei Frauen, die bereits geboren hatten, erhebliche Vorteile haben mußte. Mein verehrter Lehrer aber war zu weiteren Ausführungen über das Thema nicht bereit, sondern beschied meine dahingehenden Fragen barsch: »Gehen Sie doch zu Bowdijk Bastianse nach Amsterdam.«

Immerhin legte Schmidt-Ellmendorff bei dem holländischen Kollegen ein gutes Wort für mich ein, so daß ich unter der Bedingung, daß ich kein Wort Deutsch spräche, mit einem Stipendium nach Amsterdam gehen konnte. Dort begegnete man mir sehr reserviert, der Krieg war ja erst wenige Jahre vorbei und die Wunden, die wir dem Nachbarland geschlagen hatten, noch allenthalben sichtbar. Dennoch zog mich Bowdijk Bastianse genauso zum Assistieren und schließlich zu eigenen Operationen heran wie die Schüler aus vielen anderen Ländern. Ich lernte die Vaginalchirurgie und ihre Vorteile von Grund auf: Sie ist fast immer schonender, erlaubt behutsames, langsames Operieren und eignet sich besonders für sehr alte Patientinnen, für die ein Eingriff mit Eröffnung des Bauchraumes oft eine kaum zumutbare Belastung darstellt.

Sogar Appendektomien (Blinddarmoperationen) sind vaginal möglich und zu empfehlen.

Wieder in Deutschland, mußte ich mich allerdings erneut dem Tabu beugen und konnte erst mit Hilfe des Computers belegen, daß es ein schädliches ist.

Auch meine Doktoranden profitierten von dem Rechner. Denken mußten sie zwar weiterhin selbst, aber die Zeit der Strichlisten und der »zu Fuß« aufgebauten Statistiken war vorbei: So dokumentierten sie ihre Pflichtoperationen, die sie für die Anerkennung als Facharzt brauchten, per EDV und Computerausdruck, der die Prüfer beeindruckte und seltsamerweise für glaubwürdiger gehalten wurde als die bis dahin abgelieferten maschinen- oder handschriftlichen Kataloge. Noch nützlicher war die Fähigkeit des Rechners, Daten in großen Mengen fehlerlos zu verarbeiten und in jede denkbare Diagrammform zu gießen. Medizinische Doktorarbeiten sind ja vornehmlich statistische Untersuchungen, bei denen es auf zuverlässige Auswertung erhobener Meßdaten und ihre Korrelierung ankommt. Die Dissertationen kommen damit nicht automatisch zu lichtvolleren Ergebnissen, ihre Datenbasis aber läßt sich nach einem viel breiteren Spektrum von Aspekten befragen.

Das soll ein Beispiel belegen, welches sowohl das Schlichte mancher Themenstellung beleuchtet wie den Nutzen des Computereinsatzes:

Es fällt einem nicht dauernd Weltbewegendes ein, wenn es darum geht, einem hoffnungsvollen Mediziner ein Thema für seine Promotion zu geben. So beauftragte ich einmal einen Studenten mit der Untersuchung der Herstellerbehauptung, die neuen Operationstücher und Kittel aus einem bestimmten Papier könnten die hygienischen Bedingungen im Operationsumfeld am Tisch entscheidend verbessern. Ich wollte das nicht einfach so abtun, denn womöglich entginge mir dann ein wirklicher Fortschritt.

Der junge Mann fing also an und entwickelte eine breit angelegte klinische Studie: Er markierte die Eingriffe, die im neuen Papieroutfit vorgenommen wurden genau, ebenso die in der herkömmlichen Nesselkluft ausgeführten. Wann postoperative Infektionen aufgetreten waren, sagte ihm der Computer. Und der errechnete auch den Zusammenhang mit dem Einsatz der unterschiedlichen Tücher und Kittel.

Eine signifikante Korrelation fand sich nicht, wie ich schon vermutet hatte; jetzt konnte ich es beweisen. Der Student baute das Ergebnis in wenigen Wochen zu einer durch eindrucksvolle Grafiken geschmückten Dissertation aus. Sie wurde zwar nicht »Magna cum laude« bewertet, aber das interessierte den Prüfling auch wenig. Er hatte seinen Dr. med. gebaut, und das ohne großen Aufwand. Dabei hatte er seine EDV-Kenntnisse vertieft und außerdem eine unerwartete Auszeichnung eingeheimst: Die intensive Beschäftigung mit der Klinikwäsche hatte den jungen Forscher in Kontakt mit der Reinigungsfirma gebracht, die für uns wusch. Der Preis dafür wurde nach Gewicht berechnet, und unser Doktorand entdeckte, daß das Dienstleistungsunternehmen die Wäsche vor dem Wiegen immer leicht wässerte, was einen satten Zugewinn brachte.

Unser kaufmännischer Direktor war über die Enttarnung dieses Betrugs so entzückt, daß er dem frischgebackenen Frauenarzt eine schriftliche Belobigung mit auf den Weg gab und ihm eine Flasche Whisky spendierte.

Auch ich selbst profitierte von unserem Elektronengehirn, nicht nur im klinischen Alltag, sondern auch in der Öffentlichkeit. Auf Gynäkologenkongressen konnte ich auf harte Zahlen und wasserdichte Statistiken zurückgreifen, wenn andere nur diffuse Eindrücke oder ungesicherte Erfahrungswerte wiedergaben. Und es fiel mir auch nicht so schwer wie den Kollegen, Mängel einzuräumen, weil ich ja zugleich belegen konnte, daß sie eben durch die rechnergestützte Qualitätssicherung erkannt und inzwischen gebannt waren. Ich machte mir damit nicht nur Freunde, denn die Kollegen argwöhnten, daß man von ihnen bald ebenso genaue, nicht immer angenehme Selbstaussagen verlangen könnte.

Und in der Tat: Das Bundesgesundheitsministerium wurde auf mein Programm aufmerksam und berief mich in eine Fachkommission, die zögernde Kollegen von der Notwendigkeit der Qualitätssicherung überzeugen sollte und auch davon, daß sie im eigenen Interesse liege. Der ministerielle Rückenwind gab meiner Mission neuen Schub – der die folgende Kollision mit der Wand der Ablehnung um so schmerzhafter machte. Ich hatte nicht geahnt, wie erfinderisch Revierverhalten machen kann. Mein System sei viel zu einfach gestrickt, hörte ich von vielen, die zugleich darüber lamentierten, daß man ja eine Extraausbildung brauche, bis man es bedienen könne. Die Mittel für die teuren EDV-Anlagen seien nicht aufzutreiben, argumentierten andere.

Bot ich ihnen aber Unterstützung an, stellten sie an das System so lange neue Anforderungen, bis es wirklich nicht mehr zu finanzieren war. Und nun auch tatsächlich kaum noch zu handhaben – aber gerade das nutzten die Verächter dann wieder als Argument gegen elektronische Verarbeitung von Behandlungsdaten überhaupt.

Die Angst, man könne ihnen in die Karten schauen, ließ sogar Kollegen zusammenrücken, die einander sonst kaum grüßten. Unisono versteiften sie sich auf das Kostenargument, und als das hinsichtlich der Software wegfiel, weil ich die befürchteten Lizenzgebühren gar nicht verlangte, hieß es: Was nichts koste, tauge auch nichts: Siehe Kapitel 11 – Das Gerangel um die Qualitätssicherung.

KAPITEL 7

Die Kindermacher

Paukenschläge sind meist laut, aber nicht unbedingt deutlich. Ich jedenfalls wußte nicht, ob zum Aufbruch getrommelt oder vor dem anrückenden Feind gewarnt wurde, als im Spätsommer 1978 die Nachricht vom ersten Retortenbaby der Weltgeschichte in die ohnedies verunsicherte gynäkologische Szene platzte. Damals tobte die Schlacht um den Paragraphen 218 unentschieden hin und her. Die sozialliberale Koalition setzte auf eine pure Fristenlösung (Abtreibung legal bis zur 12. Schwangerschaftswoche), für die Konservativen war jeder Schwangerschaftsabbruch – egal aus welchem Grund – des Teufels, und das Bundesverfassungsgericht pfiff zwar die Regierung zurück, mahnte aber auch die Hardliner von rechts ab und forderte einen Indikationenkatalog. Durch die Straßen zogen die »Emanzen«, so der Jargon der »Chauvis«, mit Spruchbändern: »Mein Bauch gehört mir!«, und von den Illustriertentiteln schrillten Bekenntnisse: »Ich habe abgetrieben!«

Louise Brown kam zu denkbar unguter Stunde auf die Welt. Mich erwischte sie – neudeutsch gesprochen – voll auf dem falschen Fuß: Mit einem Brief informierte der in Cambridge tätige Gynäkologe Patrick Steptoe die Fachzeitschrift »The Lancet« darüber, daß ihm und dem Physiologen Robert Edwards die Zeugung eines Kindes im Reagenzglas gelungen sei. Nur so hätten sie dem Handwerkerehepaar Brown helfen können, das über seine ungewollte Kinderlosigkeit tief verzweifelt gewesen sei.

Man mag einwenden: Dann hätten sie halt ein Baby adoptieren sollen, es gibt ja genügend Waisen. Doch wer so redet, der kennt weder die behördlichen noch die psychologischen Hürden, die einem solchen Schritt oft entgegenstehen. Ich muß gestehen, auch ich fand »das Theater« – nur zur Stillung eines Kinderwunsches – reichlich übertrieben und versäumte darüber die angemessene wissenschaftliche Würdigung und die Chance, die auch für mich in der neuen Möglichkeit steckte.

Steptoe und Edwards führten aus, sie hätten »am 10. November 1977 bei Frau Brown durch Laparoskopie (Bauchspiegelung), eine reife Eizelle aus dem Eierstock entnommen und sie in einer Nährlösung mit dem Samen von Herrn Brown befruchtet«.
»Nach normaler Teilung im Kulturmedium haben wir«, fuhren sie fort, »den Acht-Zell-Embryo zweieinhalb Tage später in die Gebärmutter transferiert. Das 2700 Gramm schwere weibliche Baby ist wenige Tage vor dem errechneten Geburtstermin gesund auf die Welt gekommen.«

Louise, so der Name der neuen Erdenbürgerin, verdankte ihr Leben also ET, wie der Begriff »Embryotransfer« sinnigerweise und prophetisch (der gleichnamige Film kam erst 1982 in die Kinos) abgekürzt wurde. ET wiederum war erst durch IvF, die In-vitro-Fertilisation, also durch die Befruchtung im Reagenzglas, möglich geworden.

Warum habe ich Louise damals so zurückhaltend, um nicht zu sagen, grämlich begrüßt? Warum erkannte ich nicht, daß in den beiden Abkürzungen auch für mich und meine Patientinnen große Chancen steckten? Zu mir kamen ja auch immer wieder liebevolle Menschen, die sich nichts sehnlicher als ein eigenes Kind wünschten und mich, weil es nicht klappte, um Hilfe baten. Mein Weitblick, auf den ich mir sonst immer allerhand zugute hielt, hatte mich offenbar verlassen. Ich reihte mich statt dessen in die Schar der Bedenkenträger ein, fühlte mich vom »künstlichen Kindermachen« abgestoßen und hielt mit meiner Meinung auch nicht hinter dem Berg. In einem Kommentar für die ARD zu Louise Browns Geburt verstieg ich mich zu Warnungen wie der, mittels Retortenzeugung würde »die Axt an die Wurzel der Familie« gelegt.

Rückblickend erscheint mir dieses Pathos billig und fremd. Genau läßt sich natürlich nicht mehr sagen, was mein Urteilsvermögen getrübt haben mag. Sicher aber spielten zwei Komponenten eine Rolle.

Einmal bedrückte mich die Debatte um die Abtreibung, die in so schreiendem Gegensatz zu den aufwendigen Bemühungen um die Fruchtbarkeit stand. Zum anderen hatte mich wie viele andere die Kritik derer verunsichert, die sagten, wir führten uns nicht nur wie Halbgötter in Weiß auf, sondern wollten nun augenscheinlich tatsächlich Schöpfer spielen.

Hinzu kam instinktive oder angelernte Abwehr gegen den modernen Machbarkeitswahn, der unsere Lebensgrundlagen bedroht und die Medizin zu einem bloßen Reparaturbetrieb verkommen läßt. Noch ahnten wir nichts von der nicht nur wirtschaftlichen Globalisierung und der flächendeckenden Erosion überkommener Werte, doch bezogen wir bereits dort Verteidigungsstellungen, wo von Angriff gar keine Rede sein konnte.

Ehrlicherweise sei zugegeben, daß im Hinterkopf wohl auch ökonomische Motive mitspielten. Es war seinerzeit halt »in«, dem sogenannten Fortschritt, ob in nuklearer oder apparatemedizinischer Form, zu mißtrauen. »Natur«, »Bio«, »Ganzheitlichkeit« waren die hilflosen Schlagworte gegen eine als bedrohlich empfundene Entwicklung, wobei die Trennlinien nie sauber gezogen wurden.

Wie im AKW Three Mile Island in Harrisburg, das 1979 nahe am GAU vorbeischrammte, so tickten und ticken für viele auch in den Labors der Chemiker, Biologen und Mediziner Zeitbomben, und die Haltung machte sich damals breit, sicherheitshalber alles in Bausch und Bogen abzulehnen, statt dem schon zitierten Apostelwort zu folgen: »Prüfet aber alles, und das Gute behaltet.« Wir wollten unsere Kundschaft nicht verprellen und schon gar nicht der vollmundig ihre »integrierten Konzepte« preisenden Konkurrenz das Feld überlassen. Dem Zeitgeist nach dem Munde zu reden, ist – mindestens kurzfristig –, profitabler und bequemer als die eigene Meinung.

Die Vorurteile gegen die Reproduktionsmediziner habe ich bald überwunden. Geblieben sind freilich die Vorbehalte gegen jene »Macher«, denen es nicht in erster Linie um die Erfüllung des Kinderwunsches, sondern um ihren eigenen Ruhm zu tun ist. Sie wollen als Produzenten des Menschen nach Maß bewundert werden und träumen bereits von geklonten Menschen. Einer dieser Träumer ist der Amerikaner Jerry Hall, Leiter des Labors für künstliche Befruchtung am Universitätsklinikum in Washington. Er verkündete am 13. Oktober 1993 in Montreal auf einer Tagung der »Amerikanischen Gesellschaft zum Studium der Fruchtbarkeit« vor Kollegen: »Es ist mir gelungen, menschliche Embryonen zu teilen und im Reagenzglas identische Kopien zu erzeugen.« Kurz gesagt: Jerry Hall hat die Duplizierung, das sogenannte Klonen von menschlichen Individuen möglich gemacht.

Die Wogen gingen hoch. Die »New York Times« sah bereits eine »ethische Herausforderung«, die wir nicht bestehen würden, und das Münchener Boulevardblatt »Abendzeitung« prangerte den »Gen-Wahnsinn« an. Dabei hielt sich die Sensation wissenschaftlich gesehen durchaus in Grenzen. Hall hatte schlicht den in Reproduktionslabors massenhaft entstehenden »Abfall« genutzt: Bei der Befruchtung von Eizellen im Reagenzglas verschmelzen diese oft mit mehreren Samenzellen, werden sozusagen überbefruchtet. Solche Eizellen sterben in kurzer Zeit ab und eignen sich daher nicht für ET, also den

Embryotransfer. Diese »Nieten« werden gewöhnlich einfach weggeworfen.

Hall hat mit ihnen experimentiert, sie chemisch geteilt und bis zu zweiunddreißig Kopien hergestellt. Weiter ist Hall nicht gegangen, er hat den Versuch abgebrochen, weil der Beweis, daß Reproduktionsmediziner die Natur bei der Produktion von eineiigen Mehrlingen nachahmen können, ja nun erbracht war. Das Besondere war eigentlich nur die Demonstration an menschlichen Embryonen, denn in der Tierzüchtung sind solche Erfolge, jedenfalls mit Keimzellen, schon länger bekannt, ja fast schon Routine. Da werden bereits preisverdächtige Milchkühe und unförmige Schlachtbullen aus entsprechenden Zellen auf Bestellung produziert. Durch genetische Manipulation erzeugen Züchter in Holland und England zudem geklonte Schafe und Kühe, deren Milch Eiweißstoffe (alpha–1-Antitrypsin, AAT) enthält, die zur Behandlung bestimmter genetischer Defekte (AAT-Mangel, eine erbliche Stoffwechselerkrankung) dienen.

Die Sensation bestand vor allem in den Visionen, die sich an die Klonierung von menschlichen Embryonen knüpfen lassen: Warum nicht bei der – künstlichen, versteht sich – Zeugung von Menschen jeweils eine oder mehrere Embryokopien tiefgekühlt aufbewahren für den Fall, daß das schon geborene Original stirbt? Oder warum nicht eine oder mehrere Kopien austragen und als Ersatzteillager für schadhafte Organe der Erstgeburt ebenfalls gekühlt vorhalten?

Den Gipfel erreichten die Klon-Phantasien 1997 mit der Geburt des Schafes Dolly. Das nette wollige Tier soll Ergebnis des Klonens einer bereits ausdifferenzierten, sozusagen erwachsenen Körperzelle sein: Schottische Forscher des Roslin Instituts in Edinburgh unter Leitung von Ian Wilmut – warum sind die britischen Inseln auf diesem Gebiet bloß so fruchtbar? – hatten nach eigenem Bekunden dem Euter eines Schafs eine Zelle entnommen, damit den Kern der Eizelle eines zweiten Schafes ersetzt und das neue Tandem in den Uterus eines dritten Schafes implantiert, das dann Dolly gebar.

Nun überschlugen sich die Meldungen: Kollegen besagter Schotten am selben Institut wollten ein Schaf mit menschlichem Erbgut geklont haben, ein russischer Forscher hielt es für denkbar, aus dem einbalsamierten Lenin lebende Zellen zum Klonen eines Lenin II zu gewinnen, und in den USA bereitete sich ein Wissenschaftler angeblich bereits aufs Menschenmachen per Klon vor. Das rief sogar Politiker auf den Plan, die sich des Themas annahmen und in tiefer Sorge ein weltweites Verbot des Menschenklonens forderten.

So weit ist es nun aber doch noch lange nicht. Inzwischen sind sogar Zweifel an der Klon-Version für Dolly aufgekommen. Angeblich soll sie erst nach 277 Versuchen geglückt sein, und außerdem soll es nicht ausgeschlossen sein, daß Wilmut doch eine »totipotente« (alleskönnende = alle Optionen enthaltende) Keimzelle verwendet hat – vielleicht versehentlich.

Das Klonen reifer Körperzellen zu kompletten Individuen, das die Phantasie bis hin zu den Horrorvisionen von »Jurassic Park« beflügelte, scheint noch auf sich warten zu lassen.

Solche Zeitreisen per Gentechnik braucht's aber gar nicht, will man ermessen, mit welchen Problemen es die Gynäkologen heute schon und erst recht künftig zu tun haben. Schon der Begriff »Gynäkologe« will in diesem Zusammenhang nicht mehr recht passen, und das Wort »Geburtshelfer« trifft allenfalls noch auf den Beistand in der Austreibungsphase oder beim Kaiserschnitt zu. Ansonsten sind meine Kollegen heute zu Genberatern und Fertilitätsingenieuren geworden. Wenn im Jahr 2005 mit HUGO, dem Human Genome Project, die Entschlüsselung des menschlichen Erbgutes abgeschlossen sein wird, dürfte das, was heute noch die Ausnahme ist, zum selbstverständlichen Service der Schwangerschaftsberatung gehören: Die Mediziner können dann schon in den ersten Schwangerschaftswochen und bei einer IvF sogar noch vor Einpflanzung des Embryos eine Art gesundheitliche Anfangsbilanz für die Zukunft des werdenden Menschen aufstellen. Sie werden dann aber auch vor Fragen stehen, wie ich sie Gott sei Dank nie habe beantworten müssen:

Fortschreitend genauer läßt sich heute bereits im ersten Zellstadium feststellen, welche gesundheitliche »Karriere« auf den Menschen wartet, der da entstehen soll – oder eben nicht. Das ist der Knackpunkt: Stellt der gynäkologische Prophet einen schweren zu erwartenden Gesundheitsschaden bei der Leibesfrucht einer Frau fest, kann er die Schwangerschaft aus kindlicher (eugenischer) Indikation legal unterbrechen. Käme er aber mittels PID, zu deutsch: pränatale Implantationsdiagnostik bei einem Zellhaufen nach IvF, zum selben Ergebnis, hätte er sich strafbar gemacht.

Da PID dazu führen könnte, daß vom ET letztlich doch noch abgesehen würde – dann nämlich, wenn schwerwiegende gesundheitliche Schäden beim Kind zu befürchten stünden –, hat man die pränatale Implantationsdiagnostik in Deutschland gleich ganz verboten. Bei negativem Ergebnis nämlich würde der Embryo oder würden die Embryonen schlicht entsorgt. PID wäre dann ein Experiment, das werdendes Leben verbraucht, und das untersagt das Embryonenschutzgesetz vom 13. 12. 1990.

Nicht strafbedroht hingegen ist auch hier der Schwangerschaftsabbruch aus der genannten Indikation. Kurz: Die Vernichtung weniger Dutzend Zellen aufgrund von PID ist verboten, Tötung eines schon als menschliches Wesen erkennbaren Feten, also von vielen Millionen Zellen – unter Umständen sogar geboten.

Indiziert kann die Verhinderung werdenden Lebens also nur dann sein, wenn eine reguläre Schwangerschaft vorliegt.

Derart paradoxe Regelungen provozieren natürlich Schleichwege: Ein Gynäkologe wird im Zweifelsfall PID eben doch vornehmen und bei Alarm der Mutter zu verstehen geben, daß sie auf den Embryotransfer verzichten sollte. Dann verschwände die Zellkultur eben doch auf dem Müll.

Nicht unterschlagen will ich hier allerdings, daß es auch gute Gründe für das Schutzgesetz gibt: Es verbietet beispielsweise den Reproduktionsmedizinern nicht nur PID, sondern auch den Transfer von mehr als drei extrakorporal befruchteten Embryonen in die Gebärmutter. Die Versuchung dazu liegt nahe, weil die Chancen auf Erfolg mit der Zahl der eingepflanzten Eizellen wachsen. Es wächst aber auch die Wahrscheinlichkeit von Mehrlingsschwangerschaften, die medizinisch nur selten zu vertreten sind – von den psychischen und sozialen Folgen für die betroffene Familie ganz zu schweigen.

Gewöhnlich werden daher die als überzählig angesehenen Schwangerschaften aus sogenannter iatrogener (ärztlich verursachter) Indikation abgebrochen. Konkret heißt das: Die Mediziner töten die unerwünschten Embryonen durch Injektion eines Herzgiftes in die Fruchthöhle. Vor den Augen der Mutter, die auf den Ultraschallbildschirm starrt.

Trotz aller deutschen Regelungssucht haben uns IvF und PID allerhand juristische Probleme beschert. Eine Schwangerschaft muß ja nun nicht mehr in der Gebärmutter beginnen und auch nicht gleich nach der Befruchtung. Die Acht-Zell-Embryonen lassen sich momentan bis zu fünf Jahre, demnächst sicher noch viel länger tiefgekühlt aufbewahren.

1998 beschäftigte die Gazetten ein Fall, der zwar in den USA spielte, hierzulande aber ebenfalls möglich wäre: Ein junges Ehepaar hatte nach langer ungewollter Kinderlosigkeit zum Mittel der IvF gegriffen, den Versuch aber wegen sozialer und gesund-

143

heitlicher Gründe vor dem ET unterbrochen und die Embryonen aufbewahren lassen. Die Ehe scheiterte bald danach, die Frau aber wollte sich nach der Scheidung die mit dem Samen ihres Exgemahls befruchteten Eier einpflanzen lassen. Der prospektive Vater fürchtete nun, daß er dann Unterhalt für ehelich »gezeugte«, aber nachehelich ausgetragene Kinder zahlen müsse, und erhob Einspuch.

Zunächst schien der Fall einfach, weil in den USA allein die Mutter bestimmt, ob sie eine Schwangerschaft austragen möchte. Dagegen aber machte der inzwischen wieder verheiratete Mann geltend, seine frühere Frau sei gar nicht schwanger, das nämlich sei der Zustand der werdenden Mutter und nicht einer des Eies. Wolle seine geschiedene Frau von ihm schwanger werden, ob auf natürlichem oder künstlichem Wege, habe er mitzubestimmen. Es werde das Gericht nicht wunder nehmen, daß er seine geschiedene Frau nun nicht mehr schwängern wolle, auf natürlichem Weg natürlich sowieso nicht und auch nicht mittels Arzt. Das aber, so die Gegenseite, hieße Vernichtung der Embryonen, zu der kein plausibler Grund bestehe. Der einstige Ehemann sei seinerzeit mit der Schwangerschaft einverstanden gewesen und hätte zahlen müssen, wenn die IvF-Produkte nicht vorübergehend auf Eis gelegt worden wären.

Vermutlich löst sich das Problem auf dem Instanzenweg, denn der dauert so lange, daß das Verfallsdatum der befruchteten Tiefkühleier überschritten werden dürfte. Wie sich unser Embryonenschutzgesetz in einem solchen Verfahren bewähren würde, darüber mögen sich die Juristen den Kopf zerbrechen.

Ein weiteres Kunststück der Reproduktionsmediziner, das in vielen Ländern längst an der Tagesordnung ist, unterliegt bei uns ebenfalls gesetzlichem Verbot: der Embryotransfer auf eine Leih- oder Mietmutter. Diese Möglichkeit besteht, bei uns muß man sagen: bestünde, wenn die ersehnte Mutterschaft weiblicherseits nicht auf natürlichem Wege zu erreichen ist, etwa nach Hysterektomie (Entfernung der Gebärmutter bei intakten Eierstöcken).

Eine reife Eizelle der verhinderten Mutter wird extrakorporal mit dem Samen des Mannes oder Partners befruchtet, einer dazu unentgeltlich oder gegen Bezahlung bereiten Frau eingepflanzt und von dieser ausgetragen. Nach der Geburt erhalten die Besteller das Baby, dessen genetische Eltern sie sind, auch wenn es sozusagen in einem gemieteten menschlichen Brutkasten herangewachsen ist.

So etwas aber soll es nach dem Willen des Gesetzgebers hierzulande nicht geben, aus begreiflichen, obschon letztlich wohl unhaltbaren Gründen.

Diese Technik birgt weitergedacht nämlich allerhand Konfliktstoff. Die Leihmutter kann sich zum Beispiel plötzlich weigern, das Kind herzugeben. In Deutschland ließe sich ihr das mit juristischen Mitteln kaum verwehren, in den USA dagegen wird viel geschäftsmäßiger argumentiert und die Ware als Eigentum des Bezahlers betrachtet, der ja obendrein das genetische Argument für sich hat.

Allerdings nicht immer, und dann wird es auch in Übersee kompliziert: Es gibt inzwischen genügend Fälle, in denen nicht einmal mehr der Samen des Mannes oder des Partners verwendet wird, weil er unbrauchbar ist. Das Kind wird gleichwohl gewünscht. Dann bleibt nur die heterologe Insemination, also die Befruchtung mit Fremdsamen, entweder von einem bekannten, meist aber von einem anonymen Spender. Daß dann die rechtlichen Fragen bei Konflikten über die Herausgabe des Kindes um ein Vielfaches verwickelter werden, liegt auf der Hand.

Es geht aber noch viel komplizierter:

So kann eine weiße Leihmutter dem weißen Besteller durchaus ein farbiges Kind abliefern und umgekehrt. Der Beweis, daß nicht die Samenbank geschlampt, sondern die Leihmutter anderweitigen Verkehr gehabt hat, wird sich nicht immer zweifelsfrei führen lassen. Verweigert der Besteller dann die Restzahlung – gewöhnlich wird bei Einpflanzung angezahlt – und/oder die Annahme des Kindes, sind aufwendige Prozesse unvermeidlich.

Noch aufwendiger gestalten sie sich, wenn weder Ei noch Samen von den Bestellern stammen, was auch immer häufiger vorkommt. Dann haben wir es nämlich bereits mit einer »Menage à cinq« zu tun, einer Erzeugergemeinschaft zu fünft: Samenspender und Eispenderin (genetische Eltern), Bestellerpaar (soziale Eltern) und ärztlicher Zeugungshelfer. Durch Hinzuziehung einer Leihmutter für das IvF-Ergebnis läßt sich der Kreis auf sechs erweitern.

Wer dann welche Rechte hat, mag ein reizvolles juristisches Spielchen sein – im Ernst wird kaum jemand solche Sechsecksverhältnisse wollen.

Und doch: Zum Moralisieren eignet sich das Thema wenig. Ich habe es absichtlich überstrapaziert, damit verständlich wird, warum bei uns solche Hemmungen gegen die Leihmutter-Lösung bestehen. Sie könnte und sollte aber sehr viel weniger rigide geregelt werden, als das momentan der Fall ist.

Bei einer Umfrage haben amerikanische Leihmütter ihre Motive zur Übernahme der Surrogat-Mutterschaft genannt: Fast alle waren auf den Verdienst, gewöhnlich 50 000 Dollar, schlicht angewiesen. Zwar werden auch bei uns die Maschen des sozialen Netzes inzwischen immer weiter, doch in den USA ist die Lage viel schwieriger. Für viele Frauen stand hinter dem Entschluß also pure Not oder auch die Hoffnung, den eigenen Kindern eine Ausbildung zu ermöglichen, die ihnen eine solche Zwangslage später ersparen würde. Nicht selten stecken hinter der Bereitschaft, sich auf dem Markt des »rent a womb« (Gebärmutterleasing) anzubieten, auch Wiedergutmachungsphantasien: Diese Frauen hoffen, damit Schuldgefühle zu überwinden, die sie nach einem Schwangerschaftsabbruch quälen.

So »schmutzig« also ist das Geschäft keineswegs in jedem Fall. Eine liberalere Regelung der Leihmutterschaft könnte vielen helfen, wenn man Extreme vermiede. Das wäre zum einen durch Erleichterung, sprich Entbürokratisierung von Adoptionen zu erreichen. Und zum anderen könnte künstliche Befruchtung insoweit liberalisiert werden, als man sie auf homologe Befruchtung (also nur durch Partnersamen) eingrenzt. Damit kämen wir zudem aus einer Isolierung heraus, die wieder einmal zu einer Zweiklassenmedizin zu führen droht. Mit dem nötigen Kleingeld nämlich läßt sich die noch bestehende Leihmutter-Hürde auch in sehr schwierigen Fällen leicht nehmen.

»Wir wollen, daß Sie uns ein Kind machen«, eröffnete mir eines Tages der Ehemann einer Patientin in der Sprechstunde. Ich muß wohl etwas perplex dreingeschaut haben, denn er erläuterte sogleich lächelnd: »Wir sind beide zum zweiten Mal verheiratet, vielleicht auch weil unsere ersten Ehen kinderlos geblieben sind. Wir sind nämlich beide Kindernarren – sagen jedenfalls unsere Freunde. Wir wollen uns daher nicht wieder allein auf den familiären Weg machen. Wir wollen eine richtige Familie sein.« Hier drückte er seiner Frau die Hand. »Es gibt aber, und deswegen kommen wir wieder zu Ihnen, ein großes Problem. Sie haben vor Jahren meiner Frau wegen einer Krebsgeschwulst die Gebärmutter entfernen müssen. Alles ist komplikationslos geheilt, einem Kind steht da doch nichts mehr im Wege, nicht wahr?« Ich mußte den Optimismus etwas dämpfen: »Hoffentlich. Erst einmal aber muß ich mir ein Bild aufgrund der Krankenakte machen.«

Meine Sekretärin brachte das gewünschte Dokument. Darin war notiert, daß ich eine abdominale Hysterektomie bei meiner Patientin durchgeführt, die Eierstöcke aber nicht entfernt hatte. »Im Prinzip«, sagte ich, von der Akte aufschauend, und wandte mich an die junge Frau, »ist das Problem lösbar. Wir müßten einige Eizellen durch Bauspiegelung gewinnen und sie mit dem Samen Ihres Mannes befruchten. Austragen freilich müßte das Kind eine Leihmutter, und das ist in Deutschland nicht erlaubt, wie sie vielleicht wissen?«

Offenbar wußten das die beiden nicht, denn der Mann sah mich resigniert an und meinte stockend: »Dann brauche ich Ihnen ein weiteres Problem wohl nicht mehr zu erläutern.« Und nach einer Pause: »Mit meinem Samen nämlich könnten Sie gar nicht arbeiten, ich bin nach einer Entzündung der Ohrspeicheldrüse seit meiner Jugend zeugungsunfähig.« Und er reichte mir die Bescheinigung eines Urologen über seine Impotentia generandi (Unfähigkeit, Kinder zu zeugen – nicht zu verwechseln mit der Impotentia coeundi, der Unfähigkeit, den Geschlechtsverkehr auszuüben). Nicht nur eine Leihmutter also war in diesem Fall erforderlich, sondern auch noch eine heterologe Samenspende – beides bei uns tabu!

Damals, wenige Jahre nach der Geburt von Louise Brown, war das jedenfalls noch so. Heute wäre wenigstens die Samenfrage möglicherweise schon lösbar. Entgegen einer weit verbreiteten und entsprechend irrigen Meinung liegt die Ursache für familiäre Unfruchtbarkeit keineswegs immer bei der Frau, auch Männer können die »Schuld« haben. Entweder sie produzieren nicht ausreichend befruchtungsfähige Samenzellen, oder ihre Samenleiter sind aufgrund abgelaufener Entzündungen blockiert. Das müssen zunächst gar nicht einmal Entzündungen im Genitalapparat sein, auch eine Parotitis etwa (Entzündung der Ohrspeicheldrüse), wie sie mein Besucher gehabt hatte, kann andere drüsige Organe, etwa die Hoden, in Mitleidenschaft ziehen und zu Sterilität führen. Für eine solche andrologische Indikation (Andrologie = Männerheilkunde) gab es seinerzeit keine erfolgversprechende Behandlung.

Das hat sich heute geändert dank ICSI (sprich: Ickßi) – die Abkürzungssucht hat auch die Medizin längst erobert: Der belgische Reproduktionsmediziner André C. van Steirteghem hat in den letzten Jahren eine Methode entwickelt, aus dem Gewebe des Nebenhodens unfruchtbarer Männer Spermien zu isolieren. Sie sind natürlich unreif und bedürfen eines sogenannten Wash up, einer Reinigung, und weiterer Reifebehandlung, ehe sie sich zur Reagenzglasbefruchtung (IvF) eignen. Diesen Samenzellen fehlt zudem ein Ferment, das ihnen erst das Eindringen in die Eizelle ermöglichen würde. An die Stelle dieses chemischen Öffners tritt die haarfeine Injektionsnadel des Arztes, der die Samenzelle in die Eizelle einschleust.

So machte es Steirteghem, und siehe da: Die unfertige Samenzelle tat ihr Befruchtungswerk wie jede reife auch. ICSI, die Intra-Cytoplasmatische-Spermatozoen-Injektion hatte sich bewährt. Steirteghem verhalf durch ICSI in den ersten beiden Jahren nach dem Durchbruch in Löwen (Leuven, Louvain) 1500 unfruchtbaren Männern zu Nachkommen. Inzwischen ist die Methode weltweit verbreitet und hat aus vielen kinderlosen Paaren glückliche Eltern gemacht.

Damals konnte ich meinen »Kunden« gegenüber damit noch nicht aufwarten, ich mußte mich darauf beschränken, ihnen den mühsamen, in Deutschland sowieso nicht gangbaren Weg zu einem Kind zu schildern: »Zunächst einmal brauchen Sie«, wandte ich mich an den Mann, »eine Leihmutter, die bereit ist, Ihr Kind auszutragen. Genauer gesagt: das Kind Ihrer Frau, denn biologisch können Sie der Vater ja nicht sein.« Das, beruhigte er mich, störe ihn nicht im geringsten. »Ich will, daß meine Frau glücklich wird; die Rolle als bloß sozialer Vater sagt mir durchaus zu.« Mein vorsichtiger Einwand, er wisse ja nicht, was er sich mit der anonymen Samenspende genetisch einhandeln könne, irritierte meinen Besuch auch nicht. »Kosten spielen keine Rolle«, sagte er. »Ich werde mich an die Samenbank in New York wenden, die Samen von Nobelpreisträgern anbietet.«

Ich verabschiedete die beiden so dringenden Möchtegerneltern mit Bedauern. Welches Kind war je so erwünscht, und welchem Kind wäre nicht ein so gutes Zuhause zu wünschen?!

»Gern«, sagte ich, »hätte ich Ihnen geholfen. Aber mir sind die Hände gebunden, das Gesetz gestattet weder Leihmutterschaft noch heterologe Befruchtung.« Der Mann schüttelte mir die Hand und tröstete: »Machen Sie sich nichts draus. Wir holen uns unser Wunschkind halt in Schweden oder in den USA. Früher gab es den Abtreibungstourismus nach Holland oder England. Warum soll es nun keinen Befruchtungstourismus nach Übersee geben?«

Knapp zwei Jahre später fand ich in meiner Post eine Geburtsanzeige aus dem australischen Melbourne. Es war die Nachricht meiner beiden Besucher vom glücklichen Ausgang ihrer Suche nach einem Arzt, der ihnen den Kinderwunsch hatte erfüllen können. Der australische Kollege, den ich von einem Symposion in Deutschland her kannte, hatte an den Rand der Karte gekritzelt: »We did it.«

KAPITEL 8

Ungewolltes Leben

»Ach, du in deiner windstillen katholischen Ecke«, winkten Kollegen manchmal ab, wenn ich ihrer Meinung nach kein hinreichendes Verständnis für ihre vielfältigen Probleme aufbrachte. Sie taten so, als stünde ich einem idyllischen Klosterspital vor, wo Wunden mit Weihwasser und Tumore mit Gebeten behandelt würden. Daß gerade der Vertrauensvorschuß, der uns als christlichem Haus entgegengebracht wurde, Verzweifelte und Verirrte in besonders großer Zahl anzog, kam ihnen nicht in den Sinn. Und von den Gewissenskonflikten, in die uns viele Fälle stürzen konnten, machten sich die geplagten Herren der »weltlichen« Kliniken kaum einen Begriff. Ich will hier gar nicht die vielfältigen Kämpfe an dieser inneren »Front« ausschmücken, sondern nur einen seltsamen Fall berichten und damit ein Thema anschneiden, das uns wohl noch stärker umtrieb als die besagten Kollegen.

Vom Wetter oder von der Jahreszeit lasse ich mir so leicht die Laune nicht verderben. Dieser Novembermorgen aber war so grau, daß selbst die sonst quietschfidelen Sperlinge trübe auf den Zäunen hockten. Kurz: ein Tag, an dem, frei nach einem indischen Sprichwort, »die Speichen aus den Rädern fallen« und den man am liebsten mit Mörikes Seufzer begrüßt: »Ach ging' er wieder!« Tat er aber nicht, er mußte wie jeder andere bestanden werden.

Nicht gerade schwungvoll betrat ich mein Büro, und das »Guten Morgen!« der Sekretärin klang denn auch nicht nur verhalten, sondern schon ein wenig wie Hohn. »'n Morgen«, erwiderte ich und blickte ins Wartezimmer. Da saß lange vor Beginn der Sprechstunde schon ein Pärchen, das aber so elend dreinschaute, daß ich mir am liebsten unverzüglich selbst eine Krankschreibung ausgestellt hätte. Doch nun war ich einmal da, warf kurz einen Blick auf den Anmeldezettel der Patientin, den mir meine Sekretärin mit der Bemerkung: »Ein Notfall!« auf den Schreibtisch gelegt hatte, und ließ bitten.

Eheleute sind das nicht, dachte ich, als die beiden Hand in Hand mein Sprechzimmer betraten und meiner Aufforderung, Platz zu nehmen, zögernd und ohne einander loszulassen Folge leisteten. Die nicht mehr ganz junge Frau sah verweint aus und schaute kaum auf, der Mann in seinem abgetragenen schwarzen Anzug hätte höchstens als Sargträger eine gute Figur gemacht. Ihm immerhin hatte es nicht die Sprache verschlagen. Er stellte sich als katholischer Geistlicher von einer Nordseeinsel vor, und ich fragte mich, was sein Schäfchen wohl ausgefressen haben mochte, daß Hochwürden fast genauso traurig war wie dieses und höchstselbst die Begleitung zum Arzt übernommen hatte. Damit aber rückte der Priester noch nicht heraus, sondern ließ erst einmal durchblicken, daß er mit dem Bischof gut bekannt sei, der ja dem Kuratorium unseres Krankenhauses vorstehe. Die Sache versprach spannend zu werden.

Womöglich aber auch unangenehm. Ich hatte zu der Zeit nämlich gerade leichte Differenzen mit dem hohen Herrn, der mir die Beförderung eines verdienten Kollegen zum Oberarzt verweigerte. Laut Dienstvertrag konnte ich solche Ernennungen vorschlagen, vornehmen aber durfte sie nur das Kuratorium, zu deutsch: der Bischof, denn die anderen Mitglieder des Gremiums folgten ihm stets fast blindlings. Seine Exzellenz zweifelte gar nicht an der Qualifikation meines Kandidaten. Er mache sich aber, sagte er mir, Sorgen um die moralische Standfestigkeit des zwar tüchtigen, aber leider nicht katholischen Kollegen. Ich war überrascht, denn als kleinkarierten Prälaten hatte ich meinen Bischof bisher nicht kennengelernt, im Gegenteil, sonst ging ihm fachliche Qualifikation über alles, und meinem Urteil traute er gewöhnlich ohne weiteres.

Es hatte einen Moment gedauert, bis ich den Haken an der Sache entdeckte: Der vorgesehene Oberarzt sollte ein Hauptaufgabengebiet in der Schwangerenberatung bekommen.

Ob es, wie es bei Annette von Droste-Hülshoff heißt,»des Vorurteils geheimer Seelendieb« war oder ob irgendwelche unliebsamen Erlebnisse die Herrschaften traumatisiert hatten, die geistliche Aufsicht unserer Klinik war jedenfalls von der fixen Idee besessen, daß Frauenärzte nichts anderes im Sinn hätten, als ständig Abtreibungen vorzunehmen. Und wenn das schon bei katholischen Gynäkologen, wie die Theologen meinten, nicht ganz auszuschließen wäre, dann bei konfessionslosen oder gar evangelischen Ärzten schon überhaupt nicht. Für die in Rede stehende Position wollte der Bischof daher unbedingt einen Mann mit religiöser Bremse.

Die geballten Vorbehalte würde ich nicht auf die Schnelle ausräumen können, das hatte ich sofort begriffen. Ich warf daher den Stein in die Debatte, den ich beim Bischof im Brett hatte: mein Renommee.»Eingriffe, egal ob Ausschabung oder Radikaloperation«, sagte ich,»finden ohne meine ausdrückliche Anordnung in Ihrem Haus nicht statt. Der Kollege wird gar nicht in die Versuchung geraten, sich über unsere Grundsätze hinwegzusetzen. Und ich glaube, das begrüßt er selbst am meisten.«

Nach ein paar Rückzugsgefechten stimmte »mein« Bischof dann der Ernennung schließlich zu. Doch damals, als der bedrückte Bruder bei mir vorsprach, schwebte das Verfahren noch, und ich kam auf den bizarren Gedanken, daß mich Seine Exzellenz vielleicht durch einen besonders raffinierten Agent provocateur auf die Probe stellen wollte. Das alles ging mir durch den Kopf, während ich neugierig das Häufchen Elend an der Seite des zerquälten Priesters betrachtete. Was mir die zweifelhafte Ehre des ungewöhnlichen Besuchs verschafft hatte, konnte mir inzwischen nicht mehr zweifelhaft sein, und doch ahnte ich noch immer nichts vom tatsächlichen Ausmaß der Ratlosigkeit, das die beiden in meine Praxis geführt hatte.

Der Priester warf noch einmal einen Blick auf seine in sich zusammengesunkene Begleiterin, ehe er sich ermannte und mit einem Seufzer ankündigte, daß er reinen Tisch machen wolle: »Als promovierter Jurist und Theologe weiß ich«, sagte er und sah mich beschwörend an, »daß Sie der ärztlichen Schweigepflicht unterliegen. Das ist bei Ihren Kollegen zwar nicht anders, doch haben wir uns gesagt, daß der Leiter eines katholischen Hauses noch strengere Maßstäbe anlegen und uns keinesfalls verraten würde. Gewiß, wir gehen bei Ihnen ein höheres Risiko ein, daß Sie uns abweisen, doch mag ein Appell an Ihre christliche Nächstenliebe auch eher Erfolg haben als bei einem anderen.«

Ich schwieg und machte mir meinen Reim: »Wir« hatte er gesagt und »uns« – Priester sind halt auch nur Männer.

Es kam aber noch dicker: »Meine Begleiterin ist schwanger«, fuhr der blasse Besucher eilig fort, »und zwar von mir.«

Na klar, und nun sollte ich wohl als Komplize für eine Abtreibung gewonnen werden. Gemach, Freundchen, dachte ich, ich riskiere doch nicht für deinen Zölibatbruch Kopf und Kragen. Und ich suchte schon mal nach passenden Gründen, warum ich zu meinem größten Bedauern hier nicht würde helfen können.

»Meine Freundin«, nahm der Priester seine Beichte stockend wieder auf, »ist die Frau meines evangelischen Amtsbruders auf der Insel. Sie hat schon zwei Kinder und will schon um derentwillen um keinen Preis einen Skandal.« Bei diesen Worten war es mit der Haltung seiner »Freundin« vorbei. Sie brach wieder in Tränen aus und schaute so flehend zu mir auf, daß ich in meiner

Prinzipientreue wankend wurde. Eigentlich war dem Verführer ein Denkzettel zu gönnen, doch was mochte die arme Frau in die verzweifelte Lage gebracht haben? Naschsucht aus purer Lust am Verbotenen war es bestimmt nicht, und der unwiderstehliche Sex-Appeal des eher kümmerlichen katholischen Kollegen ihres Mannes sicher auch nicht.

Und wenn nun doch der Bischof …? Nein, etwas derart Abgefeimtes brächte der nie fertig, sagte ich mir. Außerdem: Dem so verzweifelten Opfer eines ganz offensichtlich vom moralischen Anspruch des Amtes überforderten Hirten hätte er selbst wohl kaum die Hilfe verweigert. Ich bat die Patientin daher ins Untersuchungszimmer. Dort konnte ich ohne den geistlichen Zeugen mit ihr sprechen, meine Fragen zur Anamnese stellen und versuchen, ihre Lage besser zu verstehen. Als sie merkte, daß ich nach Wegen suchte, ihr zu helfen, faßte sie Zutrauen und bemühte sich, mir und, wie mir schien, auch sich selber zu erklären, wie es soweit habe kommen können.

Ja, sie habe zwei Kinder, eine Tochter im Musikstudium, den Sohn noch auf der Schule. Zunächst hätten sie rasch Fuß gefaßt auf der schönen Insel, dann aber habe sich ihr Mann immer tiefer in esoterische Spintisierereien vergraben, sei ständig auf »Fortbildungen« gewesen, habe die Familie vernachlässigt und sich um die Gemeinde kaum noch gekümmert. Sie habe daher auf eigene Faust versucht, ein wenig kirchliches Leben wachzuhalten und in der kleinen Inselgemeinschaft etwas ökumenischen Geist zu wecken. Sie habe dabei die Hilfe des katholischen Kollegen ihres Mannes dankbar angenommen. Und dann sei wohl aus ihrer beider Einsamkeit heraus eine Zuneigung gewachsen, die stärker war als ihre Ängste …

Das war das Stichwort. Käme nur der Hauch eines Verdachts auf, sagte die hilflose Frau händeringend, dann wäre ihr Freund ebenso geliefert wie ihr Mann. Das Vertrauen ihrer Kinder wäre nachhaltig, wenn nicht für immer erschüttert, und eine Zukunft für die Familie undenkbar. Ja, sie fürchtete sogar für die Glaubensgewißheit der Mitglieder beider Gemeinden, für die sie und der Priester immer Vorbilder gewesen seien. Seit sie wisse, daß sie schwanger sei, habe sie viele Nächte hindurch gegrübelt und erkannt, was sie alles falsch gemacht habe, im Hinblick auf ihre Familie und auch auf sich selbst. Wie gern würde sie noch einmal einen völligen Neuanfang machen, aber: »Die Chance habe ich nun wohl gründlich verspielt. Helfen Sie mir, damit nicht noch andere darunter leiden müssen.«

Die gynäkologische Untersuchung bestätigte: Schwangerschaft in der siebenten Woche. Alles normal. Und doch mußte ich irgendeinen plausiblen Grund finden für eine Ausschabung, wenn ich der Frau helfen und nicht riskieren wollte, daß mir eine neugierige Schwester oder Sekretärin einen getarnten Abort unterstellen konnte.

Die Patientin sah mich grübeln und fragte ängstlich: »Was werden Sie nun tun?«

»Mir wird schon etwas einfallen«, sagte ich beruhigend, bat sie, sich wieder anzukleiden, und kehrte mit ihr ins Sprechzimmer zurück. Dem dort wartenden Erzeuger der Leibesfrucht waren die Minuten nicht im Fluge vergangen, das war seiner zerfurchten Miene und seinen fahrigen Gesten anzumerken. Ich ließ ihn noch ein bißchen zappeln und sagte dann: »Ich werde jetzt den Text für das Krankenblatt diktieren und die Indikation für eine Ausschabung aufgrund von Blutungsunregelmäßigkeiten stellen. Von Schwangerschaft wird keine Rede sein. Ich hoffe, Sie wissen, welches Risiko ich da eingehe. Für Sie«, fügte ich streng hinzu, »täte ich das sicher nicht.«

Das aber interessierte den nun schon etwas zuversichtlicher dreinblickenden Pater offenkundig nicht, und ich fragte mich, woher so jemand ein so weites Gewissen nahm: Erst der schwere Verstoß gegen sein Gelübde, dann der Ehebruch und nun die Vernichtung ungeborenen menschlichen Lebens. Christi Auftrag: »Weide meine Lämmer!« hatte dieser Hirte gründlich falsch verstanden. Um ihn aber ging es ja nicht, sondern um die Frau. Sie kam tags darauf auf die Station, wo schon alles für den kleinen Eingriff vorbereitet war. Ich hoffte inständig, daß weder die Nonne, die als Oberschwester den OP unter sich hatte, noch die anderen Mitarbeiter bei der Operation etwas von der getürkten Indikation im Operationsjournal merkten. Es ging auch alles gut, nur den Scharfblick der Ordensschwester auf meiner Privatstation hatte ich unterschätzt:

»Der Mann, der da im Flur wartet«, fragte sie mich lauernd, »der ist doch sicher Priester? Ich rieche die Herrschaften gegen den Wind.« Ich weiß nicht mehr, was ich darauf geantwortet habe. Die Neugier der Nonne jedenfalls war nicht gestillt. Sie schaute mich mitleidig lächelnd an. Mir kannst du viel erzählen! mochte sie denken. Laut sagte sie: »Das Krankenblatt haben Sie ja pfiffig angelegt. Im Bericht des Pathologen über die feingewebliche Untersuchung wird sicher auch nichts von der Gravidität stehen.«

Nein, ihr konnte ich nichts vormachen. Aber reden würde sie auch nicht, da war ich mir ziemlich sicher. Noch ahnte ich nur, warum. Ein dramatischer Auftritt sollte mir wenig später den Grund für ihre bedingungslose Loyalität mir gegenüber enthüllen.

Am Abend holte ein höchst aufgekratzter Priester die Frau seines evangelischen Kollegen ab. Er war nicht wiederzuerkennen und bedankte sich aufgeräumt für die gute Behandlung. Es hätte nicht viel gefehlt, und er hätte mir mitwissend zugezwinkert. Für solche Komplizenschaft aber bedankte ich mich nun wieder, und als Hochwürden zum Abschied jovial fragte, ob er den Bischof von mir grüßen solle, konnte ich mir die Bemerkung nicht verkneifen: »Gern! Aber vergessen Sie nicht, mich für ähnliche Fälle wie den Ihren höheren Orts weiterzuempfehlen!«

Ich habe von den beiden nie mehr gehört, aber richtig fertig bin ich mit der Geschichte auch nie geworden. Bei der Rechtslage Mitte der siebziger Jahre hätte ich ohne weiteres »Schwangerschaftsabbruch aus sozialer Notlage« ins Krankenblatt eintragen können. Juristisch wäre mir da nicht beizukommen gewesen, und der Bischof wäre wohl als letzter gegen mich vorgegangen, hatte ich doch eine auch für ihn unangenehme Affäre mit ärztlicher List unter den Teppich gekehrt. Nein, ich wollte vor allem der Frau helfen, die immer die schwächere ist in einem solchen Konflikt. Ich wollte sie vor peinlichen Nachforschungen schützen und ihr den Rückweg in ihre Familie nicht verbauen. Mit ihrem Fehler oder, wie sie sagte, mit ihrer »Sünde« mußte sie selbst fertig werden.

Und ich mit dem unguten Gefühl, daß mein »Edelmut« nicht frei war von Dünkel dem gestrauchelten Geistlichen gegenüber.

Daß ich juristisch auf der sicheren Seite war, wußte ich von einem anderen Fall, in dem ich keine Ausflüchte für den Schwangerschaftsabbruch brauchte: Bei einer meiner langjährigen Patientinnen hatte unser Urologe eine aufwendige Röntgenuntersuchung durchgeführt, weil sich ein Nierenstein oder Harnleiterstein nur schwer lokalisieren ließ. Die Routinefrage nach dem Termin der letzten Regelblutung hatte er im Eifer der Untersuchung anscheinend vergessen, und es stellte sich erst im nachhinein heraus, daß sich die Frau nur wenige Tage vor der Menstruation befand, als die Röntgenaufnahmen gemacht wurden. Die Regelblutung blieb dann aus, die Patientin war alarmiert und bat um einen Schwangerschaftstest, der auch prompt positiv ausfiel. Der Urologe riet ihr dringend zu einem Schwangerschaftsabbruch aus kindlicher (eugenischer) Indikation, weil eine massive Schädigung der Leibesfrucht durch die Strahlenbelastung nicht ausgeschlossen werden konnte.

Die verstörte Frau fragte mich um Rat, doch leider konnte ich ihr keinen anderen geben. Schweren Herzens entschloß sie sich zu dem Eingriff, der dann in meinem OP komplikationslos über die Bühne ging und im Operationsjournal auch offen als Schwangerschaftsabbruch aus dem besagten Grund festgehalten wurde.

Für mich Routine und ärztlich ohne Alternative, war mir der Vorfall schon fast entfallen. Da läutete eines Tages ein von mir sehr geschätzter katholischer Geistlicher bei mir an und erkundigte sich angelegentlich nach der Patientin. Ich war etwas perplex, doch die Erklärung folgte sogleich: »Die junge Frau ist bei mir zur Beichte gewesen«, sagte der Priester. »Sie wird mit der Schuld der Abtreibung, wie sie sagt, nicht fertig und hat um die Absolution gebeten. Ich habe sie ihr erteilt und ihr auch gleich vergeben«, ergänzte er ironisch, »daß Sie Ihren Namen genannt hat.«

Ich murmelte etwas von Verletzung des Beichtgeheimnisses, und fragte: »Und warum erzählen Sie mir das, Pater?«

Seelenruhig erwiderte er: »Aus Gewissensgründen. So wie Sie Ihrem ärztlichen Gewissen gefolgt sind, als es um die Bewahrung Ihrer Patientin vor Schaden ging, so möchte ich nun Sie schützen. Sie müssen damit rechnen, daß die Dame nicht nur bei der Beichte darüber spricht. Ich meinerseits habe mich über das Beichtgeheimnis hinweggesetzt, weil hier mein christliches Gewissen sprach. Und das ist, Sie kennen ja sicher den Ausspruch von Thomas von Aquin, letzte Instanz für verantwortliches Handeln. Machen Sie's gut, Doktor!«

Angst vor etwaigem Gerede hatte ich zwar nicht, doch die Gewissensnöte der Patientin und mein Erlebnis mit dem ökumenischen Liebespaar von der Nordseeinsel brachten mich immer wieder ins Grübeln. Ich sprach darüber mit dem Schriftsteller Heinrich Böll, der für mich, wenn ich der Amtskirche nicht recht folgen mochte, eine Art katholische Instanz für Moral war. Er hörte sich meine Geschichten an. Die Frage der Strahlenbelastung, wehrte er ab, könne er ja gar nicht beurteilen. Und was die

Insel-»Romanze« angehe, so höre sich die für ihn reichlich konstruiert an. Nein, davon wolle er auch nichts wissen. Er glaubte mir einfach nicht, und ich konnte ihm das nicht einmal verübeln; hätte mir jemand Vergleichbares erzählt, hätte mich seine blühende Phantasie sicher auch mehr beeindruckt als die angebliche Problematik.

Diese hätte für mich sehr konkret werden können, wenn die Patientin, wie von ihrem Beichtvater befürchtet, geredet hätte. Es blieb aber alles ruhig. Aufgrund der Warnung hatte ich mich jedoch rechtlich beraten lassen und erfahren, daß die beiden Abtreibungen sozusagen in eine juristische Schwebesituation gefallen waren. Der Gesetzgeber hatte den Schwangerschaftsabbruch bis zur 12. Woche legalisiert, also eine generelle Fristenlösung eingeführt. Dagegen lief ein Normenkontrollverfahren beim Bundesverfassungsgericht, über das noch nicht entschieden war. Nach der Entscheidung wären die genannten Fälle längst abgeschlossen, so daß sie von der Nachbesserung des Gesetzes aufgrund des höchstrichterlichen Urteils nicht mehr betroffen waren. Die Novelle vom 18. Mai 1976 verlangte, daß schwangerschaftsbeendende Maßnahmen nur nach ausführlicher Beratung der Patientin über die damit verbundenen sozialen und ethischen Fragen eingeleitet werden durften. Dann erst war und ist der erforderliche Eingriff straffrei (und kassenfähig) nach einer der vier Indikationen: soziale Notlage, psychische Unzumutbarkeit, medizinische (eugenische) Gründe, kriminologische (ethische) Rechtfertigung (Schwangerschaft nach einer Vergewaltigung).

Nach diesem Urteil gaben sich beide Parteien als Sieger aus: Die konservativen Kläger sahen sich als Retter des Abendlands vor den »roten« Manipulationen am Wertekanon, die Regierung demonstrierte demokratische Reife durch sorgfältige Übernahme der vom Gericht geforderten Maßstäbe und schwieg ansonsten, denn was hatte sich schon geändert? Die »Beratung im

Schwangerschaftskonflikt« erschwert den Weg zu einer legalen Abtreibung nur formal, denn sie soll vom ärztlichen oder psychologischen Berater nur »non-direktiv« geführt werden. Die Schwangere darf weder zum Abbruch noch zum Austragen der Schwangerschaft gedrängt werden. Und selbst wenn die beratende Stelle keinen der vier Gründe für eine Indikation entdecken kann, wird sie im Ernstfall der Schwangeren den für einen Abbruch erforderlichen Schein nicht vorenthalten können. Die Indikationenlösung ist im Grunde nur eine aufwendig bemäntelte Fristenlösung.

Das war den Klägern damals bewußt, wie auch den an der Schwangerenberatung maßgeblich beteiligten Kirchen. Die Politiker aber mochten nicht erneut zurückrudern; sie fürchteten das Votum der weiblichen Wähler und sahen sich zudem nach der Wiedervereinigung der sehr liberalen Regelung der einstigen DDR gegenüber – mehr als eine allmähliche Übertragung der westdeutschen Indikationenlösung war da kaum durchsetzbar. Die Kirchen wiederum haben nur die Wahl zwischen Teufel und Beelzebub: Steigen sie aus der Beratung aus, verlieren sie den letzten, obschon nur noch winzigen Einfluß und ziehen sich zudem den Vorwurf zu, Frauen in einem schweren Konflikt allein zu lassen. Bieten sie weiterhin die Beratung an, die in 80 000 Fällen alljährlich eben doch mit dem »Schein« endet, bröckelt ihre Glaubwürdigkeit als Verteidiger des Lebens.

Rom setzte da auf den klaren Schnitt und bat 1998 in einem päpstlichen Schreiben die deutschen Bischöfe um Ausstieg aus der Beratung. Ausgesprochene Traditionalisten, um nicht zu sagen Fundamentalisten, begrüßten das, während die Mehrheit eher dazu neigt, die Beratung beizubehalten, den »Schein« aber nach einer Übergangsfrist nicht mehr auszustellen. Das freilich wird die Beratung austrocknen und sie zudem um die staatliche Unterstützung bringen. Letztlich wäre das dann doch der Rückzug aus der Beratung. In der evangelischen Kirche gibt es solche

Überlegungen nicht, doch ist auch hier die getarnte Fristenlösung nicht unumstritten. Mancher mag hoffen, daß Entlastung von wissenschaftlicher Seite kommt, denn was menschliches Leben ist und wann es beginnt, darüber streiten die Gelehrten. Ob sie allerdings je zu gemeinsamer Sprache finden, darf beim babylonischen Durcheinander der Disziplinen und Standpunkte füglich bezweifelt werden.

Darauf können Politiker, Juristen und Ärzte natürlich nicht warten. Sie müssen praktikable Wege auch ohne letzte definitorische Sicherheit finden. Daß dafür auch das Gewissen kein Maßstab sein kann, lernte ich als Mitglied einer Kommission, die sich im Auftrag des Bundestages mit den Folgen des 1976 novellierten Paragraphen 218 beschäftigen sollte. Die Beliebigkeit der in vielen Fällen angegebenen Indikationen für einen Schwangerschaftsabbruch kannte kaum Grenzen. Vor allem die »soziale Notlage« erwies sich als ein Gummibegriff, der von fehlendem Mobiliar bis hin zu gefährdeten Plänen für eine von langer Hand vorbereitete Weltreise reichte. Darüber hielt sich in der Kommission niemand mehr auf, hatte sie doch (neben dem Sammeln von Spesenbelegen) genug mit statistischen Erhebungen zu tun. Wir klassifizierten nicht nur die angegebenen Indikationen, sondern auch die Methoden des Abbruchs und die dabei aufgetretenen Komplikationen und richteten ein Abortregister beim Statistischen Bundesamt ein.

Mich interessierten vor allem die medizinischen Probleme, die bei den Abbrüchen vorkamen. Das konnten einige Kommissionskollegen gar nicht verstehen, die offenbar annahmen, daß mit der Legalisierung auch das gesundheitliche Risiko für die Schwangere verschwände. Das Gegenteil war richtig: Natürlich gab es eine Verbesserung, verglichen mit den halbseidenen Methoden der illegalen Engelmacherinnen und den untauglichen Selbstversuchen mit Stricknadeln, Vollrausch oder Achterbahnfahren. Aber problemlos war die Sache noch längst nicht. Die deutschen Gynäkologen hatten ja nie den kunstgerechten Abbruch üben können und hinkten ihren amerikanischen oder skandinavischen Kollegen meilenweit hinterher. Ausschabungen wegen Blutungen, na gut, die waren auch hierzulande Routine, und die Beendigung eines spontanen Aborts mittels Kürette beherrschten wir auch.

Abtreibungen sind aber etwas anderes, die muß man wie jedes Handwerk lernen. Mir kam die Erfahrung mit der Vaginalchirurgie zugute, beispielsweise die sogenannte vaginale Sectio bei fortgeschrittenen Abbrüchen. Doch auch ich mußte lernen.

Die Komplikationsrate war anfangs sehr hoch: Fieber, Eileiterentzündungen, Verletzungen bis hin zu Sterilität, ja im ersten Jahr kam es sogar zu sechzehn Todesfällen bei rund hunderttausend Schwangerschaftsabbrüchen. Jetzt erst wachten auch die Kollegen in der Kommission auf und beauftragten mich und den Mainzer Medizinalstatistiker Siegfried Koller mit der Erfassung der entsprechenden Daten. Auf dieser Basis konnten wir eine intensive Schulung der Gynäkologen durchsetzen. Viele hatten sich schon selbst in den USA umgesehen, wo das Prinzip »Abortion on demand« (Abtreibung auf Wunsch) gilt und der medizinische Standard auf diesem Gebiet besonders gut entwickelt ist. Inzwischen haben die deutschen Praxen und Kliniken ähnliche Routine, denn trotz aller Aufklärung, trotz Antibabypillen, Spiralen und Kondomen bleibt die Quote unerwünschter Schwangerschaften doch erschreckend hoch. Und wenn eine Frau den Abbruch wirklich will, bekommt sie ihn auch in Deutschland ohne große Probleme.

Probleme aber gibt es nicht selten danach. Es stellen sich Schuldgefühle ein, die bis hin zu massiver Bindungsscheu und psychosomatisch induzierter Sterilität führen können. Doch auch ohne diese seelischen Komplikationen bleibt Abtreibung immer unerfreulich, und ich habe nie begriffen, warum andere Lösungen so wenig gefragt sind. Es gibt oder gäbe sie nämlich.

In den USA beispielsweise – dorthin führt auf fast allen medizinischen Gebieten der Weg immer wieder – können Frauen bei sogenanntem »menstrual delay« (Menstruationsverspätung) ohne Schwangerschaftstest auf bloßen Verdacht hin eine Absaugung vornehmen lassen, die ohne Betäubung möglich ist. Ich regte eine solche Möglichkeit in der Bonner Expertenrunde an, stieß aber auf Ablehnung, weil man eine Schwangerschaft nicht abbrechen könne, die möglicherweise gar keine sei. Ein Zirkelschluß, den ich ebensowenig verstehe wie die geringe Akzeptanz medikamentöser Möglichkeiten.

Es gibt sie ja längst, die »Pille danach«. Dabei handelt es sich um Östrogenpräparate, die bis zu zweiundsiebzig Stunden nach einem ungeschützten Beischlaf eine etwaige Schwangerschaft zuverlässig beenden. Doch da gilt das eben Gesagte. Noch massivere Vorbehalte bestehen gegen die »Abtreibungspille« RU 486. Das vom Franzosen Étienne-Émile Baulieu am Nationalen Institut für Gesundheit und medizinische Forschung (INSERM) für die Firma Roussel-Uclaf (daher das Kürzel RU), einer Tochter des deutschen Hoechst-Konzerns, entwickelte Mittel (Mifepriston) ahmt natürliche Vorgänge nach. Ein antigestagenes Hormon löst eine Schwangerschaft bis zur achten Woche nach der letzten Regelblutung aus der Gebärmutter ab. Es kommt zu einem Mangel des Schwangerschaftsschutzhormons Progesteron, das sich sonst mittels eines Rezeptors an die Muskelzellen des Uterus anheftet. Nach der Einnahme von RU 486 sind die aber vom Antigestagen besetzt. Der Mangel löst eine Fehlgeburt aus.

Baulieus Mittel wurde in französischen Kliniken bei hunderttausend Frauen in einer gut kontrollierten Studie erfolgreich getestet. Nur in wenigen Einzelfällen kam es zu Blutungen, ansonsten beendete RU 486 die Schwangerschaften komplikationslos und wurde entsprechend begeistert von der Fachwelt aufgenommen. In Frankreich, wo jeder Schwangerschaftsabbruch nach der

10. Woche strafbedroht ist, hat sich die »Abtreibungspille« etabliert, bei uns kommt sie wegen des strikten Beratungsgebots als unerwünschte Erleichterung des Schwangerschaftsabbruchs nicht zum Zuge.

Inwieweit die Zulassung hintertrieben wird, weil mit den »blutigen« Abtreibungen mehr zu verdienen ist, läßt sich nur vermuten. Ideal wäre das Präparat jedenfalls für die Entwicklungsländer, wo jährlich fast zweihunderttausend Frauen an unsachgemäßen Abtreibungsversuchen sterben. Doch noch scheitert der Einsatz in nennenswerten Mengen an ideologischen Hürden (vor allem in islamischen Gesellschaften), an den Kosten und an infrastrukturellen Defiziten.

Wir werden also weiter mit Abtreibungen leben müssen, ja vielleicht wird ihre Zahl bei uns noch wachsen. Die Rechtsprechung nämlich fördert den ohnehin kräftigen Trend zur Defensivmedizin, also zu Behandlungen, die den Arzt vor Schadensersatzforderungen bewahren.

Dazu zwei Beispiele aus jüngster Zeit: Ein Urologe, der die Sterilisierung eines Mannes nicht korrekt ausgeführt hatte, wurde zu Unterhaltszahlungen für das danach gezeugte Kind verurteilt. Ebenso erging es einem Genetiker, der einer Frau versichert hatte, ihr zweites Kind werde nicht an der erblichen Mißbildung leiden wie das erste. Auch er hatte geirrt und wurde regreßpflichtig gemacht, woran die Ausschöpfung des Instanzenweges bis hin zum Bundesgerichtshof (BGH) nichts änderte.

Die Folge dieses Urteils war ein Aufschrei in den Medien und eine breite Debatte darüber, ob ein Kind überhaupt ein »Schaden« sein könne. In Amerika wird da unbefangen mit dem Begriff des »wrongful life«, des verpfuschten Lebens, operiert. Bei uns scheut man vor solcher Terminologie zurück wegen der Nähe zum mörderischen Nazi-Begriff vom »lebensunwerten Leben«, und die Schadenersatzregelung fällt milder aus als in den USA. Die Rechtslage aber ist die gleiche.

Die andere, weniger deutliche Folge des Urteils wird in der Zementierung der Maxime bestehen: »In dubio pro abortu« (im Zweifel für die Abtreibung). Welcher Mediziner wird sich noch dem Risiko aussetzen, im Extremfall eine ganze Schar von Zahlkindern aufzuziehen?

Vor hundert Jahren stellte der Frauenarzt Johann Friedrich Ahlfeld (1843–1929) fest, »daß auch in den Praxen der gesuchtesten Gynäkologen Fälle, die zur Ausführung des künstlichen Abortes Anlaß geben, immer sehr selten zu sein scheinen«. Das mag an Unaufgeklärtheit, Angst, Vorurteilen und am herrschenden Patriarchat gelegen haben, sicher aber auch am weniger gedankenlosen Umgang mit Sexualität und Leben. Im Zeitalter des Tabubruchs und der Schlacht um Quoten aller Art haben wir inzwischen Beachtliches geleistet in der Degeneration von Liebe zu bloßer Erotik, von Erotik zu nackter Sexualität und von Sexualität zu mechanistischem Sex. Dieser Prozeß kommt mir vor wie die Gegenbewegung zur Emanzipation der Frau, denn hier dominiert immer stärker das männliche Lustprinzip, das wenig Rücksicht nimmt auf die komplexeren Bedürfnisse der weiblichen Psyche und auch der weiblichen Sexualität.

Die Pille und die immer weitere Liberalisierung der Abtreibung nahmen die Furcht vor unerwünschten Schwangerschaften mit ihren sozialen Folgen. Das wirkte befreiend für die Frauen. Es förderte aber auch den Trend zum Fast-food-Sex, bei dem die Frau als bloßes Lustobjekt fungiert. Und jetzt wird eine weitere Bremse im Ausleben des Männlichkeitswahns gelockert.

Schon in meiner Zeit als Assistenzarzt in Düsseldorf haben wir Befragungen nach der Häufigkeit von Sexualkontakten durchgeführt. Dabei ergaben sich erhebliche Differenzen zwischen den Angaben von Frauen und Männern. Während unsere Patientinnen von einem eher gemäßigten Ehe- und Liebesleben berichteten, war die Spezies Sexualprotz unter Männern weit verbreitet. Als redeten sie von den Pferdestärken ihres Autos, berichteten sie Fabeldinge von Dauerbrünstigkeit und allzeit bereit. Ein richtiger Mann definiert sich scheint's über die Potenz, mit der es aber ein eigen Ding ist. In Gesprächen mit Urologen unseres Krankenhauses erfuhr ich von der Seuche Impotenz, die in einer Weise grassiert, die Männer nicht wahrhaben wollen. Auch Patientinnen sprachen manchmal darüber, aber ebenfalls ungern. Selbst sie schienen es als Makel zu empfinden, keinen »Vollmann« zu haben. Oder befürchteten sie, die Schuld könne bei ihnen liegen nach dem gern gebrauchten Spruch: »Es gibt keine impotenten Männer, sondern nur ungeschickte Frauen«? Psychologen suchen und finden jedenfalls in einem Großteil der Fälle die Ursache für Impotenz in Partnerproblemen, an denen freilich keineswegs immer die Frauen schuld sein müssen.

Hinzu kommen viele Männer, bei denen ungelöste Konflikte die Libido hemmen oder bei denen Scham und Schuldgefühle zu hohe Barrieren für ein erfülltes Sexualleben aufgerichtet haben. Organische Ursachen liegen bei jungen Männern seltener, bei älteren und alten natürlich vermehrt vor. Man spricht dann von erektiler Dysfunktion aufgrund unzureichender Blutversorgung der Schwellkörper des Penis. Eine Erektion kommt nicht zustande, der Geschlechtsverkehr kann nicht ausgeführt werden, weil eine Einführung des Gliedes in die Scheide nicht gelingt. Oft liegt das an arteriosklerotischen Einlagerungen in den blutzuführenden Gefäßen, einfach ausgedrückt an Verkalkung. Auch Medikamente wie Beta-Blocker gegen Bluthochdruck oder Mittel gegen Magengeschwüre, Psychopharmaka oder Appetitzügler können die Blutzufuhr so hochgradig vermindern, daß eine Impotentia coeundi eintritt, so der Fachbegriff für die erektile Unfähigkeit zum Beischlaf. Impotenz kann auch Folge von Prostataoperationen oder von schwerem Diabetes sein.

Eine Erektion entsteht im Gehirn. Sie ist Antwort auf eine sexuelle Stimulation, wobei die direkte körperliche Stimulation durch einen Partner natürlich die intensivste Form darstellt. Es ergeht dann Befehl an den Körper, einen Botenstoff (Guanosinmonophosphat, GMP) auszuschütten, der vermehrte Blutzufuhr in die Schwellkörper auslöst. Feind dieses Botenstoffs ist das Enzym Phosphodiesterase, das ihn spaltet und die GMP-Wirksamkeit herabsetzt. Erst wenn die Botenstoffproduktion die Enzymwirkung übertrifft, kommt es zur Erektion. Findige Forscher des US-Pharmakonzerns Pfizer haben bei der Suche nach einem Herzmittel auch mit einem Wirkstoff namens Sildenafil experimentiert und entdeckt, daß er besagtes Enzym blockiert, NO, also Stickstoffmonoxyd freisetzt, so daß der Botenstoff seine erektile Botschaft ungehindert in ausreichender Menge an die richtige Adresse leiten kann.

Nach ausführlichen Tests mit 4500 Probanden schufen die Pharmadesigner auf der Basis von Sildenafil ein Medikament namens Viagra, das von vielen als die neue Wunderpille gepriesen wird.

Das Wirkprinzip, die Freisetzung von NO, ist nicht neu. Es gibt schon lange die wenig bekannte und in aller Stille praktizierte Anwendung von NO. Das sind die Schnüffler, die auf dem Nachttisch im Schlafzimmer eine Flasche mit Nitratverdünnern stehen haben, mit denen im Haushalt farbverschmierte Pinsel gesäubert werden. Das Schnüffeln an der Flasche zum »richtigen Zeitpunkt« hat die gleiche Wirkung wie die Pille aus Amerika. Von der gleichzeitigen Anwendung von Viagra und dem Schnüffeln an Nitratverdünnern oder der medizinisch gebotenen Einnahme von Nitrospray und Nitrolingual haben die klinischen Pharmakologen in den Vereinigten Staaten gewarnt: Die gefäßerweiternde Wirkung kann so intensiv ausfallen, daß das Herz alter Herren aufhört zu schlagen. Die Erektion findet dann beim Toten statt.

Bei richtigem Gebrauch muß Impotenz von Stund an nicht mehr Schicksal sein, jedenfalls für die meisten Männer nicht – wenn sie über das nötige Kleingeld verfügen. Unter dreißig Mark pro Tablette ist Viagra nicht zu haben.

Doch die Konkurrenz schläft nicht: Mit neuen Präparaten anderer Firmen ist zu rechnen, der unausweichliche Preiskampf wird das Penisdoping bald für alle erschwinglich machen.

Seitdem das Medikament von den US-Behörden und inzwischen auch in vielen anderen Ländern zugelassen ist, boomt nicht nur die Pfizer-Aktie, auch in den Talkshows, auf Kongressen der Sexualmediziner, in der Presse und an den Stammtischen gehen die Wogen hoch: Fluch oder Segen, das ist hier die Frage.

Manche befürchten, daß nun acht Millionen deutsche Männer, die bisher unter Impotenz litten, sich mit gigantischem Nachholbedarf auf die sexuelle Piste begeben, daß Frauen zu Freiwild werden, daß Sexualstraftäter sich als Opfer der Pille stilisieren, daß Ehen in die Brüche gehen, daß Treue ein Fremdwort wird, daß Sex zum Sport verkommt und daß die Zahl der unerwünschten Schwangerschaften und damit die Abtreibungsrate drastisch steigen werden.

Andere betonen hingegen, daß Viagra ein Segen für viele Beziehungen sein kann, daß es ja nur genommen werden wird, wenn tatsächlicher Bedarf besteht, daß Frauen nicht mehr nach ihrer Schuld an der Impotenz grübeln müssen. Wie auch immer, die Potenzpille ist da und wird ebensowenig wieder verschwinden wie die Anti-Baby-Pille. Und sie wird vermutlich eine ähnliche sexuelle Revolution auslösen.

Das Mittel hilft nämlich nicht nur impotenten Männern, sondern soll auch die sexuelle Erlebnisqualität heben. Ob auch für die Frauen, steht zu bezweifeln. Sie werden sich möglicherweise einer sexuellen Offensive gegenübersehen, die ihre Bedürfnisse in keiner Weise berücksichtigt. Sexualität und Liebe werden weiter entkoppelt. Nach Feministinnenansicht ist der Mann sowieso schon »schwanzgesteuert«, jetzt wird die Fixierung auf sein »Zentralorgan« bei vielen vielleicht endgültig zur fixen Idee. Gern schließe ich mich daher dem Vorschlag der »Spiegel«-Redakteurin Susanne Weingarten an, auch wenn er keine Chance haben wird: Viagra und andere Potenzmittel sollten nur an Frauen abgegeben werden, die dann selbst entscheiden können, ob sie »ihm« ein wenig nachhelfen wollen.

Doch zurück zum Abtreibungsproblem, das durch Viagra und künftige Potenzmittel neue Dimensionen annehmen könnte. Schon heute gehört der Schwangerschaftsabbruch nach einer Erhebung des amerikanischen Arztes David Grimes vom Abortions Surveillance Branch der US-Gesundheitsbehörde in Atlanta zu den weltweit häufigsten gynäkologischen Operationen. Sie ist damit eine gesundheitspolitische Herausforderung ersten Ranges und obendrein bei uns in Deutschland befrachtet mit ideologischem Ballast, der einer ruhigen Betrachtung des Problems im Wege steht. Das setzt schon mit der Frage nach dem Beginn des menschlichen Lebens ein, die höchst unterschiedlich beantwortet wird.

Die einen halten es mit den Dogmatikern, die menschliches Leben mit der Empfängnis beginnen lassen, die anderen mit dem Moraltheologen Franz Böckle, der 1976 auf einem Gynäkologenkongreß davon sprach, daß dieses Leben erst am 16. Tag nach der Befruchtung mit der Einnistung des Eies beginnt, wieder andere verlegen, in Einklang mit dem früheren Präsidenten des Bundesverfassungsgerichts, Wolfgang Zeidler, den Termin noch weiter nach hinten, da der wachsende Zellhaufen in der Frühschwangerschaft nicht als Mensch angesehen werden könne; es wüchsen ja auch Hefezellen.

Die meisten aber sperren sich wie die Mitglieder meiner Kommission ganz gegen die Debatte. Die da versammelten Experten waren ja zumeist Politiker, die Gesetze durchbringen wollten, Juristen, die nur rechtsförmige Definitionen interessierten, und Mediziner, die Richtlinien, aber keine philosophischen Konstrukte brauchen könnten.

Dabei ließe sich viel Zündstoff vermeiden, einigte man sich auf eine klare Festlegung, wann frühestens von menschlichem Leben gesprochen werden kann. Mir hat bisher noch am ehesten der Vorschlag des in Washington lehrenden Bochumer Bioethikers Hanns-Martin Sass eingeleuchtet. Ich traf ihn auf einer Tagung in Des Moines (Iowa), die der bei uns als »Abortionist« verteufelte Fritz K. Beller ausgerichtet hatte. Dort stellte Sass Theologen, Psychologen, Medizinern und Juristen seine These vor, nach der menschliches Leben siebzig Tage nach der Befruchtung beginne. Dann erste fange nämlich nach höchst genauen Untersuchungen des irischen Pathologen O'Rahili das Gehirn an zu arbeiten. Erst dann bilde sich beim Embryo Hirngewebe, und es entstünden Nervenverbindungen zwischen den fetalen Organen. Und erst die dadurch möglichen rudimentären kognitiven Funktionen machten den Menschen aus, der sich vorher von Zellansammlungen wie denen in Hefekulturen wesensmäßig nicht unterscheide.

Das stieß natürlich nicht nur auf Zustimmung. Die meisten Einwände aber waren nicht prinzipieller Natur, sondern nur Hinweise darauf, daß wir noch nicht über hinreichend präzise Meßmethoden zur Feststellung von Hirnströmen in so frühem Entwicklungsstadium verfügen. Darauf aber wird man nicht mehr lange warten müssen, so daß wir den Lebensanfang wie dessen Ende mit Hilfe der Hirnstromkurve definieren können.

1997 hat der Bundestag mit breiter Mehrheit den Tod (und damit die Möglichkeit zur Organentnahme) als Nullinie im EEG definiert, und es spricht eigentlich nichts dagegen, sie auch zur Ortung des Lebensbeginns heranzuziehen: Zeigen sich erste Ausschläge, haben wir es im ethischen Sinn mit einem Menschen zu tun, die erb- und vererbberechtigte Rechtsperson beginnt ohnedies juristisch gesehen erst mit der Geburt. Mit einer solchen Hirnstrom-Definition wäre die Freigabe des Schwangerschaftsabbruchs bis zur 10. Woche wie in Frankreich unproblematisch. Sie würde außerdem viele Frauen von nagenden Schuldgefühlen befreien.

Aber der christliche Glaube. Der ist seltsamerweise erst vor gut hundert Jahren zum Hemmschuh einer liberalen Regelung geworden. Bis 1854 galt in der katholischen Kirche, die ja den radikal konservativen Part spielt, als Beginn des menschlichen Lebens bei Knabenschwangerschaften der 60. und bei Mädchenschwangerschaften der 90. Tag. So abstrus, ja »sexistisch« diese geschlechtsspezifische Festlegung erscheint, sie ist allemal plausibler als die heutige Definition von der Zeugung als – pardon – Startschuß. Sie war Folge der Bulle »Ineffabilis Deus« (der unaussprechliche Gott), mit der im genannten Jahr die unbefleckte Empfängnis Marias dogmatisiert wurde. Wenn diese Empfängnis der Beginn der Menschwerdung Gottes war, kann menschliches Leben nicht später beginnen. Zwar ist bei Gott kein Ding unmöglich, Theologen aber sind da weniger flexibel.

Sie haben immer noch großen Einfluß auf den Zeitgeist, der freilich weht, wo er will. Es kann daher gut sein, daß mit dem rasanten Fortschritt von Medizin und Technik immer mal wieder eine Verschiebung der Lebensdefinition erforderlich wird. Momentan und sicher auch mittelfristig scheint mir der Sass-Vorschlag höchst erwägens- und politisch erstrebenswert.

KAPITEL 9

Schnüfflerlohn aus dem Opferstock

Konflikte, von sachlicher Auseinandersetzung bis hin zum Mobbing, gibt es in jedem Betrieb, natürlich auch in jedem Krankenhaus, und die kirchlichen machen da keine Ausnahme. Gerade der Friedfertigkeitsdruck aufgrund des christlichen Selbstverständnisses kann Gereiztheit steigern, wenn der eine Pharisäer dem anderen Pharisäerhaftigkeit vorwirft oder wenn Mitarbeiter ihre Rechtgläubigkeit wie eine Monstranz vor sich hertragen. Andererseits erleichtert die strikte Hierarchie in katholischen Einrichtungen die Konfliktlösung durch Weisungen von oben. Kam es zu Spannungen zwischen »meinen« Ärzten und Ärztinnen, so gelang mir meist rasch ein vernünftiger Ausgleich durch väterliche Ratschläge oder dienstliche Trennung der Streithähne. Über Beförderungen, Dienstpläne, Reisegenehmigungen, OP-Nutzung und dergleichen hatte ich allein zu bestimmen und somit einen weiten Gestaltungsspielraum.

Der endete freilich dort, wo das Revier des Pflegedienstes begann. Und deswegen waren Irritationen in der Zusammenarbeit von Ärzten und Schwestern immer besonders belastend, weil ich dann nur gemeinsam mit der Pflegedienstleitung handeln konnte. Ich hatte weder Einfluß auf die Einstellung von Schwestern noch auf ihren Einsatz. Natürlich konnte ich Bitten äußern, die Kollegin Oberin aber, stets eine Nonne, mußte sie keineswegs erfüllen. Schwestern waren anders als heute knapp und genauso wie heute überlastet. Ständige Reformen – oder was die Verwaltung dafür hielt – zwangen sie zudem zu einem nervtötenden Papierkrieg, der Einsatzpläne immer wieder durcheinanderbrachte und der Pflegedienstleitung selbst bei gutem Willen die Hände band. Um so intensiver bemühte ich mich um gute Beziehungen zur Leitenden Oberschwester, die mir und den anderen Ärzten das Leben im Konfliktfall ganz schön schwer hätte machen können.

Ohne Differenzen aber ging es natürlich auch hier nicht ab. Das brachten schon die völlig anders gelagerten Interessen mit sich. Während ich mich über den freien Ton zwischen den Assistenzärzten und den jungen Schwestern und den noch jüngeren Schwesternschülerinnen freute, sah die Oberin die Duz-Vertraulichkeiten mit gemischten Gefühlen. Es blieb ja oft nicht dabei. Dienstliche Freundlichkeit entwickelte sich manchmal zu privater Zuneigung, und die störte in den Augen der obersten Schwester den Dienstbetrieb. Vor allem in der Werbephase hatten die Betroffenen oft mehr Augen füreinander als für ihre Aufgaben, sprich: die Patientinnen. Damit war ich selbstverständlich auch nicht einverstanden, doch blieb ich geduldiger, weil für mich ein gutes Betriebsklima im Zweifel vor unbedingter Disziplin um ihrer selbst willen rangiert. Außerdem war ich nur für den männlichen Part zuständig, während sich die Oberschwester um die zarten Seelen der jungen Frauen und das moralische Renommee des Hauses sorgte.

Das führte so weit, daß sie zuweilen regelrechte Razzien im nahe gelegenen Schwesternwohnheim veranstaltete, weil sie dort einen Abgrund an Sittenlosigkeit vermutete oder weil ihr intrigante Schwestern Tips über allzu enge Beziehungen von dieser oder jener angehenden Pflegerin zu diesem oder jenem Jungmediziner gegeben hatten. Da wird wohl auch manches vorgefallen sein, das einem christlichen Haus nicht unbedingt zur Zierde gereicht hätte, wäre es ruchbar geworden.

Doch auch die allerhöchste Inventur förderte nie einen Arzt

unter irgendwelchen Schwesternbetten zu Tage. Verdächtig verrutschte Trachten oder ungemachte Betten aber hielten den Argwohn der Oberin wach. Die Lehrschwester, die unsere Krankenpflegeschule leitete, bestärkte sie manchmal darin. Dort nämlich unterrichteten auch jüngere Ärzte meiner Abteilung, die ab und an mehr als puren pädagogischen Eros an den Tag legten. Als einer obendrein etwas zu lange bei der Darstellung von Verhütungsmethoden verweilte, hielt es die Lehrschwester nicht länger in ihrer Schule. Sie kam zu mir, beschwerte sich über den Dozenten und forderte seine Ablösung. Da aber saß nun ich am längeren Hebel und lehnte das Ansinnen ab. Dem Kollegen riet ich allerdings, das Reizthema künftig nicht allzusehr in den Mittelpunkt seiner Ausführungen zu rücken.

Der in Rede stehende junge Mann hat sich offenbar daran gehalten oder es doch verstanden, die Schulleiterin zu besänftigen. Jedenfalls hörte ich lange nichts mehr über solchen »unkatholischen« Lehrstoff. Dafür las ich ein paar Monate später über ihn in der Zeitung.

Ich machte gerade ein paar Tage Weihnachtsurlaub, als mir eines Morgens an der Rezeption des Hotels die Überschrift in einem dort ausliegenden Boulevardblatt in die Augen stach: »Die Pille für Kinder?« oder so ähnlich lautete die grelle Zeile. Natürlich kaufte ich die Zeitung und mußte feststellen, daß der besagte junge Kollege sich in einem Interview über die Verschreibung von Ovulationshemmern an sechzehnjährige Mädchen keineswegs negativ zu diesem Thema geäußert hatte.

Heimgekehrt, fand ich eine frostig formulierte Bitte unseres Kuratoriumsvorsitzenden, also des zuständigen Bischofs, um persönliche Rücksprache vor. Ich hörte ihn förmlich zwischen den Zeilen wüten. Da der junge Kollege gerade keinen Dienst hatte und nicht erreichbar war, mußte ich, ohne ihn gehört und zur Rede gestellt zu haben, im bischöflichen Ordinariat antanzen.

Seine Exzellenz empfing mich im Beisein des Justitiars des Kirchenamts und wedelte sogleich mit der Zeitung, die er spitzfingrig von sich weghielt. Den leichten Ekel vor dem knalligen Blatt konnte ich ihm nachfühlen, nicht aber seinen alttestamentarischen Zorn über den zwar vorlauten, aber doch sehr tüchtigen Kollegen. Ehe ich etwas zu dessen Entschuldigung hätte sagen können, forderte der Bischof ultimativ: »Es versteht sich ja wohl von selbst, daß wir einen solchen Arzt in unserem Haus nicht weiter beschäftigen können. Ich bitte Sie, die nötigen Schritte zu unternehmen.«

Ich gab zu bedenken, daß wir uns ohne stichhaltigen Kündigungsgrund kaum von dem Mitarbeiter würden trennen können. Das Interview sei zwar weder mit mir noch mit dem Kuratorium abgesprochen worden, doch das rechtfertige allenfalls eine Abmahnung.

Jetzt mischte sich der Justitiar ein, der bei uns nicht von ungefähr den Spitznamen »Vorsitzender des Zentralkomitees« hatte: Das stimme vielleicht für den Normalfall, nicht aber im unsrigen, denn »kirchliche Einrichtungen sind Tendenzbetriebe, für die andere arbeitsrechtliche Regelungen gelten«. Öffentliche Äußerungen, die geeignet seien, das in einem solchen Betrieb unabdingbare Vertrauen in die Loyalität eines Mitarbeiters, noch dazu eines so exponierten, zu untergraben, reichten da allemal zur fristlosen Beendigung des Arbeitsverhältnisses. »Selbst Sie, Doktor, dürften sich solche Freiheiten nicht herausnehmen ohne Konsequenzen für Ihre Position«, fügte der Rechtsbeistand hinzu. Er wollte wohl schon mal die Folterwerkzeuge vorzeigen für den Fall, daß ich mich zu sehr für den mißliebigen Assistenzarzt einsetzte. Und zur Verdeutlichung legte er nach: »Wir haben sogar die Berufung einer Ihrer Laborantinnen in die Mitarbeitervertretung mit Hinweis auf den Tendenzschutz verhindert; die Dame ist nämlich geschieden.«

Da ich fachlich keinerlei Grund für eine Kündigung des jungen Arztes zu erkennen vermochte – und vielleicht auch ein wenig, weil der Kollege als Flüchtling aus der damaligen Tschechoslowakei mit unseren Empfindlichkeiten noch nicht so ganz vertraut sein konnte –, habe ich es abgelehnt, der Beendigung des Arbeitsverhältnisses zuzustimmen. Das half zunächst nichts, denn nun wurde die Entlassung sozusagen par ordre du mufti, sprich: vom Bischof persönlich verfügt. Natürlich klagte der Betroffene dagegen, und ich habe ihm mit der Betonung seiner fachlichen Kompetenz als Zeuge vor dem Arbeitsgericht vielleicht ein wenig helfen können. Jedenfalls gewann der junge Mann den Prozeß und blieb bis zum Auslaufen seines Vertrags bei uns. Der Bischof grollte mir noch eine Weile, doch Rachsucht gehörte nicht zu seinen Schwächen. Bald schon konnte er über den Konflikt wieder lachen und Leute, die mir bei Konferenzen widersprachen, scherzhaft warnen: »Vorsicht, der Doktor ist mit allen juristischen Wassern gewaschen!«

Nicht nur zu inniger Kontakt zwischen einigen Ärzten und Schwestern kann Sand ins klinische Getriebe streuen. Auch und gerade das Gegenteil, nämlich zu wenig Kommunikation, schafft Probleme. Es sollte ja beiden, Schwestern wie Ärzten, vor allem anderen um das Wohl der Patienten gehen, und das gerät in Gefahr, wenn die eine Hand nicht weiß, was die andere tut oder beabsichtigt. Natürlich trifft dieser Vorwurf vornehmlich die Ärzte, die ja die Behandlungsstrategie festlegen und die Schwestern entsprechend informieren müssen. Seltsamerweise aber hapert es hier oft, und Entschuldigungen wie Termindruck oder gar angebliche Unabkömmlichkeit sind nur vorgeschoben. Eher ist es so, daß Ärzte ungern ihr Herrschaftswissen teilen, lieber ihre Unnahbarkeit pflegen und es für selbstverständlich halten, daß die Schwestern hingeworfene Bemerkungen richtig interpretieren.

Solche Arroganz bekommen auch die Patienten zu spüren, die

vor einem chirurgischen Eingriff aufzuklären sind. Dieses Gespräch findet natürlich immer statt, aber nicht selten mit der Pose: »Sie verstehen das sowieso nicht!« und manchmal nur husch-husch am Vorabend. Viele erklären die Operation zudem nicht einmal mit eigenen Worten, sondern mittels Formular, das zur Dokumentation gedacht ist. Anschließend wird der ohnehin verängstigte Kranke zur Unterschrift gedrängt. Kein Wunder, daß dann so manche Patienten oder Angehörigen bei ausbleibendem Behandlungserfolg den Klageweg beschreiten, vor allem wenn sie einigermaßen rechtskundig sind oder eine Rechtsschutzversicherung haben. In ihrer Erbitterung über solchen – in ihren Augen – Undank vergessen Ärzte gern, daß es erst durch ihre Kommunikationsverweigerung zu diesem Konflikt gekommen ist. Er wäre selbst noch nach einem wenig geglückten Eingriff oder einer fehlgeschlagenen Therapie zu vermeiden, wenn der behandelnde Arzt die Größe aufbrächte, einen Fehler, eine falsche Einschätzung oder das Mißlingen einer Maßnahme einzugestehen. Ich habe mehrfach erlebt, daß Patientinnen auf solche Entschuldigungen eher mit Trost als mit forensischem Vorgehen reagiert haben.

Viel Ärger im Umgang mit den Schwestern und den Patienten macht auch terminologisches Durcheinander. Es gibt ja für zahllose Befunde und therapeutische Vorgehensweisen mehr als einen Begriff, und jeder hat da seine Vorlieben, die er ohne weitere Erläuterungen pflegt. Da spricht der Chefarzt bei der Visite von einem »Uterus myomatosus« und meint damit eine gutartige Muskelgeschwulst der Gebärmutter, woraufhin wenig später der Stationsarzt bedenklich sein weises Haupt schüttelt und etwas von einem »Fibromyom« murmelt und damit denselben Befund beschreibt. Die Patientin fürchtet nun, eine weitere Krankheit zu haben und gerät vollends in Panik, wenn dann noch zusätzliche Medikamente verordnet werden.

Diese babylonische Sprachverwirrung steigert noch der angeblich so »coole« Gebrauch englischer Termini wie »small for date« bei einem in der Entwicklung zurückgebliebenen Neugeborenen oder »Toxämia«, wenn eine Schwangerschaftsgestose gemeint ist. In diesem, englisch gesagt, Higgle dy-piggle dy (Durcheinander) finden sich auch erfahrene Schwestern oft nicht zurecht und bestärken mit ausweichenden Antworten auf entsprechende Fragen die Furcht der Patienten.

Eigentlich, so dachte ich anfangs, dürfte es dem Ärztekollegium einer Klinik nicht schwerfallen, sich auf eine verbindliche und einheitliche Sprachregelung zu einigen. Doch ich mußte erleben, daß die Bemühungen darum zu wiederholten Malen in Ansätzen steckenblieben. Zum einen gibt es immer eine gewisse Fluktuation, und die Neuen bringen stets neue Vokabeln mit, zum anderen ändern Menschen gerade ihre Sprachgewohnheiten besonders ungern, weil sie ihnen in Fleisch und Blut übergegangen sind. Erst als uns die elektronische Datenverarbeitung zu einheitlichen Textbausteinen für die Krankenblätter zwang, beugten sich alle der so praktischen Normierung. Für jede Diagnose hatten wir bestimmte Versatzstücke, und jede Beschreibung des sogenannten Operationssitus begann stereotyp so: »Bei der Eröffnung der Bauchhöhle bietet sich folgender Befund …« Aus einer Liste wählte dann der Operateur per Wortprozessor die Bausteine, die am genauesten die Lage beschrieben, für frei formulierte Besonderheiten war ausreichend Platz.

Ich war richtiggehend stolz auf unser System, das uns von den mehr oder meist weniger ausgeprägten Formulierungskünsten der Ärzte unabhängig machte. Eine Kopie des Operationsberichts bekam die Patientin mit, so daß ihr behandelnder Arzt schnell Bescheid erhielt und zeitraubendes Anfordern des Berichts entfiel. Auch die Patientin war nun genau darüber im Bilde, welchen Eingriff sie hinter sich hatte. Früher waren viele mit ein paar Bemerkungen abgespeist worden und hatten nicht genauer nachzufragen gewagt. Ein unguter Zustand, denn Unsicherheit beeinträchtigt die Heilung. Gewiß, manche Frau wüßte vielleicht lieber nicht so genau, was und wo geschnitten worden ist. Doch zur Lektüre des Berichts wird ja auch niemand gezwungen. Jede muß wissen, was sie verkraftet. Mehrheitlich jedenfalls wurde der Service dankbar begrüßt, von den Patientinnen wie von ihren Ärzten in der Praxis.

Auch ein weiteres Kommunikationsproblem geht vornehmlich aufs Konto der Ärzte: In Kliniken herrscht höchst selten oder nie Beschaulichkeit, meist diktieren enge Termine das Tempo, das zu Zeiten sogar in Hektik ausartet. Kommen dann unvorhergesehene Fälle hinzu, dauert eine Operation mal eine Stunde länger als geplant, fallen Kollegen wegen Krankheit aus, oder gibt es Ärger mit irgendwelchen Behörden, dann geraten Zeit- und Behandlungspläne ins Schwimmen. Das ist sogar eher die Regel als die Ausnahme. Auch wenn es meist nur zu ganz banalen Pannen kommt, gewinnen die Patienten leicht den Eindruck, das Chaos regiere im Krankenhaus: Röntgenbilder, die sonst immer störend herumlagen, sind bei Bedarf unauffindbar, Laborbefunde dito. Die Medikamentenausgabe verzögert sich drastisch, obwohl der Arzt doch pünktliche Einnahme eigens angemahnt hat. Und der frisch Operierte findet statt der angeordneten Magenschonkost eine dampfende Terrine Erbsensuppe auf dem Nachttisch.

Ja, daran sind meistens die Ärzte schuld: Sie machen ihre postoperative Morgenvisite ohne Schwestern, weil die in der Frühe wahrlich anderes zu tun haben und auch weil alles mal wieder brandeilig ist. Die Ärzte hinterlassen nach der Blitzvisite allenfalls gekritzelte oder gar nur mündliche Weisungen, womöglich sogar bloß dem frisch Operierten gegenüber, und verschwinden für Stunden in die Unerreichbarkeit des OP. Die Schwestern stehen dann leicht belämmert da und dürfen raten, was die Hieroglyphen auf dem Zettel oder die Wiedergabe der Arztäußerungen durch die Patienten bedeuten. Solche Informationslücken teilen sich den Kranken mit, verbreiten ein Klima der Unsicherheit und führen zu gereizten Reaktionen. Ärger aber neigt zur Selbstvermehrung, so daß eine Spirale von Empfindlichkeit in Gang kommen kann. Schwestern haben ohnehin oft den Eindruck, von den Ärzten nicht ernstgenommen und auf jeden Fall zu wenig beachtet zu werden. Leider ist dieser Eindruck nicht immer falsch.

Daher habe ich, bevor ich die Krankenhausleitung in Hamburg übernahm, den Chef eines großen Allgemeinen Wiener Krankenhauses besucht, von dessen angeblich vorbildlicher Organisation der Patientenversorgung ich gehört hatte. Es stellte sich heraus, daß wirklich ein vorzügliches Klima in dem großen Spital herrschte, doch lag das mehr an der Verehrung für den Professor und an seiner hohen ärztlichen Kunst als an besonderen Informationssystemen. Auch litt der Herr Primarius – diese Anrede schätzte er besonders – nicht unter einer so dünnen Personaldecke wie mancher deutsche Kollege und mußte sich entsprechend weniger mit Engpässen herumschlagen.

Meine Frage, wie es in seinem Haus mit der Kommunikation zwischen Ärzten und Pflegekräften stehe, begriff er kaum: »Da braucht es doch keine eigenen Regeln, höchstens bei Visiten muß man einen gewissen geregelten Ablauf einhalten.« Wenn ich partout einen Rat wolle, dann habe er diesen für mich: »Man kann auch zuviel mit den Schwestern reden oder die Kommunikation, wie Sie es nennen, übertreiben. Das gibt bloß Eifersüchteleien unter den jungen Frauen.«

Ich habe mich nicht an den Rat gehalten und es einmal beinahe bereut. Aber eben nur beinahe. Im Prinzip bin ich immer gut damit gefahren, daß ich gerade das Gespräch mit den Schwestern und Pflegern gesucht habe. So habe ich zu Abteilungsbesprechungen immer die Stationsschwestern eingeladen und »meine« Ärzte dazu angehalten, ihre Anweisungen persönlich zu erläutern und durchaus auch schwesterlichen Rat anzunehmen. Die Schwestern kennen die Patienten besser, erfahren von ihnen auch Dinge, die den Ärzten nie gesagt würden. Noch immer nämlich dominiert Distanz zwischen Ärzten und Patienten, die sich Schwestern gegenüber viel ungezwungener äußern. Das reicht nicht selten bis hin zu medizinisch durchaus wichtigen Informationen etwa über die Verträglichkeit von Medikamenten oder Beschwerden, mit denen man den Arzt nicht behelligen will. Männer mögen da weniger Hemmungen haben, bei meinen Patientinnen aber ist solche Zurückhaltung nichts Ungewöhnliches gewesen.

Mit den Eifersüchteleien aber hatte der Wiener Kollege so unrecht nicht. Es besteht schon so etwas wie ein Wettbewerb um die Gunst des Chefs. Am meisten können sich darin natürlich immer die Oberschwestern der Privatstationen sonnen. Dort macht der Chef häufiger Visite, dort hält er öfter einmal einen Plausch bei einer Tasse Kaffee. Auch seine Launen hat er besser im Griff, denn hier vor allem verdient er sein Geld und zeigt sich daher von der Schokoladenseite. Die Schwestern wiederum geben sich auf der Privatstation entsprechend mehr Mühe, wollen durch Leistung auffallen und vor allem nicht auf eine der weniger vornehmen Stationen versetzt werden. Die Oberschwester der Privatstation, bei mir immer eine Nonne, genießt größeren Respekt als andere Stationsschwestern und wird natürlich auch beneidet um die Chefnähe. Das alles war mir durchaus bewußt, und ich gab mich hinsichtlich der Verehrung für mich keinen Illusionen hin. Ich war nicht beliebt, weil ich ein guter Chef war, sondern weil ich der Chef war. Krankenhausdenken funktioniert stets hierarchisch, und es hat nicht den Anschein, als würde sich daran je etwas ändern. Da nützt der ganze Reformeifer nichts, der den Kliniken so viel Ärger bereitet.

Für die ganz oben ist solche klare Gliederung ganz angenehm, je weiter man freilich hinabsteigt, desto mehr Frustration, Neid und Rivalität trifft man an. Chefs schauen da lieber weg und richten sich in ihrer Halbgöttlichkeit häuslich ein, verlieren leicht die Bodenhaftung und bemerken sich anhäufenden Zündstoff meist später als die, die dichter dran sind. Ich war da offenbar keine Ausnahme. Mir war es nur recht, daß sich die Ordensschwester auf meiner Privatstation vor Diensteifer fast verzehrte.

Dabei hätten die Alarmglocken schrillen müssen, als sich sogar meine Oberärzte über die »Hörigkeit« von Schwester Maria mir gegenüber lustig machten: »Die würde Sie am liebsten für sich ganz allein haben, und Sie merken die Anbetung nicht einmal.« Doch, doch, das entging mir natürlich nicht. Aber für die Kehrseite der Medaille hatte ich offenbar keine Augen. Und ich ließ sie mir auch nicht öffnen, als mir die Kollegen davon berichteten, wie die Ordensfrau die »freien« Schwestern schikanierte und unterdrückte. »Gut», räumte ich ein, »sie mag etwas herrschsüchtig sein, aber sie hält den Laden in Schwung und ist fachlich über jeden Zweifel erhaben. Nein, auf Schwester Maria kann und will ich nicht verzichten.«

Was gehen mich ihre diktatorischen Neigungen an? dachte ich eigensüchtig. Mich interessierte nur die enorme Tüchtigkeit der Nonne, die anscheinend keinen Feierabend kannte. Sie war immer da, auch wenn nachts neue Patientinnen zur Aufnahme kamen. Dann umsorgte sie die Frauen und deren Angehörige umsichtig, zuverlässig und ruhig. Sie erklärte, daß der Chef in wenigen Augenblicken eintreffen werde, bot den begleitenden Ehemännern oder sonstigen Verwandten Kaffee oder Wein an und verkürzte ihnen so die Wartezeit. Auch die Krankenwagenfahrer wurden nicht vergessen, bekamen belegte Brote oder gar ein Glas Bier. Als erstes hatte meine Oberschwester natürlich mich daheim alarmiert, so daß zwischen Aufnahme und meinem Auftauchen kaum je mehr als fünfzehn Minuten vergingen. Da fand ich dann meist eine ganz entspannte, wohl versorgte Runde im Wartezimmer vor, die schon vor Untersuchung und Behandlung die hohen Qualitäten meiner Klinik kennengelernt hatte. Das war alles keine Zauberei, aber geschicktes Marketing, das Schwester Maria virtuos handhabte.

Dazu gehörte auch ein freundlich-offener Umgang mit den Patientinnen. Manche, die von einem Freund begleitet wurden und trotz Schwangerschaft keinen Ehemann vorzuweisen hatten, schauten zunächst etwas bänglich, wenn sie die Nonne heransegeln sahen. Alle aber waren angenehm überrascht von Schwester Marias Vorurteilslosigkeit und ihrem Interesse am Wohlergehen der Patientinnen. Mir schien es manchmal sogar, als schätze sie die unverheirateten Lebensgefährtinnen prominenter Begleiter mehr als schlichte Ehefrauen. Ob das daran lag, daß sie selbst nur einen »himmlischen Bräutigam« hatte oder daran, daß die ehelosen Damen mondäner, daß sie spendabler oder daß sie interessanter waren? Letzteres kann eine große Rolle gespielt haben, denn Schwester Maria verstand es, rasch das Vertrauen der Frauen zu gewinnen und ihre nicht selten spannenden Lebensgeschichten zu erfahren. Die Ordensfrau war da so etwas wie ein Beichtvater-Ersatz, und sie hatte das ganz offensichtlich sehr gern. Wie auch immer: Schwester Maria war ein Aktivposten, der beim wachsenden Zulauf, den meine Abteilung auch wegen ihrer gekonnten Regie fand, nicht zu entbehren war.

Kein Wunder, daß ich darüber die Kritik der unterdrückten anderen Schwestern ebenso vergaß wie den Spott meiner Oberärzte. Eine häufig auftretende chefärztliche Sünde, die sich immer rächt. Daß Schwester Marias Aufgehen im Beruf nicht purer Selbstlosigkeit entsprang und auch nicht nur um meiner schönen Augen willen geschah, begann ich eines Tages zu ahnen.

Die Nonne kam zu mir und zeigte mir stolz ein Buch, das ihr der Lebensgefährte einer Patientin angeblich geschenkt habe. Ich staunte nicht schlecht, als ich darin nur Fotos schöner Frauen sah, die bis auf die Nonnenhaube splitterfasernackt waren und in anmutiger Haltung durch blühende Gärten schritten oder sich auf Ottomanen räkelten. Ich fragte mich, woher der Mann den Mut genommen hatte, Maria ein so anzügliches Geschenk zu machen. Er mußte bei den wenigen Besuchen mehr von ihren Schwächen erraten haben als ich in jahrelanger Zusammenarbeit. Noch mehr aber staunte ich über die Schwester, die geradezu gierig zusah, wie ich das Buch sichtlich verlegen durchblätterte. Sie hatte mein Erstaunen natürlich bemerkt und fragte, ob ich meine, Nonnen dürften nur Heiligenbilder anschauen. »Das nicht«, sagte ich und versuchte die richtigen Worte für mein Unbehagen zu finden. »Vielleicht aber«, ergänzte ich vorsichtig, »wäre ein anderes Buch angebrachter gewesen.«

Schwester Maria nahm das Buch wieder an sich, steckte es in eine ihrer weiten Taschen und entschied: »Sie verstehen halt nichts vom Leben der Ordensfrauen, Chef.«

Weit her damit war es bei ihr wohl auch nicht, denn Freundinnen hatte meine Oberschwester unter den anderen Nonnen der Kongregation des Heiligen Carl kaum. Es schlug ihr zwar nicht offene Feindschaft entgegen, die gibt es nach meinen Beobachtungen unter Nonnen nicht. Aber die Reserve, mit der ihr die Mitschwestern begegneten, grenzte daran. Man hörte da und dort schon mal hinter der Hand Kritik an der sehr freien Auslegung der Ordensregeln durch Maria, und es wurde gar nicht gern gesehen, daß sie so selten an der gemeinsamen Mittagstafel im Refektorium teilnahm oder daß sie Vespergebete versäumte, weil ihr der Dienst auf Station vorging. Offenbar hatte sich das bis zur Ordensleitung im Mutterhaus, dem »Politbüro«, wie wir frozzelten, herumgesprochen, denn meine oberste Pflegekraft wurde zuweilen dorthin zitiert.

Vielleicht wurde sie da nicht gleich einer Gehirnwäsche unterzogen, doch den Kopf dürfte die Priorin der allzu weltlich gesonnenen Nonne so manches Mal ordentlich gewaschen haben. Jedenfalls kam sie immer ein paar Takte verschlossener von den »Aussprachen« wieder und wich meinen Fragen nach den Gründen aus. Lange aber hielt die innere Einkehr nie vor; nach ein paar Wochen war Schwester Maria Gott sei Dank wieder ganz die alte. Munter und umsichtig schmiß sie den Laden nach meinem Gefallen.

Bis zu einem sonnigen Mittwochnachmittag. Der Tag hatte ganz gewöhnlich begonnen, und auch als mich Schwester Maria bat, sie gegen 16 Uhr mit dem Auto mitzunehmen, ahnte ich nichts Arges. Solche Bitten waren am Mittwoch nichts Ungewöhnliches, denn dann suchte sie öfter einen Jesuitenpater zur Beichte auf, und ich tat ihr gern den Gefallen, sie zu fahren, schon als kleine Anerkennung ihrer Tüchtigkeit. Nur der Ton ihrer Bitte klang dieses Mal etwas anders, es war fast ein Befehlston, der jeden Widerspruch ausschließen sollte.

Im Auto wurde die Schwester deutlicher: »Heute gehe ich nicht zur Beichte. Ich möchte, daß wir einen kleinen Spaziergang machen, ich muß etwas mit Ihnen besprechen.« Jetzt wurde mir doch ein wenig blümerant, denn das »etwas« hörte sich verteufelt nach etwas Unangenehmem an. Daher fuhr ich extra weit aus der Stadt hinaus und suchte für den gemeinsamen Gang ein abgelegenes Waldstück aus, damit mir nicht irgendwelche Bekannten über den Weg liefen und womöglich Zeugen einer Auseinandersetzung würden, die ich befürchtete.

Schwester Maria eröffnete die Unterhaltung, indem sie mir mitteilte, daß sie am morgigen Tag wieder einmal ins Mutterhaus einbestellt worden sei. Dieses Mal aber zu mehr als bloßer Abmahnung, sondern wohl zu einer »Charette«. Was das denn sei, wollte ich wissen. »So nennen wir in der Ordenssprache eine Strafversetzung, genauer Verbannung, obwohl das Wort eigentlich nur ›kleine Fuhre‹ bedeutet. Die Krankenhausoberin hat nämlich bei einer Durchsuchung meines Zimmers das Buch gefunden, das ich Ihnen vor einiger Zeit gezeigt habe. Sie war nicht nur erstaunt wie Sie, sondern hell empört. Und deswegen weiß ich genau, daß ich nie mehr werde zurückkehren können. Dann ist es aus mit der gemeinsamen Arbeit.«

Sie hatte Tränen in den Augen und sah mich hilfeflehend an, sie wußte ja, wie unentbehrlich sie sich mir gemacht hatte. Aber was hätte ich tun können, um die Charette abzuwenden? Ich konnte ihr doch nicht gut empfehlen, die Nonnentracht an den Haken zu hängen und als freie Schwester weiter bei mir zu arbeiten. Abgesehen von all den Komplikationen mit dem Orden und dem Bischof, unserem Kuratoriumsvorsitzenden, wäre eine verweltlichte Maria den anderen Schwestern gar nicht zuzumuten gewesen und von der Pflegedienstleitung auch nie akzeptiert worden.

Schwester Maria tupfte sich die Augen, riß sich zusammen und offenbarte mir, daß sie die Lösung schon parat hatte:»Ich verlasse den Orden und trete aus der Kongregation des Heiligen Carl aus, man mag mich da sowieso nicht. Dann kehren wir beide der Stadt den Rücken, und Sie richten im Bayerischen Wald eine Frauenarztpraxis ein. Die Gegend mögen Sie doch so gern.«

Das wußte sie von meinen Erzählungen über die schöne einsame Landschaft, wohin ich gelegentlich zum Wandern oder zum Skilanglauf fuhr. Aber zum Praktizieren? Die Idee war an sich schon absurd, aber daß ich dazu auch noch Familie, Klinik, Freunde und damit mein ganzes gewohntes Leben verlassen sollte, das schlug dem Faß den Boden aus.»Ich soll alles im Stich lassen, was ich mir aufgebaut habe?« fragte ich fassungslos.»Das ist ganz ausgeschlossen und nicht einmal vorstellbar.«

Die Nonne gab sich noch nicht geschlagen:»Das alles schaffen wir wieder. Und Ihre Familie? Die nutzt Sie doch nur aus! Erinnern Sie sich doch, wie Ihre Frau Sie unter Druck gesetzt und sich geweigert hat mitzugehen, als Sie seinerzeit die interessante Stelle in New York hätten bekommen können. Ich würde mich nie weigern mitzukommen. Ich gehe mit Ihnen, wohin Sie wollen.«

Am liebsten zum Traualtar, dachte ich, denn nun hörte ich die Nachtigall schon überdeutlich trapsen: Schwester Maria wollte mehr, wollte mich ganz für sich, wie die Oberärzte immer schon gespottet hatten. Schweigend drehte ich mich um und ging zum Wagen, die Stationsschwester folgte zögernd. Auf dem Rückweg zur Klinik sprachen wir beide kein Wort mehr.

Erst als ich Schwester Maria unweit des Krankenhauses die Wagentür öffnete und mich verabschiedete, erklärte ich ihr unmißverstehbar: »Sie haben anscheinend den Sinn für die Realität verloren, oder Sie sind krank. Gehen Sie mir aus den Augen, fahren Sie ins Mutterhaus oder sonstwohin. Mit mir gibt es keinen gemeinsamen Weg mehr, nicht zurück und schon gar nicht in den Bayerischen Wald.«

Die Autotür fiel ins Schloß, Maria verschwand. Ich habe sie nie wieder gesehen, und auch ihre Mitschwestern wußten nichts über ihren weiteren Verbleib. Vermißt wurde sie wohl kaum, ja es herrschte eine gewisse Erleichterung über den Abgang. Ich merkte zwar die Lücke, die entstanden war, doch nahm ich die als gerechte Strafe für meine Blindheit gern hin.

Aus purem Eigennutz hatte ich nicht sehen wollen, wie sich ein Mensch, der mir anvertraut war, in eine Scheinwelt verrannte.

Damit aber war der Kelch noch nicht geleert. Weitere bittere Tropfen mußte ich kosten, als ich an diesem Abend heimkam. Meine Frau berichtete, daß Schwester Maria angerufen und ihr gesagt habe, ich hätte eine Affäre mit einer Schauspielerin, einer früheren Patientin. Meine Stationsschwester habe mich nämlich von einem Privatdetektiv beobachten lassen. Nebenbei hatte sie meiner Frau auch gleich offen erklärt, woher sie das Geld für den teuren Schnüffler hatte: aus der Spendenbüchse für die

Muttergottes, die in der Klinik im Aufenthaltsraum für Besucher stand.

Maria schien in ihrer Rachsucht schon alles egal zu sein, auch daß sie sich mit solchen Enthüllungen ans Messer lieferte. Sie wollte mich um jeden Preis mit ins Verderben ziehen. Zu meiner Frau hatte sie gesagt:»Ich habe genaue Aufstellungen darüber, wann und wie lange das Auto Ihres Mannes vor dem Haus der Schauspielerin geparkt gewesen ist. Daß Ihr Mann außerdem ein gewissenloser Abtreiber ist, weiß ich aus eigener Anschauung. Ich werde das dem Bischof melden, dann kann sich Ihr Mann die Papiere holen.«

Die offenkundige Bösartigkeit der Anwürfe nahm ihnen die Glaubwürdigkeit, und ich konnte sie zudem leicht entkräften, indem ich von dem Waldspaziergang am Nachmittag berichtete.

Dem Bischof gegenüber würde ich schon einen schwereren Stand haben, wenn Schwester Maria ihre Drohung wahr machte. Und das tat sie. Wenige Tage später wurde ich ins Kirchenamt zitiert und nach kurzer Wartezeit zu Seiner Exzellenz geführt.

»Die Sache mit meiner angeblichen Affäre erwähnte der Bischof nur kurz, wie nebenbei, schwerwiegender erschien ihm die Frage des Schwangerschaftsabbruchs. Und darauf kam er auch ohne Umschweife zu sprechen:»Werden in unserem Krankenhaus Abtreibungen vorgenommen? Haben Sie selbst an solchen Tötungen teilgenommen oder sie gebilligt?«

Das Thema war schon oft zwischen uns erörtert worden, aber immer nur theoretisch. Jetzt ging es um tatsächliche Verstöße gegen Grundsätze der Kirche, die auf diesem Gebiet unerbittlich war. Ich verwies daher auf die Fälle, über die bei früheren Gesprächen Einigkeit darüber bestanden hatte, daß Ausnahmen – nämlich aus medizinischen Gründen – gerechtfertigt seien.»Solche und nur solche Abtreibungen sind in unserem Haus vorgenommen worden«, sagte ich.»Die Anzahl ist verschwindend gering.«

»Wer anderes behauptet«, fuhr ich fort, »lügt wissentlich und will meine ärztliche Existenz vernichten. Ich verlange der Person, von der die Vorwürfe stammen, gegenübergestellt zu werden.«

Der Bischof fand den Vorschlag ausgezeichnet und nannte nun als Informantin meine einstige Stationsschwester. »Sie wartet im Nebenzimmer mit der Generaloberin«, sagte er. »Moment, ich werde sie sofort rufen.« Er verließ den Raum, kehrte aber wenige Minuten später allein wieder zurück. Die Generaloberin, erklärte er, halte die Gegenüberstellung nicht mehr für sinnvoll, da Schwester Maria alle Vorwürfe soeben unter Tränen zurückgenommen habe.

Nun erschien auch die relativ junge Generaloberin selbst, die ich aus ihrer Zeit als Kinderschwester bei uns noch gut kannte, und entschuldigte sich für das Verhalten ihrer Mitschwester: »Die Arme ist psychisch krank und muß in nervenärztliche Behandlung.« Für sie selbst habe nie ein Zweifel daran bestanden, daß die Anschuldigungen gegen mich aus der Luft gegriffen gewesen seien.

Damit verabschiedete sich die Generaloberin und überließ mich wieder dem Bischof, der nun doch, wenn auch auf gewundenen Wegen, auf die besagte angebliche Affäre zu sprechen kam. »Natürlich sind Sie mir da keinerlei Rechenschaft schuldig. Sollte aber doch etwas dran sein an dem Gerücht, was ich natürlich nicht annehme, dann bitte ich Sie mit Rücksicht auf den guten Ruf unseres Hauses, kein Zwielicht aufkommen zu lassen.«

Ich beruhigte ihn: »Das Zwielicht hat nur kurz geflackert in Gestalt von Schwester Maria.« Ihre Gerüchtemaschine sei ja nun ausgeschaltet, und ich garantierte dafür, daß sie nicht irgendein anderer erneut anwürfe. Der Bischof schüttelte mir nun wieder freundschaftlich die Hand, mochte aber auf einen letzten Rat nicht verzichten: »Nichts für ungut, Doktor. Ich denke halt auch an Ihre Familie. Um ihretwillen muß Klarheit herrschen. Ich habe da volles Vertrauen zu Ihnen.« Wieder einmal wurde klar: Es bleibt halt doch immer etwas hängen, selbst von den abwegigsten Unterstellungen.

Ich hoffe, man merkt meinem Bericht an, wie sehr die Geschichte mich noch immer beschäftigt. Sie hat mir schlagartig klar gemacht, daß ich auf Abwegen gewesen war: Ich hatte zuviel delegiert oder genauer: zuviel ungeprüft einer Person überlassen, die daraus mehr abgeleitet hatte, als bezweckt war. Ich hatte nicht auf Warnungen meiner Mitarbeiter reagiert und die Personalführung sträflich vernachlässigt. Erfolg war die einzige, auch moralische Richtschnur geworden, was nicht nur meinen Eid verletzte, sondern auch die Rechte meiner Familie einschränkte. Die Klinik war nicht mein zweites, sondern schon das erste Zuhause geworden und der Beruf zum Selbstzweck. Ich war auf dem besten Weg zum Fachidioten. Insofern müßte ich Schwester Maria eigentlich dankbar sein für die schmerzhafte Therapie, überwöge nicht die Bitterkeit über den Versuch, mich zu ruinieren.

Uneingeschränkten Dank und Bewunderung aber schulde ich meiner Frau, die die Durststrecke zuvor und die Selbstzweifel danach klaglos mitgetragen und mir geholfen hat, Augenmaß und Gelassenheit zurückzugewinnen.

Nur einen Vorwurf brauche ich mir im Fall Maria nicht zu machen: Ich habe sie weder eingestellt noch für den Posten ausgewählt. Dafür war und ist die Pflegedienstleitung zuständig. Der Chefarzt kann sich nur aussuchen, mit welchen Ärzten und Ärztinnen er zusammenarbeiten will, die Schwestern und Pfleger erhält er zugeteilt. Dabei sind keineswegs immer nur fachliche und menschliche Kriterien ausschlaggebend, sondern oft genug Vorlieben oder Zwänge. So diktierte früher der Schwesternmangel die Einsatzpläne und die Neueinstellungen, heute sind es andere, oft ökonomische, aber keineswegs sachlichere Erwägungen. Und noch immer zählen Gehorsam und stilles Funktionieren mehr als

Kritikfähigkeit und selbständiges Agieren. Natürlich ist das keine Entschuldigung für das Beinahe-Desaster, denn dafür, daß die Sache aus dem Ruder lief, war ich allein verantwortlich. Der Hinweis soll nur auf das eingangs besprochene Kommunikationsproblem zurückführen, das durch solche Revierabgrenzungen um so mehr verstärkt wird, je strikter sie gezogen werden.

Es ist ja ohnehin schon so in unseren Kliniken, daß die Hierarchie für erhebliche Reibungsverluste sorgt, indem die Schwestern in unbedingter Abhängigkeit von den Ärzten gehalten werden und durch die Ausbildung auch gar nicht auf eine selbständige Rolle vorbereitet sind. Damit haben selbst beste Pflegekräfte kaum Chancen für den beruflichen Aufstieg und resignieren oft schon nach wenigen Jahren. Ihr Gestaltungs- und Ermessensspielraum ist viel zu klein, ihre größere Nähe zu den Patienten wird nicht therapeutisch genutzt, und die Aussicht, für immer brave Gehilfinnen des Arztes zu bleiben, hat wahrlich wenig Verlockendes. Dabei wäre da leicht Abhilfe zu schaffen, und in einigen Häusern gelingt das auch, wenn die Ärzte Erfahrung und Einfühlungsvermögen der Schwestern zum Wohle der Patienten annehmen. Ich jedenfalls habe von Schwestern in meinen Jahrzehnten als Krankenhausarzt mehr über die direkten und indirekten Folgen, über Sinn und Unsinn bestimmter Therapien gelernt als von meinen Ärzten. Die Schwestern leben und leiden eben mehr mit den Kranken als wir Ärzte.

Es geht ja nicht darum, den Pflegekräften therapiestrategische oder gar chirurgische Kompetenzen zu übertragen, das wäre Unsinn. Doch am Krankenbett muß ihre Rolle aufgewertet werden bis hin zu gleichberechtigter Mitbestimmung etwa in der Schmerztherapie, die nicht von ungefähr bei uns im argen liegt. Da müssen Schwestern bei jedem Einsatz von Morphium einen Arzt hinzuziehen, der aufgrund des Betäubungsmittelgesetzes allein über den Zugang zu Opiaten verfügt und über ihre

Verwendung befinden darf. Dabei habe ich oft erlebt, daß der diensthabende Arzt damit wesentlich weniger Erfahrung hatte als die Schwester, die um seine Weisungen bitten mußte. Hinzu kommt oft mangelndes Mitgefühl auf ärztlicher Seite, das unnötiges Leiden des Kranken zur Folge haben kann. Hier können wir, auch was die Kompetenzen der Pflegekräfte angeht, eine Menge von den angelsächsischen und den skandinavischen Ländern lernen.

In England etwa gibt es ein reguläres Pflegestudium, nicht an einer Schwesternschule, sondern an einer normalen Universität. Dort können künftige Schwestern promovieren, ja, sich sogar in pflegerischen Fächern habilitieren. Im Guy's Hospital in London habe ich auf diese Art ausgebildete Stationsschwestern arbeiten sehen, die wie die Ärzte gegen Honorar tätig waren. Natürlich stimmten auch sie sich mit den Ärzten ab, aber von gleich zu gleich mit einem ganz anderen Auftreten als unsere nicht weniger engagierten, aber hierarchisch eine Stufe oder gar mehrere Stufen niedriger rangierenden Schwestern.

Ärztliche und pflegerische Versorgung müssen den gleichen Rang haben, und ein guter Chefarzt wird im Rahmen der bei uns gegebenen Ausbildung immer darauf sehen, daß schwesterliche Tätigkeit aufgewertet wird. Der Ruf eines Krankenhauses hängt oft mehr von den Leistungen des Pflegepersonals ab als von den operativen oder therapeutischen Künsten seiner Ärzte und das Klima im Hause sowieso. »Wellness«, um ein Modewort zu gebrauchen, im umfassenden Sinn dient der Heilung mindestens in dem Maße wie Medikamente oder andere therapeutische Maßnahmen.

Und noch ein Aspekt ist mir in England aufgefallen: Die akademisch ausgebildeten Schwestern liquidierten für ihren Service selbst; bei uns gehören die pflegerischen Handreichungen zum Leistungskatalog der Ärzte, und das wird als selbstverständlich hingenommen. Ein ebenso ungerechter Zustand wie die Einstufung von Hausfrauenarbeit als Privatvergnügen. In beiden Fällen sind ja »nur« Frauen betroffen, da macht sich die Männergesellschaft keine Gedanken.

Hier gibt es Reformbedarf, und ein erster Schritt könnte die Einführung eines Belegärztesystems sein, bei dem die »Consultants« wie in England zwischen Praxis und Klinik wechseln und damit viel Geld für Doppeluntersuchungen sparen. Geld, das dort für die pflegerischen Dienstleistungen zur Verfügung steht. Außerdem wird so vermieden, daß die Verantwortung für Diagnose und Therapie zwischen Krankenhaus und einweisendem Arzt geteilt und damit verwischt, ja hin und her geschoben wird. Die alternativlose Zweigleisigkeit leistet einer weit überteuerten Defensivmedizin etwa durch Doppel-Röntgen Vorschub.

Und die »second opinion«, die ich in einem früheren Kapitel so gepriesen habe? Auf sie müßte man ja nicht verzichten, sie wäre nur zu beschränken auf strittige oder Zweifelsfälle. Dem Patienten steht es ohnehin frei, die Konsultation eines anderen Arztes zu verlangen, nicht nur dem Privatpatienten, sondern allen, die natürlich entsprechend zu informieren sind. Der vielbeschworene »mündige Patient« fällt nicht vom Himmel; wir brauchen ein System, das Mündigkeit fördert. Das Belegarztsystem gehört genauso dazu wie die Emanzipation des Pflegedienstes, der auch die des Patienten voranbringen hülfe.

KAPITEL 10

Der Herr der Herztöne

Goethe sprach gelegentlich von der »Disproportion des Talents mit dem Leben«, und er meinte damit die meistens nicht sonderlich ausgeprägte Lebensklugheit des Künstlers. Daß großes Talent auch auf anderen Gebieten oft nicht ohne biographisches Risiko ist, erlebte ich bei einem meiner Doktoranden, einem hochbegabten Mediziner und von seinem ärztlichen Auftrag ganz erfüllten Mann. Er war zwar nur ein halbes Jahrzehnt jünger als ich, kam aber an die Frauenklinik der Medizinischen Akademie Düsseldorf, als ich im Auftrag des dortigen Chefarztes und Lehrstuhlinhabers bereits Dissertationen betreute. Konrad Hammacher, so der Name des Kollegen, war mit seinen dreißig Jahren relativ spät dran mit der Promotion, weil ihn anderes umgetrieben hatte und weil es damals – wie interessanterweise heute wieder – eher darum ging, eine Assistenzarztstelle zu ergattern, als sich mit dem Doktortitel zu schmücken. Über sein Fortkommen machte ich mir wenig Sorgen, denn der junge Mediziner war zielstrebig, obschon persönlich sehr zurückhaltend, ja schüchtern und eingesponnen in seine Forschungen.

Über drei Jahrzehnte später – ich war inzwischen emeritiert und zur schreibenden Zunft gewechselt – habe ich Hammacher in seinem Haus in Münster besucht: Ein vor der Zeit gealterter Mann mit der leisen und rauhen Stimme des chronisch Herzkranken begrüßte mich und bestätigte durch sein Erscheinungsbild, was mir schon von vielen Seiten berichtet worden war: Das

Schicksal hatte es nicht gut gemeint mit dem vielversprechenden Doktoranden, der sich in der Fachwelt einen klangvollen Namen gemacht hatte, aber im Leben nicht die Position hatte erwerben können, die seinen Gaben entsprach.

Infarkte und insulinpflichtiger Diabetes, die beiden typischen somatischen Reaktionen auf psychischen Streß, hatten Hammacher gesundheitlich aus der Bahn geworfen – vor allem wohl, weil er die falsche gewählt hatte. Schließlich stand am Ende der akademischen Karriere der nur notdürftig bemäntelte Rat des Wissenschaftsministers, von sich aus den Hut zu nehmen, ehe man behördlicherseits würde tätig werden müssen.

Hammacher resignierte, zumal ihn ein bekannter Jurist vor den Strapazen einer gerichtlichen Auseinandersetzung warnte. Seine Widerstandskraft war zerbrochen an den Ränken stabilerer Kollegen, an Indiskretionen neidischer Rivalen und an Gerüchten über angebliche schlimme geburtshilfliche Fehlleistungen des Tübinger Klinikchefs.

Dazu wollte ich mehr hören, denn das schien mir ganz unglaublich. Hammacher war es doch gewesen, der zusammen mit – freilich wehrhafteren – jungen Wissenschaftlern wie dem Berliner Erich Saling der Geburtshilfe nicht nur in Deutschland gegen den Widerstand der Traditionalisten entscheidende neue Impulse gegeben hatte. Es ist gar nicht zu quantifizieren, wie viele Menschen ihm das Leben verdanken, das sonst schon zu Beginn erloschen wäre, und wie vielen durch seine Leistungen schwere und schwerste Behinderungen erspart geblieben sind.

Bis zu Hammacher, Saling & Co. hatten wir Geburtshelfer nicht viel mehr als ein hölzernes Hörrohr in der Hand und dazu unsere Erfahrung, die uns eher instinktiv Gefahren wittern ließ. Genauere Aussagen über das Befinden des zur Welt kommenden Kindes konnten wir erst machen, wenn es deren Licht erblickt hatte, und dann war es nicht selten zu spät. Noch zu Beginn unseres Jahrhunderts starben über neunzig von tausend Neugeborenen, seit der von den Gynäkologen der Hammacher-Generation eingeleiteten Revolution beim Kinderkriegen – neudeutsch »Child-Birth-Revolution« genannt – sinkt die Quote kontinuierlich und liegt heute bei unter sechs. Wie konnte so jemand so tief fallen, daß man ihn vorzeitig in den – so hieß es offiziell – »verdienten« Ruhestand schickte?

Zunächst einmal ging es Hammacher wie vielen Forschern, deren Entdeckungen im eigenen Land ignoriert oder gar abgelehnt wurden. Diese Erfahrung hatte schon sein wissenschaftlicher Ururahn François Mayor, ein schweizerischer Chirurg, gemacht. Als der 1818 sein Rohr zum Abhören der kindlichen Herztöne durch die Bauchdecke der Schwangeren vorstellte, handelte er sich Rügen der Sittenwächter wie der Ehemänner ein, die das Betasten des nackten Bauches fremder respektive ihrer eigenen Frauen durch fremde Männerhände nicht dulden wollten. Und die Kollegen unterstützten den Fortschrittler ebensowenig, da sie keinen Nutzen im Registrieren der Schlagabfolge des kindlichen Herzens erkennen konnten. Was sagten die Töne denn schon über den Zustand des Ungeborenen, und was, wenn sie etwas sagten, sollte man tun, wenn es etwas Negatives war?

Diese Skeptiker hatten so unrecht nicht und wurden in der Folgezeit durch manche Fehlinterpretation von Hörrohr-Anwendern immer wieder bestätigt. Auch änderten richtige Deutungen von verlangsamter oder gar verlöschender Herzfrequenz nichts an der Ohnmacht des Geburtshelfers. War es so weit, dann war das Kind so oder so verloren. Zu einem Kaiserschnitt entschloß man sich damals so gut wie nie, weil der gewöhnlich beide, Mutter und Kind, das Leben kostete. Der Einsatz der Geburtszange war kaum weniger riskant und zudem nur bei fortgeschrittener Entwicklung des kindlichen Kopfes möglich. Bei der mangelnden Hygiene damals starben die Mütter zudem oft an Infektionen der Wunden, die durch die Geburtszange verursacht wurden, und die Kinder behielten in vielen Fällen bleibende Hirnschäden. Und doch brachte das Hörrohr einen diagnostischen Fortschritt: Es erlaubte eine bessere Einschätzung der Risiken einer Schwangerschaft und entsprechendes therapeutisches Gegensteuern – und sei es nur durch die Verordnung von Ruhe und Schonung –, natürlich zunächst nur bei Frauen der Oberschicht.

Vor der Hörrohrzeit waren diesbezüglich alle gleich gewesen, und zwar gleich arm dran. Daß Königin Anna (1665–1714, regierte seit 1702) die letzte Stuart auf dem englischen Thron sein würde, hätte niemand für möglich gehalten. Sie bekam nämlich siebzehn Kinder, doch sie überlebte sie alle, obwohl sie selbst nur neunundvierzig Jahre alt wurde.

Die Worte »Rätin, er lebt!«, die Goethes Mutter am 28. August 1749 von der Hebamme jubelnd gemeldet wurden, waren eine Erlösung. Zunächst nämlich galt das erste Kind der wohlhabenden Familie Goethe »für tot«, wie es in »Dichtung und Wahrheit« heißt, und nur Einreiben mit Wein in der Herzgrube und ausdauerndes Massieren weckten die Lebensgeister, die eine ganze kulturelle Epoche prägen sollten. Goethe selbst verlor ein gutes Jahrhundert nach den Tragödien im englischen Königshaus vier von fünf Kindern bei der Geburt; nur der Älteste, der 1789 geborene August von Goethe, überlebte – allerdings nicht den Vater: 1830, zwei Jahre vor dem Dichterfürsten, starb August in Rom.

Der Tod war damals ständiger Gast am Wochenbett. Natürlich sah ihn auch seinerzeit niemand gern, doch man nahm ihn so gottgegeben und gottergeben hin wie das Leben, das dann um so dankbarer begrüßt wurde. Das galt für Kind wie Mutter, denn das Risiko war für beide erheblich, und es sollte noch lange dauern, ehe die Frauen die Männer an Lebenserwartung übertrafen. Zu danken haben sie das in erster Linie den Fortschritten in der Hygiene, in der Gynäkologie, in der Medizintechnik und in der immer reicheren Palette der Medikamente.

Das Hörrohr, 1870 vom Franzosen Pinard zur Einsatzreife entwickelt, gehört trotz der oben erwähnten Einschränkungen zu diesen Fortschritten, weil auch das andere Instrumentarium der Geburtshelfer weiter verfeinert wurde. Ich selbst habe ja noch mit dem Hörrohr angefangen und eine ziemlich gute Trefferquote erzielt bei der Einschätzung der Signale aus dem Mutterleib. Ich hatte zudem inzwischen vielfältige Möglichkeiten zum Eingreifen bis hin zur raschen Sectio. Mich verließ dennoch nie das Unbehagen, daß ich Genaues über den Zustand des Ungeborenen eigentlich nicht erfuhr, wenn ich dem Pochen unter der Bauchdecke lauschte.

Anders als ich nahm Hammacher das aber nicht einfach hin. Wir wußten: Die größte perinatale Gefahr unter der Geburt ist der Sauerstoffmangel. Den stellte man aber leider erst fest, wenn das Kind da und der dadurch entstandene Schaden meist irreparabel war. Hammacher war besessen von der Idee, eine Möglichkeit zu finden, schon vor der Geburt diese Gefahr zu erkennen und gegebenenfalls einzugreifen. Das Abhören der Herztöne per Hörrohr half da wenig, es sagte über den Zustand des ungeborenen Kindes nur sehr erfahrenen Geburtshelfern etwas, das aber dann meistens auch zu spät. Mehr als die Tatsache, daß das Kind lebt, ließ sich aus den Tönen kaum schließen. Wie ich hatte Hammacher zu seiner Erbitterung nur allzuoft von Hebammen oder Ärzten gehört: »Eben waren noch regelmäßige Herztöne vorhanden!«, wenn die Katastrophe da war. Das mag häufig geschwindelt gewesen sein, denn welcher Geburtshelfer hörte schon ununterbrochen auf die Töne. Es lag aber auch daran, daß sich die Situation unter der Geburt nicht selten sehr rasch verändert. Daß dem mit dem Hörrohr nicht beizukommen war, belegte ein Experiment des amerikanischen Geburtshelfers Edward Hon, von dem gleich noch zu reden sein wird: Er ließ kindliche Herztöne erfahrenen Kollegen per Kopfhörer einspielen und bat um ihre Interpretation. Richtige Deutungen waren pure Zufallstreffer.

Verläßlich möglich sind sie erst seit der Erfindung des elektronischen Kardiotokographen (CTG), übersetzt Herz-Wehen-Schreiber, von Hammacher. Dieses segensreiche Gerät zeichnet den kindlichen Herzschlag in Verbindung zur Wehentätigkeit der Mutter auf und erlaubt wegen der lückenlosen Kontrolle und der Kombination der beiden Datenlinien rechtzeitige Reaktion auf Probleme unter der Geburt, eignet sich aber auch zur Überwachung des Feten in der Spätschwangerschaft. Die Impulse werden nach Sprengung der Fruchtblase entweder direkt am kindlichen Leib abgeleitet oder aber wie sonst üblicherweise vom Abdomen (Bauchdecke) der Mutter. Wer heute die weißen Kästen mit den blinkenden Lämpchen und dem unentwegt herausquellenden Papierstreifen sieht, macht sich keine Vorstellung von den Problemen, die es bei der Entwicklung eines einsatzfähigen Geräts gab.

Hammacher jedenfalls sah ich in der Düsseldorfer Klinik Monat um Monat mit Schraubenzieher, Phasenprüfer und Lötkolben an Prototypen hantieren und zerfurcht grübeln, wenn die Technik nicht so wollte wie er. Geduldig stand ihm dabei seine reizende Frau Monika zur Seite, die gerade schwanger war und als Probandin diente.

Unser Kreißsaal aber war auf Dauer nicht der geeignete Ort für die Forschungen am CTG, und so entschloß sich Hammacher, ans Physiologische Institut der Universität Münster zu wechseln. Dort verfügte er über ein modernes Akustiklabor, das ihm zwischen 1961 und 1963 bei der Lösung eines der Hauptprobleme half, der Trennung der kindlichen Herztöne von anderen Geräuschen. Mit einer Vielzahl von Filtern und einer ausgeklügelten Logikschaltung gelang ihm das schließlich, und es gelang ihm etwas, was später vorübergehend zum Schaden vieler Mütter und Kinder vernachlässigt wurde: die Aufzeichnung der

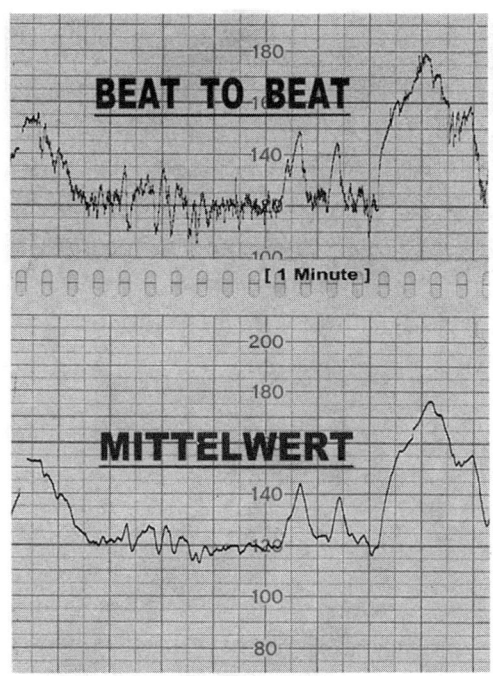

Herztöne von Schlag zu Schlag oder, wie man in der internationalen Sprache der Wissenschaftler auf englisch sagt, »beat to beat«. Das heißt, Hammachers CTG registriert die Abfolge und den zeitlichen Abstand zwischen zwei Herztonperioden und erfaßt dabei auch die sogenannten Oszillationen. Die Herzfrequenz schwankt um eine Basislinie von normalerweise 120 Schlägen pro Minute und sagt durch den Vergleich benachbarter Herztöne Genaueres über den Zustand des Kindes als der pure Mittelwert. Natürlich erfordert solche Aufzeichnung größeren technischen Aufwand, und daran entzündeten sich erste Konflikte.

Zunächst einmal brauchte Hammacher jetzt eine Firma, die bereit war, seine Erfindung breiter zu testen und schließlich zu produzieren. Deutsche Hersteller winkten gleich ab, sie litten unter der Fixierung auf amerikanische und japanische Entwicklungen und konnten sich offenbar nicht vorstellen, daß aus dem eigenen Land Brauchbares, ja Weltbewegendes kommen könnte. Die Kollegen, die das klobige Versuchsmodell auf dem Gynäkologenkongreß in München sahen, zeigten ebenfalls nur wenig Interesse, da noch keinerlei Erprobungsdaten vorlagen. Hammacher saß zwischen allen wissenschaftlichen und kaufmännischen Stühlen und wäre da auch noch lange sitzen geblieben, wenn nicht die Techniker und Marketingstrategen der eher unbedeutenden amerikanischen Firma Hewlett Packard hellhörig geworden wären. Es kam zu einem Vertrag, in dem Hammacher zunächst einmal die Erprobung seines CTG in europäischen und amerikanischen Entbindungskliniken zur Bedingung einer endgültigen Einigung machte.

»Da war ich wohl allzu blauäugig«, seufzt Hammacher heute rückblickend. »Prüfungsergebnisse nämlich haben mir die Kollegen nicht geliefert. Statt dessen haben die Prototypen meinen Konkurrenten im Wettlauf um das beste CTG, den amerikanischen Geburtshelfer Edward Hon, nur zu vermehrten Anstrengungen angespornt. Sie bestanden empörenderweise vornehmlich im Abkupfern meiner Ideen mit Hilfe meines amerikanischen Herstellers. Hon hat bloß ein paar neue Schalter hinzugefügt, die Bezeichnungen ›ein‹ und ›aus‹ in die englischen ›on‹ und ›off‹ geändert und dann 1967 auf dem Weltkongreß für Geburtshilfe und Gynäkologie in Melbourne ›sein‹ CTG unter dem süffigen Namen ›Fetal Monitor‹ triumphierend vorgestellt.«

Dabei erbittert Hammacher nicht einmal so sehr der Ideenklau oder der etwaige finanzielle Verlust durch die Kopie, sondern die sträfliche Vereinfachung seines Modells durch Hon. Dessen CTG nämlich zeichnet nur Mittelwerte des kindlichen Herzschlags auf, die hübscher aussehen und von den Gynäkologen leichter abzulesen sind, die aber die entscheidenden Informationen, auf die es im Kreißsaal ankommt, nicht liefern. Deswegen werden sie inzwischen bei Kunstfehlerprozessen von Gutachtern auch kaum mehr anerkannt, da gelten nur die »Beat-to-Beat«-Werte wie die von Hammacher.

Das Bessere, heißt es, sei der Feind des Guten. Auf lange Sicht gewiß, doch zunächst einmal stahl die gefälligere CTG-Version von Hon Hammacher die Schau. Sogar sein Hersteller Hewlett Packard verkaufte zunächst die Mittelwertmaschine, denn sie traf auf eine höhere Akzeptanz. Schon preislich, weil Hammachers Anforderungen natürlich eine erheblich aufwendigere Technik verlangten.

Hammacher aber wurde nicht müde, für sein Konzept der »Beat-to-Beat«-Registrierung zu werben, was ihm ungerechtfertigte Vorwürfe eintrug. Viele sagten, er wolle ja nur sein Modell durchsetzen, weil er das große Geschäft wittere. Der Anwurf ist deswegen besonders abstrus, weil Hammacher an seiner Erfindung gar nicht partizipierte. Außer einer einmaligen Erfinderabfindung von 500 000 Mark sah er nichts von den vielen Millionen, die dazu beitrugen, daß aus der mittelständischen Firma Hewlett Packard der gigantische Konzern geworden ist, der heute auf so vielen Sektoren Erfolge feiert und fast das CTG-Monopol auf dem Weltmarkt hat. Inzwischen wurden viele tausend Geräte abgesetzt und dank des »cleveren« Vertrags mehrere Millionen Erfinder-Tantiemen gespart. Hammacher mußte sogar von seinem Honorar umgehend 48 000 Mark an das Innenministerium von Nordrhein-Westfalen zurückzahlen, das seinerzeit die Patentierung seines Geräts mit dieser Summe gefördert hatte.

Immerhin hatte er die Genugtuung, daß sich seine Version schließlich doch durchsetzte. Auch die amerikanischen Geburtshelfer erkannten bald die begrenzte Aussagefähigkeit des Honschen Mittelwerts. Unter Einsatz des Hon-Geräts nämlich stieg die Rate der Schnittentbindungen in den US-Kliniken dramatisch an. Das lag an den vielen »falsch-positiven« Signalen aus dem Monitor. Etwas Gutes aber hatte der Mittelwert-Irrweg doch noch. Er verhalf einer anderen Erfindung zum Durchbruch. Die entsprechenden Geräte standen nun einmal in vielen Geburtskliniken, und die Ärzte sannen auf eine Möglichkeit, die falschen Interpretationen der gemeldeten Werte zu minimieren.

Sie griffen auf die vom Berliner Gynäkologen Erich Saling in den sechziger Jahren in seiner Klinik eingeführte Mikroblutgasanalyse oder -untersuchung (MBA oder MBU) zurück. Dabei wird – je nach Lage – per Kanüle aus der Kopfschwarte oder dem Steiß des Kindes eine winzige Blutprobe entnommen und in wenigen Minuten automatisch analysiert, so daß eine drohende etwaige intrauterine Asphyxie, also ein Sauerstoffmangel, unter der Geburt zuverlässig ermittelt werden kann. Ist das Blut sauer, weil die durch den Sauerstoffmangel gebildete Kohlensäure vom ungeborenen Kind nicht abgeatmet werden kann, muß die Geburt schnell beendet werden.

Das Hammachersche Gerät liefert zwar sehr genaue Angaben, doch hat sich im Zweifelsfall die Flankierung durch eine MBU bewährt, weil nicht jeder Geburtshelfer ganz firm ist in der Auswertung der komplizierten Kurven des ausgereiften CTG. Deswegen ist eine Neuentwicklung sehr zu begrüßen: Hewlett Pakkard stellte im Mai 1998 ein CTG vor, das neben den beiden Kurven (Herzfrequenz des Kindes, Wehen der Mutter) auch ständig die Sauerstoffspannung beim ungeborenen Kind angibt. Nicht genau in Zahlen wie bei einer Laboranalyse, sondern durch Leutelektroden (LEDs), die beizeiten warnen.

»Mütter« dieser sogenannten Pulsoximetrie sind die Forscherinnen Maria Kühnert und Birgit Seelbach-Göbel. Sie erhoffen sich davon einen signifikanten Rückgang unnötiger Schnittentbindungen, deren Rate inzwischen auf fast dreißig Prozent angestiegen ist.

Der Begriff »Revolution« für die Umwälzungen, die mit Hammachers und Salings Entwicklungen in den Kreißsälen stattfanden, paßt nicht nur in einem wissenschaftlichen, sondern – wenigstens bei Hammacher – auch in einem fatalen Sinn. Er mußte nämlich einen hohen Preis dafür zahlen, und der erinnerte mich an den Buchtitel von Wolfgang Leonhard: »Die Revolution entläßt ihre Kinder.« Hammachers Ehrgeiz begnügte sich nämlich nicht mit dem Erreichten, er hatte ja seine revolutionäre Erfindung nicht um ihrer selbst willen gemacht, sondern zur Erfüllung seines ärztlichen Auftrags. Er wollte wieder ans Gebärbett und von den Segnungen des Tokographen profitieren – durch Erfolge im Dienst der Mütter und Kinder und durch beruflichen Aufstieg. Er war ja nun nicht mehr irgendwer, sondern ein international renommierter Forscher, der den gerechten Karriere-Lohn einforderte.

Hammacher kehrte 1963 an die Universitätsfrauenklinik in Düsseldorf zurück, arbeitete aber noch bis 1966 weiter an seinem CTG und war auch danach oft lange von der Optimierung seines Geräts absorbiert. Immerhin wurde er 1968 doch endlich Oberarzt, fiel aber im Jahr darauf wie mancher einem Chefarztwechsel zum Opfer.

Dem Neuen behagte das »technische Getue« nicht, und so ging Hammacher, den es zu neuen Tüfteleien zog, nach Basel, wo er in den nächsten beiden Jahren als Leiter der klinischen Sektion in der Forschungsabteilung für Biomedizinische Technik der Firma Hoffmann-La Roche seinen Forschungen nachgehen konnte.

Weit besser bezahlt als seine klinischen Kollegen und von regelmäßiger Arbeitszeit verwöhnt, erwarb Hammacher mehrere weitere Patente für Beatmungssysteme, geheizte Elektroden und dergleichen. Das mehrte seinen Ruhm, entfernte ihn aber immer weiter von der gynäkologischen Praxis. Zunächst jedoch brachte der Ruhm den erhofften Karriereschub.

Aus nächster Nähe hatte der Chef der Universitätsfrauenklinik Basel, Professor Otto Käser, Hammachers Forschungen interessiert begleitet. Als der inzwischen schon über vierzigjährige Kollege daher durchblicken ließ, daß er an einer erneuten Kliniktätigkeit interessiert sei, nahm ihn Käser 1972 sofort als Oberarzt auf und betreute seine Habilitation, die Hammacher 1974 abschloß. Vergangene Zeit aber läßt sich nicht nachholen und die fehlende Routine im chirurgischen Bereich auch nur unvollkommen.

Der frischgebackene Privatdozent hatte in Käser einen wohlwollenden Chef, der ihm alle Chancen gab, ihm aber eben auch die letzte Verantwortung abnahm. Nach ihr indes strebt jeder Oberarzt und einer, der auf die Fünfzig zugeht, schon gar. Kein Wunder, daß Hammacher der Versuchung erlag. Die kam 1977 in Gestalt der Ausschreibung für den Posten des Ärztlichen Direktors an der Universitätsfrauenklinik II in Tübingen. Hammacher bewarb sich und war mit seinem Namen als »Vater des CTG« natürlich konkurrenzlos. Er bekam die Stelle und wähnte sich auf dem Gipfel – gemessen an der Tiefe des folgenden Absturzes eine richtige Einschätzung.

Es hätte noch alles gutgehen können, wenn nicht zu der ein wenig schmalen Erfahrungsbasis und persönlicher Verletzlichkeit die Ungunst der Stunde gekommen wäre, der Stunde des Überflusses. In jenen Jahren war Geld nicht nur nicht knapp, sondern stellenweise im Überfluß vorhanden, weswegen die Hochschulminister auf die im nachhinein grotesk wirkende Idee verfielen, Lehrstühle zu teilen und zwei Ordinarien mit den gleichen Kompetenzen zu installieren. Sie wollten Fortschrittlichkeit demonstrieren und versprachen sich davon womöglich eine gegenseitige Kontrolle der beiden Chefs und damit eine Leistungssteigerung durch Wettbewerb. Oder vielleicht stand auch das alte »divide et impera« dahinter, das Prinzip des Teilens und Herrschens, das leichtere Lenkbarkeit der hochmögenden Ordinarien garantieren sollte. Vermutlich aber wurde einfach nicht nachgedacht, und die Politiker, die es eigentlich viel besser hätten wissen müssen, hielten Professoren schlicht für eine Art Übermenschen, denen so kleinliche Gefühle wie Neid und Ichsucht völlig fremd sein müßten.

Das Gegenteil ist richtig. Nirgends wird so erbittert und mit so harten Bandagen gefochten wie an Hochschulen. Die Grabenkämpfe unter den hochgebildeten Professoren sind viel verletzender als die abgefeimtesten Gemeinheiten zwischen Nachbarn in Reihenhäusern. Ich erinnere mich an ein Interview mit der Philosophin Hannah Arendt, in dem diese überaus kluge Frau als eigentlichen Schock der Machtübernahme durch die Nazis die Tatsache nannte, daß gerade im intellektuellen Milieu schlagartig alte Freundschaften nicht mehr galten, daß um politisch oder »rassisch« betroffene Hochschullehrer eine Art luftleerer Raum entstand. Alle fürchteten die Ansteckung mit Mißliebigkeit und suchten eilfertig nach Rechtfertigung des durch nichts zu rechtfertigenden Terrorsystems.

Das ist nicht vergleichsweise gemeint, sondern nur als Schlaglicht auf die mitmenschliche Ausstattung gerade des akademischen Personals. Hammacher sollte das hautnah erleben.

Er kam als zweiter nach Tübingen, der parallele Kollege war schon länger da und witterte natürlich Revierverluste. Kompromisse waren seine Sache nicht, und so setzte er alles daran, Hammacher das Leben schwer zu machen. Streit braucht man in einer Klinik nicht zu suchen, der liegt frei verfügbar auf den Korridoren und im OP und läßt sich leicht an ganz banalen Dingen entzünden. Da geht es um die Zuteilung der Privatbetten, die der Kollege schon in seinem Sinn geregelt hatte, indem er die besten für sich reservierte. Da legt das Gerangel um die Benutzung des OPs für ganze Tage den Klinikbetrieb lahm, und schuld hat immer der andere. Da wird mit Gerüchten über mangelnde Hygiene beim Kollegen gearbeitet, der ja auch Mülleimer direkt unter seinen Krankenzimmern dulde (das wurde tatsächlich gegen Hammacher ins Feld geführt). Richtig zur Sache aber geht es, wenn methodische Fragen und Behandlungsstrategien kontrovers diskutiert werden. Und da hatte Hammachers Rivale, von Kollege konnte man eigentlich nie sprechen, die längere Klinikerfahrung auf seiner Seite und wußte, wie man die anderen Ärzte und das Pflegepersonal für sich gewinnt, wie man den noch unsicheren Neuen der Lächerlichkeit preisgibt und möglichst noch Verleumdungen nachschiebt. Das reichte von Spott über den »Klempner« Hammacher über Getuschel über Komplikationen bei Geburten unter seiner Leitung bis hin zu angeblich tiefer Sorge wegen dessen ebenso angeblicher Entscheidungsschwäche, die manches Geburtsrisiko erst erzeugt habe.

Damit sollte nach der probaten Strategie des »semper aliquid haeret« (es bleibt auch von unberechtigter Kritik immer etwas hängen) Hammachers Ruf ramponiert werden, so daß sich möglichst viele Privatpatientinnen nicht für ihn, sondern für den Konkurrenten entschieden. Der Erfolg eines Geburtshelfers nämlich wird gern mit der Anzahl der Geburten gemessen, das entsprechende Einkommen wird so zum Maßstab gynäkologischer Kompetenz.

Angesichts dieser Lage bewundere ich, daß Hammacher über acht Jahre auf seinem Tübinger Posten ausgehalten hat, freilich immer öfter von gesundheitlichen Problemen geplagt. Sie wurden dann auch vom Minister zum Vorwand für die dringende Empfehlung des Rückzuges genommen. Natürlich war dieser Abgang bitter für Hammacher, doch vielleicht die Rettung. Lange hätte er den Stellungskrieg nicht mehr durchgehalten, der bereits an seinem Image als genialer Biotechniker kratzte.

Ob Hammacher ein guter oder schlechter Geburtshelfer war, vermag ich aus eigener Erfahrung nicht zu sagen; dazu war die gemeinsame Zeit zu kurz. Wer aber mit solcher Hingabe an die Verbesserung der Aussichten von Mutter und Kind gearbeitet hat und so viele Jahre an großen geburtshilflichen Kliniken tätig war, der beherrscht sein Fach, die ars ostetrica. Dafür spricht auch, daß Hammacher als einer der ersten ein »Rooming-in«-System an seiner Klinik einführte, also die Betreuung von Mutter und Neugeborenem im selben Raum. Er hat sich damit um die Verbesserung des Mutter-Kind-Kontaktes verdient gemacht und bewiesen, daß er der seelenlose Techniker nicht ist, zu dem ihn Neider machen wollten.

Wäre er das, hätte er die Attacken ganz anders weggesteckt und eine Streßresistenz entwickelt, die robustere Naturen den beruflichen Kampf ohne große Blessuren bestehen lassen. Zu spät kam für Hammacher die aus knapper werdenden Ressourcen gespeiste Einsicht der Politiker, daß das Teilungskonzept für Lehrstühle Unsinn war. Und zu spät kam für ihn der obendrein bisher nicht realisierte Vorschlag des Erlanger Gynäkologieprofessors Karl Gerhard Ober. In einem Gutachten für den Deutschen Wissenschaftsrat hat Ober angeregt, in großen Universitätskliniken Geburtshilfe und Perinatologie, also die Fürsorge für das ungeborene und das gerade geborene Kind, von der operativen und konservativen Frauenheilkunde zu trennen. Damit gewönnen die Geburtshelfer die nötige Zeit am Gebärbett, der Termindruck ließe nach und die Spezialisierung würde gefördert, zum Wohl der Mütter und Kinder. Eine solche Trennung wäre weit sinnvoller als die Konkurrenzteilung von Lehrstühlen.

Doch nun waren die Kassen leer, Verschlankung, das heißt Mehrarbeit, war angesagt, nicht Entlastung.

Für Hammacher wäre solche Aufteilung optimal gewesen, denn wissenschaftlich und menschlich gehört der CTG-Erfinder für mich zu den besten deutschen Geburtshelfern. Und nicht nur für mich: Kluge Vertreter unseres Faches haben seine Bedeutung nie verkannt, gescheitert ist er an törichten und kleinkarierten

Kollegen und an deren Mißgunst. Natürlich aber auch ein bißchen an sich selber. Hätte er nicht um jeden Preis seine Labors und Werkstätten mit dem Chefarztsessel vertauschen wollen, wären ihm viele bittere Erfahrungen erspart geblieben.

Hammacher hat Anfang der fünfziger Jahre in Bonn studiert. Dort sah er an der Ruine der Universitätsfrauenklinik täglich das Goethe-Distichon: »Was ist das Schwerste von allem? Was dir das Leichteste dünket. / Mit den Augen zu sehn, was vor den Augen dir liegt.« Das, sagt Hammacher, sei sein Wahlspruch geworden, und der hat auch seinen Blick geschärft für das technisch Mögliche. Die Einsicht in die eigenen Grenzen förderte er anscheinend nicht. Da ging es ihm nach einer anderen Aussage Goethes (zu Eckermann 3. 12. 1824): »Das Talent glaubt freilich, es könne das auch, was es andere Leute tun sieht, allein, es ist nicht so, und es wird seine Faux-frais [frei übersetzt: das hohe Lehrgeld] bereuen.«

Versöhnlich aber dürfte den schwer getroffenen Kollegen gestimmt haben, daß ihm 1998 zum siebzigsten Geburtstag sein früherer Schüler Jürgen Morgenstern, Professor für biomedizinische Techniken an der Universitätsfrauenklinik in Düsseldorf, ein Symposion ausgerichtet hat. Seine Rührung konnte Hammacher jedenfalls kaum verbergen, und seine Augen schimmerten ob der vielen ehrenden Worte feucht wie die des Sohnes, der von seiner Familie wieder in Gnaden aufgenommen worden ist.

KAPITEL 11

Querelen um die Qualitätssicherung

Schon vor zwei Jahrzehnten begann in Deutschland die Diskussion um die Einführung einer Kontrolle ärztlicher Leistungen und Fehlleistungen, also um Qualitätssicherung und damit letztlich Qualitätssteigerung in der Medizin. 1984 startete dann die erste große Studie dazu, deren Ergebnisse so überzeugend ausfielen, daß die Verpflichtung der Mediziner zur Qualitätssicherung 1989 ins Sozialgesetzbuch V geschrieben wurde (Paragraphen 135 bis 139).

Anordnen kann man viel, doch durchsetzen kostet Kraft. Nun nämlich ging das Gerangel erst richtig los, denn welcher Arzt läßt sich schon gern in die Karten schauen. Hinter dieser Abwehrhaltung steckt manchmal berechtigte Furcht, daß Mängel oder gar Unregelmäßigkeiten entdeckt werden könnten, meistens aber nur die nicht minder berechtigte Sorge vor Regreßansprüchen, auch wenn diese völlig aus der Luft gegriffen sind. Seit es Rechtsschutzversicherungen gibt, ist die Neigung zu gerichtlichem Vorgehen insgesamt kräftig und auf medizinischem Gebiet noch kräftiger gestiegen. Dazu hat auch das Beispiel der USA beigetragen, wo Gerichte Ärzte besonders gern zur Kasse bitten, was manchmal schon konfiskatorische Ausmaße annimmt.

Die Diskussion um die Qualitätssicherung wurde geführt von Ärzten in Praxen und Kliniken, Kassenfunktionären, Gesundheitsökonomen und Politikern. Ausgeschlossen blieben bis jetzt weitgehend die Hauptbetroffenen, nämlich die Patienten, sofern sie nicht einer der genannten Berufsgruppen angehören oder sonstwie mit dem Gesundheitswesen zu tun haben. Das Gros der Menschen, die unter ärztlichen Fehlern zu leiden haben oder von der meist recht guten medizinischen Versorgung profitieren, kann sich allenfalls aus den Medien ein Bild machen, und das ist meistens ein schiefes. Nicht von ungefähr sind Ärzte oft verbittert, daß ihre Kunst fast nie gefeiert, ihre Pannen aber reißerisch aufgemacht und genüßlich breitgetreten werden.

Ich habe im Jahr 1998 ein paar Monate lang die Berichterstattung in puncto Medizin in der Tagespresse genauer verfolgt und fast ausschließlich Meldungen über Kunstfehlerprozesse und Abrechnungsskandale gefunden. Dazu kamen ein paar Berichte über Kongresse und einige irreführende Artikel über ein neues Wundermittel gegen Krebs, wie sie alljährlich in schöner Konkurrenz zum Ungeheuer von Loch Ness während der Sauregurkenzeit die Spalten füllen. Ein adäquates Bild vom medizinischen Alltag suchte ich vergebens.

Nun soll man von den Medien nicht zuviel erwarten, denn ihr Geschäft ist die Sensation und mithin eher die schlechte als die gute Nachricht. Man soll aber auch nicht so tun, als wäre die Mehrheit des Volkes eingebunden in diese Debatte, die an ihre vitalen Interessen rührt. Ein wenig kommen mir in diesem Zusammenhang Verweise auf die veröffentlichte Meinung so vor wie die Behauptung, man habe »das Volk« ja beizeiten mit der Rechtschreibreform konfrontiert.

Das Gegenteil ist wahr. Was da in den Küchen der Kultusbürokratie zusammengebraut wurde, erfuhr nur, wer sich ungeheure Mühe gab, etwas zu erfahren. Das Gros wurde vor vollendete Tatsachen gestellt, nämlich erst dann von den Medien hinreichend eingeweiht, als das, was als Reform ausgegeben wurde, zur Verordnung geronnen war.

Mit den Richtlinien zur Qualitätssicherung steht es ähnlich, ja noch trauriger, denn eine schwer verständliche wissenschaftliche

Sprache in Verbindung mit behördlichem Kauderwelsch errichtet so hohe Hürden, daß Laien sich rasch abwenden. Das Bild vom Arzt und vom Gesundheitswesen bestimmen neben persönlichen Erfahrungen weiterhin die schwarzen Schafe, deren Untaten die Presse so gern auswalzt.

Radikale Medizinkritiker wie der katholische Ex-Priester Ivan Illich finden dann mit ihren Thesen mehr Gehör als eigentlich angemessen. Allerdings wird ihnen das Argumentieren auch durch manche Fehlentwicklung zu bloßer Apparatemedizin oder zum Rundschlag mit der chemischen Keule erleichtert. Hinzu kommt, daß in den Industriestaaten die Mediziner lange einen unverhältnismäßig hohen Anteil am Produktivitätszuwachs in ihre Kassen lenken konnten, so daß ihnen der Neid der weniger üppig alimentierten Akademiker in den Medien und damit die Mißgunst der Öffentlichkeit sicher war. Gesehen wurden die großen Wagen der Herren Doktoren, ihre Villen und Ferienhäuser, ihre Skilifte und Beteiligungen an Bauherrenmodellen. Und die Profitmaximierung der Pharmaindustrie wurde ihnen der Einfachheit halber gleich mit angelastet. Weniger genau wahrgenommen wurde und wird der oft weit überdurchschnittliche Einsatz, den viele Ärzte für ihre Patienten zu leisten bereit sind.

Doch zurück zu Illich. Sein Buch »Die Nemesis der Medizin« war 1981 gerade in neuer Ausgabe erschienen und von ihm in Deutschland präsentiert worden, da hatte ich Gelegenheit zu einem Gespräch mit ihm. Gemeinsam mit Gerd Bucerius, Verleger der Wochenzeitung »Die Zeit«, befragte ich Illich, wie denn seine These von der modernen Medizin als Gefahr für die Menschheit zur deutlich gestiegenen Lebenserwartung in den fraglichen Ländern passe.

Länger geworden sei doch, wandte Illich ein, allzuoft nur das Siechtum und die Spanne des Weggeschlossenseins der alten Menschen in den Heimen. Bucerius, der immer ganz wild auf neue Medikamente war und damit fast neunzig Jahre alt geworden und bis zuletzt hochaktiv geblieben ist, bohrte nach, indem er sich erkundigte:»Was würden Sie denn machen, wenn bei Ihrer Freundin ein Brustkrebs diagnostiziert würde?« Auch damit war Illich nicht zu beeindrucken.»Ich zöge«, sagte er, und es klang durchaus ehrlich,»mit ihr auf eine griechische Insel und sähe mit ihr gemeinsam dem Tod entgegen.«

Abgesehen davon, daß nur wenige Menschen soviel Coolness aufbrächten, die finanziellen Mittel dazu hätten noch weniger. Und ob die Freundin Illichs Lösung so widerstandslos hingenommen hätte, blieb obendrein eine offene Frage.

Und doch: Illichs Ausführungen ließen sich nicht ohne weiteres als haltlos abtun. Es ist schon bedenklich, in welcher Weise unser Gesundheitswesen zum Selbstbedienungsladen geworden ist und Medizin zur Sucht. Und nachdenklich stimmt auch Illichs Hinweis auf die»Enteignung der Gesundheit«, wie sein Buch bei der Erstausgabe hieß. Wir haben die Verfügung über Zur-Welt-Kommen, Krankheiten und Sterben einer Maschinerie überantwortet, die zu kontrollieren kaum noch jemandem möglich ist. Das hat zu einem Reparaturwahn geführt, der uns vergessen macht oder wenigstens verdrängen läßt, worum der Psalmist bittet:»Lehre uns bedenken, daß wir sterben müssen, auf daß wir klug werden« – und eben die kurze Spanne unseres Hierseins nicht für das Ganze halten. Sterben werden die Menschen immer, auch nach einem Sieg über den Krebs und weiteren Wundertaten der Ersatzteilmedizin.

Es geht hier aber nicht um Fragen der Unsterblichkeit oder nach dem Jenseits, sondern um die Rückgewinnung des Augenmaßes und ein Abwägen von Lebensspanne und Lebensqualität. Der medizinisch-ökonomische Komplex hat eine derartige Eigendynamik entwickelt, daß er alle Bedenken niederzuwalzen droht und vollends aus dem Ruder läuft, wenn nicht Kontrollen institutionalisiert werden.

Das traf und trifft vielfach immer noch auf massiven Widerstand der Ärzteschaft und ihrer Standesvertreter in den Ärztekammern und Kassenärztlichen Vereinigungen. Zunächst hielten die Kollegen mit Hinweisen auf angeblich bereits umfassende Qualitätssicherung in Form von Visiten, Konsultationen, Fallkonferenzen, Obduktionen u. a. dagegen. Das erschien mir schon damals bloße Bemäntelung der Furcht vor Schnüfflern und als Ausdruck fachlicher Unsicherheit. Letzteres verstehe ich allerdings schon eher, denn wer von uns ist immer ganz sicher, daß er alles richtig gemacht hat. Als Chirurg habe ich manches Mal gezittert, wenn ein Pathologe bei der Obduktion meine Arbeit nachprüfte: Saßen die Ligaturen, mit denen die Blutgefäße unterbunden werden, richtig, hatte ich keine Organe beschädigt, war mir womöglich eine Sickerblutung entgangen? Ich schämte mich meiner Angst nicht, und sie wäre auch kein Grund gewesen, mich gegen Kontrollen zu sperren, entsprang sie doch eher der Sorge, Menschen Schaden zugefügt zu haben, als der um mein Renommee.

Insofern ist solche Angst vor Fehlern auch schon bei jedem größeren Eingriff angebracht. Sie sollte dem Chirurgen immer die Hand führen, denn sie spornt ja zu höchster Konzentration an. Ich habe daher nie Verständnis dafür gehabt, daß nur in fünf oder sechs Prozent der Fälle von vermutlich natürlichen Todesfällen in Krankenhäusern Obduktionen stattfanden. Das Argument von der »Totenruhe« nämlich ist nachweislich vorgeschoben; es geht eher darum, daß das Image von Operateuren und Chefärzten keine Kratzer bekommt.

Deswegen auch die Zurückhaltung bei der schriftlichen Dokumentation. Man beruft lieber Fallkonferenzen ein, deren Ergebnisse schon tags darauf gnädigem Vergessen anheimfallen, da meist nur diffuse Eindrücke ausgetauscht und Protokolle, so überhaupt angefertigt, vage gehalten werden.

Lehren werden selten gezogen, es sei denn, es hat Katastrophen gegeben, die zu Konsequenzen zwingen. Sie können aber wohl kaum die Basis für eine Qualitätssicherung sein, die den Namen verdient. Dazu bedarf es harter Fakten, und die müssen systematisch und nicht nach gusto gesammelt werden. Doch das ist leichter gesagt als getan. Es gibt den bösen Spruch:»Glaube nur Statistiken, die du selber gefälscht hast.« Da ist etwas dran. Die Neigung zur Unterdrückung oder Bagatellisierung unerwünschter und zur Überbewertung angenehmer Fakten schleicht sich eben ständig ein, meist völlig unbemerkt. Dafür hat sich der englische Begriff»Bias« eingebürgert, der mit »Befangenheit« oder »Voreingenommenheit« nur unvollkommen übersetzt ist. Es ist eher eine Art Knick in der Optik, mit der man an eigenes Tun herangeht. Sie verzerrt und liefert schließlich, aufs Ganze gesehen, falsche Aussagen.

Als die gesetzliche Vorschrift zur Qualitätssicherung kam, hatte ich ja schon ein bißchen Erfahrung mit EDV-gestützten Statistiken zur internen Qualitätssicherung (siehe Kapitel 6). Gleich zu Beginn erlebten wir die Tücken des Bias: Ein Hersteller von Antibiotika hatte unsere Bemühungen finanziell unterstützt, weil er von uns im Gegenzug die Prüfung eines seiner Medikamente nach einem vorgegebenen Studiendesign erwartete. Dieses war aber so angelegt, daß wir fast zwangsläufig zu sehr guten Ergebnissen kamen und erst stutzig wurden, als wir unser Protokoll einem Bio-Statistiker zu lesen gaben. Der erklärte uns, daß sich ein Bias eingeschlichen habe oder vorsätzlich implantiert worden war und empfahl neue Untersuchungen ohne die dafür verantwortliche, von uns naiv übernommene Vorgabe des Herstellers. Das danach ermittelte Ergebnis dürfte unseren Sponsor weniger gefreut haben.

Nochmals zum Grundsätzlichen: Der Begriff »Qualität« sagt zunächst einmal nichts, denn Qualität ist nach der Definition des Hamburger HNO-Professors Vosteen nur die Summe aller Eigenschaften, der schlechten wie der guten. Entscheidend sind die

Qualitätsindikatoren, die sagen, ob befriedigend gearbeitet wird oder ob die Leistungen unter einer kritischen Marge liegen. Kenner sprechen auch salopp von der »unteren Schlawiner-Grenze«, jenseits derer die Staatsanwaltschaft tätig werden müßte. Von Qualität im positiven Sinne kann nur im Bereich über dieser Grenze gesprochen werden, wobei es auch da ein breites Spektrum und mithin fast immer noch Verbesserungsmöglichkeiten gibt.

Wichtig in diesem Zusammenhang ist auch, ob eine Studie über Qualitätssicherung prospektiv angelegt wird, also die Bewertungsstandards vorher festlegt, oder ob es sich um eine retrospektive Betrachtung handelt, die Geleistetes rückblickend analysiert und beurteilt. Der retrospektive Weg ist natürlich der einfachere und deswegen vielleicht für den Anfang zu empfehlen. Letztlich wird aber niemand, dem wirklich an der Sicherung der Qualität seiner Leistungen gelegen ist, um prospektives Vorgehen herumkommen. Es ist einfach aussagefähiger und erlaubt keine Ausflüchte. Außerdem sichert nur die prospektive Methode auch die Vergleichbarkeit von Ergebnissen und ist daher intern anzuraten und in der externen Qualitätssicherung ohne Alternative.

Doch bleiben wir noch bei der retrospektiven Vorgehensweise, mit der ja auch ich und mein Team angefangen haben. Zunächst noch ganz ohne EDV und im Stil von Fallbesprechungen. Wir führten, wie schon erwähnt, eine jährliche Post-Mortem-Konferenz ein. Sie wurde immer am 6. Januar abgehalten, weil dann wegen des Fests der Heiligen Drei Könige – außer bei Notfällen, versteht sich – keine Operationen in unserem katholischen Haus angesetzt waren.

Nach Dienstschluß setzten wir uns bei einem Imbiß und ein paar Gläsern Wein zusammen, versuchten also eine möglichst lockere Atmosphäre für das sehr ernste Thema zu schaffen. Es ging ja um die Besprechung der Todesfälle vom vergangenen Jahr und um kritische Prüfung, ob sie nicht doch abzuwenden oder wenigstens hinauszuschieben gewesen wären. Aber auch das Gedenken selbst war mir wichtig zur Förderung eines vernünftigen Umgangs mit dem Tod, den Ärzte oft nur als Niederlage wahrzunehmen vermögen und daher gern ausblenden. Völlig unabhängig von der religiösen Einstellung müssen wir ihm jedoch ins Auge sehen und ihn hinnehmen, wenn unsere Macht endet. Diese Grenze galt es in jedem Fall zu erforschen, daher unsere Konferenzen. Im geschlossenen Kreis der Ärzteschaft wollte ich außer solcher Besinnung auch Kritik und Selbstkritik Raum geben. Natürlich nicht als Bußübung oder gar als Selbstanklage im Stil von Stalins Säuberungen, bei denen die Todeskandidaten zu absurden Selbstbezichtigungen gezwungen wurden. Arthur Koestler hat dieses unmenschliche Ritual in seinem Buch »The Age of Longing« (1951, deutscher Titel: »Gottes Thron steht leer«) bedrückend beschrieben. Nein, um solche Entblößung ging es nicht, aber doch um radikale Offenheit sich und den anderen gegenüber. Der therapeutische GAU sollte als Lehre dienen dafür, daß selbst bewährte Behandlungsmethoden fatale Folgen haben können, daß jeder Fall anders liegt und daß Prognosen gut sind, aber nicht zu nachlassender Aufmerksamkeit führen dürfen. Hinzu kam der Zwang zur Erinnerung, den gerade Ärzte brauchen, die sonst eher zum heiteren Vergessen oder genauer: Verdrängen neigen. Lernen nämlich funktioniert nur über das Beherzigen – nicht von ungefähr heißt Auswendiglernen auf englisch: learning by heart.

Wie rasch zuweilen vergessen wird, merkten wir auch in diesen Konferenzen. Manchmal mußten wir erst die Krankenakten studieren, wenn wir uns an eine Verstorbene erinnern wollten. Da war ich beileibe keine Ausnahme. Einmal fiel mir ein Fall erst ein, als mir der Stationsarzt auf die Sprünge half mit der Bemerkung:

»Das war doch die Dame, die sich für die Chefvisite immer extra schön gemacht hat, indem sie sich frisieren ließ und viel zuviel Rouge auf ihr welkes Gesicht auftrug.« Da wußte ich wieder, wen er meinte und auch, warum mein Gedächtnis mich im Stich gelassen hatte. Die Erinnerung nämlich war keine sonderlich angenehme, und mein Bias hatte offenbar schon dafür gesorgt, daß sie ausgeblendet wurde. Ich hatte bei der »schön« gemachten Frau eine Chemotherapie angeordnet, die eine schwere Herzschädigung verursacht hatte. Und das sogar gegen die Warnung eines meiner Oberärzte: »Das kann danebengehen, Chef«, hatte der gesagt. »Das Zeug ist verdammt giftig und geht auf die Pumpe.« Er behielt leider recht; die Frau starb an einem Herzinfarkt.

Da hatte mich auch die Bemerkung eines anderen Mitarbeiters nicht trösten können: »So hat sie einen besseren Tod gehabt, als wäre sie an einem verjauchenden Eierstockkrebs qualvoll verendet.« So richtig das war, so sehr zermarterte ich mir doch das Hirn, ob es nicht eine andere Lösung gegeben hätte. Mit dem Zytostatikum (Medikament, das das Zellwachstum hemmt) hatten wir zwar den Krebs gestoppt, waren aber das hohe Risiko eines womöglich gar tödlichen Herzschadens eingegangen und hatten verloren. Wie heißt der zynische Spruch? »Therapie gelungen, Patient tot.«

Vielleicht hatten mich Erfolge bei anderen Patientinnen mit der gleichen Behandlung und der gleichen Dosierung zu sicher gemacht, vielleicht hatte ich nicht genau genug kardiologisch prüfen lassen, ob ich die Therapie riskieren konnte? Die einhellige Konferenzmeinung war: Ohne die Therapie wäre die Patientin auch gestorben, doch wohl Wochen oder gar Monate später. Der Herztod wäre jedenfalls vorauszusehen und mithin vermeidbar gewesen. Dem konnte ich nicht vorbehaltlos zustimmen, denn dazu wußten wir einfach noch zu wenig über den Wirkstoff und hatten zu viele ermutigende andere Beispiele erlebt.

Ich weigerte mich deswegen auch, Forderungen nachzugeben, das Mittel künftig nicht mehr einzusetzen. Die retrospektiven Erkenntnisse reichten dafür nicht aus, und um der möglicherweise mit dieser Therapie zu rettenden Frauen willen konnte ich mangels anderer Möglichkeiten nicht darauf verzichten.

Immerhin zogen wir aus dem Fall die Lehre, zu einer »secondline« oder gar »thirdline« Chemotherapie erst zu greifen, wenn alle anderen Mittel ausgeschöpft und das Risiko in kalkulierbarem Rahmen bliebe. Dazu eine kurze Erläuterung: Stahl und Strahl – auf diese Formel bringt man gern die Hauptelemente einer Krebsbehandlung, also die Bekämpfung der bösartigen Geschwulst mit chirurgischen Mitteln und mit Bestrahlung. Hinzu tritt immer eine sogenannte adjuvante (unterstützende) Therapie mit Hormonen und Zytostatika. Mit dieser Kombination haben wir bei vielen Krebsen gute Fünf-Jahre-Heilungserfolge erzielt.

Es gibt allerdings Krebsformen, bei denen die Lage schwieriger ist: Einige Brust- und kleinzellige Lungenkrebse sowie Ovarialkarzinome streuen häufig schon nach der ersten Behandlung. Dann wird oft eine zweite (secondline) radikale Chemotherapie erforderlich, die bei den durch Operation und/oder Bestrahlung geschwächten Patienten problematisch sein kann. Auch sogenannte Second-look-Operationen zu erneuter Besichtigung des Operationsfeldes kommen in Frage, wenn geschwollene Lymphknoten auf etwaige Metastasen hinweisen. Da muß manchmal noch umfassender möglicherweise befallenes Gewebe entfernt werden.

Der Erfolg ist immer zweifelhaft, und oft beginnt mit dem zweiten Eingriff der Weg in den Tod. Solche postoperativen Todesfälle führten in unseren Konferenzen stets zu noch heftigeren Debatten als fehlgeschlagene Chemotherapien, denn nun saßen wir, meine Oberärzte und ich, als Operateure auf der Anklagebank. Die jüngeren Mitarbeiter, sonst häufig Opfer unserer Kritik, fragten nun ihrerseits schonungslos nach und ließen keine Ausflüchte durchgehen. Da gab es manchmal sogar Tränen bei gestandenen Kollegen, die sich als Versager an den Pranger gestellt sahen.

Sofern ich nicht selbst in diese Rolle gedrängt wurde, nahm ich meine Oberärzte vor so weitgehenden Anschuldigungen gewöhnlich in Schutz. Es war ja nie Leichtfertigkeit, die uns zu den manchmal äußerst radikalen Eingriffen veranlaßte, sondern oft pure Verzweiflung und der unbändige Wille, dem Krebs vielleicht doch noch ein Schnippchen zu schlagen.

Nicht zu leugnen ist allerdings manchmal auch eine gewisse – Vergebung für das drastische Wort – Operationsgeilheit, eine Verliebtheit in die technischen Möglichkeiten, die man bis zum Äußersten ausreizen möchte – natürlich nur im Dienste der Patienten. Es ist schon so, daß wir leicht unsere Seele an den technischen Fortschritt verkaufen und in die Sackgasse geraten, wenn das Operieren zur Kunst um ihrer selbst willen wird.

Erst allmählich ging mir auf, wie schwer die Lebensqualität der Patientinnen unter der Radikalität der eingeschlagenen Therapie leiden kann. Zu fixiert war ich und waren und sind viele meiner Kollegen auf die Verlängerung der Lebensspanne um buchstäblich jeden Preis.

Oft habe ich seitdem mit schweren Zweifeln vor der Frage gestanden, ob der Lebensqualität nicht der Vorzug vor der meist ohnedies nur marginalen Lebensverlängerung zu geben sei. Die Bedenken von Schmerztherapeuten, bei Krebs im Endstadium Morphine zu geben, weil die sich negativ auf die verbleibende Lebensfrist auswirken könnten – diese Bedenken habe ich schon damals nicht zu teilen vermocht. Doch auch chirurgische Eingriffe, die nur das Ende hinausschieben, aber mit schweren Schmerzen zu bezahlen sind, habe ich oft nicht mehr durchgeführt oder durchführen lassen.

Die Ergebnisse unserer Post-Mortem-Konferenzen haben dabei eine wichtige Rolle gespielt, ließen wir da doch immer einmal wieder Fälle Revue passieren, bei denen wir nachträglich selber sagen mußten: Hier hat der heroische Einsatz der Patientin nur ein paar mehr Lebenstage beschert, aber was für welche! Nein, Dauer darf nicht immer Priorität haben. Der Mensch kann auch vom Mediziner – Eid hin, Eid her – erwarten, daß er auf Hilfen verzichtet, die vielleicht das Leben verlängern, die Qualen aber unsinnig vergrößern.

Auch aus diesem Grund ließ ich künftig die Ergebnisse der Post-Mortem-Konferenzen in die Krankenakten eintragen. Damit hatten wir eine Stütze für unsere Erinnerung an Fälle, in denen sich eine radikale medikamentöse oder operative Therapie nachträglich als wenig sinnvoll erwiesen hatte. Das war der erste winzige Schritt zu einer retrospektiven Sicherung der Qualität unserer medizinischen Versorgung. Die Patientinnen oder ihre Angehörigen hatten dazu nicht beigetragen, eher im Gegenteil: Sie waren meist von einem so rührenden Vertrauen in unser ärztliches Können, daß man eher wenig Anlaß sah, das eigene Tun kritisch zu durchleuchten.

Man sollte aber lieber umgekehrt denken: Wenn sich Menschen so sehr auf einen verlassen, muß man gerade alles unternehmen, das Vertrauen zu rechtfertigen und daher eben auch sich selbst mißtrauen, damit Fehler ausgeschlossen bleiben. Das geht nicht ohne ständige Kontrollen, und da sind retrospektive trotz ihrer schon erwähnten Schwächen immer noch besser als gar keine. Man darf sie halt nur nicht überbewerten.

Einige Jahre nach meinem Ausscheiden aus dem Beruf traf ich bei einem Besuch im renommierten Krebszentrum in Richmond (Virginia) den Onkologen Thomas J. Smith. Er hatte gerade (1994) eine Arbeit publiziert, in der er vorschlug, auf viele Krebsbehandlungen einfach zu verzichten und lieber die Pflege der Kranken zu intensivieren. Es sei erwiesen, daß Chemotherapie und Bestrahlung beispielsweise bei kleinzelligen Lungenkrebsen keine meßbare Steigerung der Lebenserwartung erbrächten. Die Kosten von durchschnittlich achtzehntausend Dollar pro Fall ließen sich sparen, das Geld könne anderweitig viel sinnvoller eingesetzt werden.

Ein typischer überzogener Schluß aus retrospektiver Betrachtungsweise, denn die Ersatzprobe läßt sich ja rückwirkend nicht machen. Jeder Fall liegt anders, und Durchschnittswerte der Lebenserwartung bei nicht behandelten Krebsen sind auf keinen übertragbar. Die meisten amerikanischen Onkologen sind dem Vorschlag daher auch nicht gefolgt, wobei Smith und manche anderen freilich mutmaßen, das liege eher daran, daß sich an Chemotherapien und Bestrahlungen klotzig verdienen lasse.

Das ist eine böse Sichtweise, aber leider eine nicht ganz unbegründete, weswegen es auch bei vielen Reformen im Gesundheitswesen weniger um die Gesundheit als ums Geld geht. Ja, die Gesundheit droht zuweilen sogar auf der Strecke zu bleiben.

Beispielsweise haben die neuerdings bei uns eingeführte Budgetierung und die Fallpauschalen dazu geführt, daß für aufwendige Chemotherapien am Jahresende kein Geld mehr da ist, und der Verweis auf Herrn Smith kann aus den besagten Gründen gar nicht trösten. Die unbedachte Sparerei trifft ja zudem auch andere medizinische Sektoren, und sie ist die denkbar patientenfeindlichste Lösung zur Kostendämpfung. Viel weiser wäre die Beschränkung etwa der medikamentösen Behandlungen auf nachweislich wirksame Arzneimittel. Für die überflüssigen oder gar schädlichen verplempern wir laut Auskunft der gesetzlichen Krankenversicherung alljährlich Milliarden. Patienten haben kaum eine Lobby, Ärzte schon eine wesentlich stärkere, die stärkste aber hat selbstredend die Pharmaindustrie.

Die Politiker steigern mit solchen »Reformen« natürlich die ärztliche Bockigkeit, denn schon gleiche Arbeit für weniger Geld leistet niemand gern, mehr Arbeit aber bei sinkendem

Einkommen verbittert. Und Qualitätssicherung, ob retrospektiv oder prospektiv, ob nur intern oder sogar extern, bedeutet Mehrarbeit. Das haben wir erlebt, als wir die EDV-gestützte interne Qualitätssicherung einführten. Wir haben aber auch erlebt, welche Befriedigung der Erfolg aufgrund dieser Maßnahmen bringt.

Bei meinem Bemühen, Kollegen für diese Qualitätssicherung zu erwärmen, fruchtete aber weder das Gratisangebot des dafür entwickelten Programms noch der Hinweis auf die Freude am Gelingen. Ich wurde beim Schwärmen davon eher als weltfremd oder datenverrückt angesehen, hatte ich doch mit einem schmalen wissenschaftlichen Werk über die Qualitätssicherung in der operativen Frauenheilkunde auch dargelegt, welche Arbeit mit der Dokumentation verbunden ist.

Sicher stand hinter der Abwehrhaltung auch die Befürchtung, daß es bei interner Sicherung nicht bleiben werde. Der einzige Kollege, der mein System übernommen hatte, kam Gott sei Dank zu ziemlich ähnlichen Ergebnissen wie wir in unserer Klinik. Daher blieb das Verhältnis ungetrübt. Was passiert wäre, wenn er deutlich schlechter oder besser als wir abgeschnitten hätte, kann ich nur mutmaßen.

Bei den Perinatologen verwendet man daher auch das anonymisierte Modell des Tübinger Forschers Hans-Konrad Selbmann. Es läßt keine Vergleiche zwischen den Geburtskliniken zu, sondern bietet nur einen Standard an, an dem sich jeder selbst messen kann. Veröffentlichungszwang bestand zu meiner Zeit jedenfalls nicht, so daß der Ruf eines Krankenhauses nicht Schaden nehmen konnte. Allerdings dient ein solches Verfahren auch nicht der dringend nötigen Vertrauensbildung zwischen »Kunden« und Medizinern. Es bleibt daher bei Mundpropaganda und Vorurteilen: Die Klinik X sei Spitze, während im Haus Y das Chaos regiere. Solches Image, vor allem wenn es mies ist, kann äußerst zählebig sein. Dagegen hilft nur Offenheit und Nachprüfbarkeit der Leistungen.

»Sie wollen doch nicht etwa Ihre Mitbewerber zum Beispiel über die Häufigkeit von Harnleiterscheidenfisteln nach Radikaloperationen in ihrem Haus informieren?« fragte mich ein Kollege entgeistert, als ich ihm meine Methode erläuterte. Damals habe ich verneint, denn ich wollte natürlich keinen Alleingang, sondern möglichst alle Kollegen zu solcher Qualitätssicherung verpflichtet sehen.

Inzwischen ist mir aufgegangen, daß derartige Maximalforderungen nicht durchzusetzen sind und daß einige Mutige vorangehen müssen. Das ist mittlerweile auch geschehen, doch immer noch nicht im gewünschten Umfang. Da wurde beispielsweise von der Deutschen Gesellschaft für Gynäkologie ein Projekt mit wenigen Teilnehmern entwickelt, das die Qualität sogenannter Tracer-Diagnosen prüfen sollte, also Diagnosen, die immer wiederkehrende Standardoperationen betreffen. Dem war nur kurze Zeit Erfolg beschieden, weil der Sponsor bald absprang.

Außerdem erlaubte das Studiendesign den teilnehmenden Kliniken kosmetische Ergebniskorrekturen, so daß der Aussagewert begrenzt blieb und nur eine selektive Qualitätssicherung stattfand. Und so eine ist schlimmer als keine. Eine andere Studie der hessischen Ärztekammer traf auf wenig Gegenliebe, weil sie Sanktionen vorsah.

Bei einem Projekt der Deutschen Krankenhausgesellschaft sah man daher von Sanktionen ab, doch war geplant, daß bei sich häufenden negativen Ergebnissen das Gespräch mit dem betreffenden Arzt gesucht werden sollte. Schon das dämpfte nachhaltig die Bereitschaft zum Mitmachen. Außerdem wird hinter all diesem Bemühen immer geargwöhnt, daß Schnüffler der Krankenkassen eingeschleust werden sollen. Ihr Medizinischer Dienst fragt sowieso schon immer wieder bohrend nach dem Grund wachsender Verweildauer von Patienten in den Krankenhäusern.

Der Verdacht nämlich verdichtet sich, daß hinter manchem langen Krankenhausaufenthalt iatrogene Komplikationen stecken, also etwa vom Arzt oder von der Klinik verursachte Störungen der postoperativen Wundheilung. Gelänge der Nachweis, hätten die Kassen eine Handhabe, die Übernahme der Kosten zu verweigern.

Es gibt aber auch ideologische oder fachliche Einwände, mit denen sich Ärzte einer nachhaltigen Qualitätssicherung zu entziehen suchen. Zu meiner Zeit war das einfach, indem man vom EDV-System mehr verlangte, als es leisten konnte. Und als dieses Argument wegfiel, forderten »ganzheitlich« ausgerichtete Kollegen die Quantifizierung des nicht Quantifizierbaren. Zu deutsch: Sie bemängelten an meinem System, daß es keine Aussage über psychische Begleiterscheinungen der Krankhausbehandlung zulasse. Wie aber etwa depressive Verstimmungen oder Aggressionen auf eine verbindliche Formel und in ursächlichen Zusammenhang mit dem klinischen Tun gebracht werden sollen, hat mir niemand verraten wollen.

Ohne ein Minimum an Meßbarkeit lassen sich keine Daten gewinnen und mithin keine Lehren ziehen. Auf diesem Sektor bleibt der Arzt auf seine Erfahrung, sein Gespür und sein Geschick allein angewiesen.

Doch zurück zum Machbaren in der Qualitätssicherung: Auch hier wurde – und wird von vielen immer noch – massiv gemauert. Der Chirurgieprofessor Friedrich Wilhelm Kolkmann, Beauftragter der Bundesärztekammer für Qualitätssicherung, hat noch im Februar 1997 eine trübe Bilanz gezogen. Er sprach auf einer Tagung des Chirurgischen Arbeitskreises für Qualitätssicherung (CAQ) über acht Jahre Erfahrung mit der ins Sozialgesetzbuch geschriebenen Verpflichtung. Keine einzige Maßnahme zur ärztlichen Qualitätssicherung sei in ausreichendem Maße in die Praxis umgesetzt worden, weil die Ärzte die Bespitzelung durch die

Behörden der Bundesländer, durch die gesetzlichen Krankenkassen und durch die Deutsche Krankenhausgesellschaft fürchteten. In ihren Augen sei die Prüfung und Sicherung der Qualität ärztlicher Leistungen ausschließlich Sache der Ärzte selbst und der wissenschaftlichen Fachgesellschaften.

Nach meiner Ansicht hätten zumindest die Patienten ein Wort mitzureden, doch deren Einfluß ist, wie erwähnt, gering bis Null. Kassen und Behörden können ihn nicht ersetzen; es müßten andere Mitsprachemöglichkeiten geschaffen werden.

Mich verblüfft zudem die Sorge der Kollegen vor der Offenlegung ihrer Behandlungsdaten. Was haben die hart arbeitenden Mediziner zu befürchten? Wer, wie ich es getan habe, wenigstens intern Maßnahmen zur Qualitätssicherung ergreift, wird feststellen, daß er viel besser ist, als er es vermutet hat. Leitlinien für therapeutische Maßnahmen, als prospektive Sicherung der Qualität besonders verhaßt, braucht doch nur zu scheuen, wer selbst Zweifel an seinem Standard hat oder verliebt ist in einen Schlendrian, der nirgends so zu verwerfen ist wie auf ärztlichem Gebiet.

Die Amerikanische Gesellschaft für Gynäkologie hat schon lange solche Leitlinien herausgegeben, und ich habe eigentlich nur von positiven Erfahrungen damit gehört.

Wir müssen diesem Beispiel ja inhaltlich nicht in allem folgen, denn die US-Leitlinien sind ungut defensivmedizinisch gefärbt. Das liegt an den dortzulande horrenden Summen im Fall von Schadensersatz, zu dem Ärzte nicht selten auch dann verurteilt werden, wenn ihnen ein konkreter Behandlungsfehler nicht nachzuweisen ist. Es reichen da manchmal schon läßliche Informationslücken, die der Patient bei einigem guten Willen ohne weiteres selbst hätte schließen können. Vor allem in der Geburtshilfe kennen amerikanische Gerichte kein Pardon, weswegen Gynäkologen gut beraten sind, auch teuerste Vorsorgemaßnahmen zu treffen. Wenn sie es nicht vorziehen, das Fach zu wechseln, wie es schon viele meiner dortigen Kollegen getan haben. Sie sahen einfach keinen Sinn darin, etwa beim winzigsten Alarm eine Indikation für eine Sectio zu stellen. Gab es dann aber wider Erwarten doch Komplikationen, kamen ruinöse Forderungen auf sie zu. Daß mit der Inflation der Kaiserschnitte viele Frauen, die gern noch ein drittes oder viertes Kind bekommen hätten, auf diesen Wunsch verzichten müssen, kümmert die Juristen nicht. Sie hören lieber auf Gutachter, die Universitätsfrauenkliniken vorstehen und ihre Standards absolut setzen. Dabei kommen in diesen Häusern nur wenige Kinder zur Welt, so daß die Erfahrungsbasis deutlich schmaler ist als die von regulären Geburtskliniken.

Der Trend zu diesem unglücklichen Vorgehen schwappte natürlich wie alles Amerikanische auch zu uns herüber. Auch hiesige Gerichte bedienen sich gern amerikanischer Experten, eilt doch der US-Medizin ein besonders – allerdings nur partiell berechtigter – fortschrittlicher Ruf voraus.

Einer dieser Fortschrittler war Fritz Karl Beller aus Iowa, der mit besonderer Gnadenlosigkeit vor Gericht Kollegen tatsächliche oder angebliche Behandlungsfehler »nachwies«. Dann aber geschah Erstaunliches: Vor einem deutschen Oberlandesgericht gestand Beller nach Jahren ein, daß einige Grundlagen seiner Gutachten revisionsbedürftig seien. Bisher habe er Sauerstoffmangelschäden stets als Folgen geburtshilflicher Fehler eingestuft. Es habe sich aber herausgestellt, daß es zu vielen dieser bedauerlichen Schäden schon lange vorher in der Schwangerschaft komme. Mit dieser Aussage rettete er den aktuell angeklagten Arzt. Für die früher aufgrund der Beller-Gutachten verurteilten Gynäkologen kam die Einsicht des US-Professors zu spät – sie hatten eben Pech gehabt. Die Wissenschaft entwickelt sich halt weiter.

Solche Beispiele haben nicht verhindern können, daß auch bei uns die Flut der Schadensersatzprozesse wegen ärztlicher Kunstfehler steigt; rund achttausend sind es momentan jährlich. Das bringt nicht nur die Ärzte in Verruf, sondern auch ihre Versicherungen in Bedrängnis. Früher machten die mit Ärzten die besten Geschäfte, heute kursieren trotz drastisch gestiegener Prämien bei vielen Gesellschaften Überlegungen, diesen Geschäftszweig ganz zu kappen. Insbesondere für Krankenhäuser wäre das bei den knapper werdenden Mitteln eine Katastrophe. Schon jetzt können sie die immer höheren Beiträge kaum noch aufbringen, ungeschützt aber wäre der Absturz für viele unvermeidlich. Auch ärztliche Qualitätssicherung müßte daher sowohl aus ihrer Sicht wie aus der der Versicherungen ohne Alternative sein. Man beginnt aber lieber bei strukturellen Reformen auf baulichem und personellem Sektor mit Hilfe der Gesellschaft für Risikoberatung in Detmold und der vom Medizinrechtler Klaus Ulsenheimer gegründeten Firma ASS-TECH.

Hier gibt es natürlich auch Handlungsbedarf – ein Beispiel: Zwei Geburtshelfer eines nordwestdeutschen Krankenhauses standen kürzlich vor Gericht wegen eines vermeidbaren kindlichen Todesfalls. Wegen des Absinkens der kindlichen Herztöne im CTG hatten die Kollegen sich völlig richtig zu einem Kaiserschnitt entschlossen und schoben die Gebärende in den Fahrstuhl, um sie in den OP zu bringen. Der Lift aber streikte, und es dauerte so lange, bis der Defekt behoben war, daß das Kind im Mutterleib schon abgestorben war, als endlich der OP erreicht war. Zum Glück für die Gynäkologen ließ sich nachweisen, daß sie die Klinikleitung mehrfach eindringlich auf die Tücken des Fahrstuhls aufmerksam gemacht und Reparaturen angemahnt hatten. Es war aber nichts geschehen, und so endete das Verfahren mit einem Freispruch für die Ärzte. Das Krankenhaus wurde in einem folgenden Zivilprozeß zu Schadensersatz verurteilt wegen schuldhafter Unterlassung der lebenswichtigen Reparaturen.

In den ärztlichen Schadensbereich fallen hingegen die iatrogenen Infektionen durch unachtsame Behandlung, mangelnde Sicherheitsvorkehrungen oder die bekannten Krankenhauskeime.

Letztere sind ein besonderes Problem, weil sich in Kliniken oft Keime breitmachen, die hochresistent sind und kaum noch auf Antibiotika ansprechen. Um so mehr Mühe muß ärztlicherseits darauf verwendet werden, diesen Gefahrenherd zu beseitigen. Denn auch wenn die Keime, mit denen sich ein Patient infiziert, nicht von der Hand des Arztes, sondern etwa aus einer defekten Klimaanlage im OP stammen, gehört das Problem doch wenigstens teilweise in seine Verantwortung.

In solchen Fällen muß er ungesäumt die Krankenhausleitung informieren und die Mittel für die Behebung des Defekts anfordern. Dann erst wird aus einem möglichen ärztlichen Versäumnis ein strukturelles Problem, das den Ärzten als Hebel dienen kann.

Ich habe bei Übernahme des Chefarztpostens zum Beispiel festgestellt, daß der Kreißsaal mangelhaft ausgerüstet war. Als auf meine Vorstellungen hin nichts geschah, teilte ich der Verwaltung mit, daß ich keine Patientinnen mehr zur Entbindung annehmen könne. Das wirkte Wunder.

Bei den Strukturen darf Qualitätssicherung nicht stehenbleiben. Wir schulden sie unserem Eid auch therapeutisch und ethisch, seit bewiesen ist, daß mit diesem Mittel eine signifikante Verbesserung der medizinischen Versorgung erreicht wird. Und wenn der Appell an das Berufsethos noch nicht reicht, so sollte schon aus Eigennutz ein Umdenken erfolgen. Der Vertrauensschwund der Ärzteschaft gegenüber resultiert nämlich nicht zuletzt aus ihren hermetischen Bräuchen und ihrer Geheimniskrämerei mit den Leistungsdaten.

In einer offenen Gesellschaft kann sich nicht ein Stand allen Kontrollen zu entziehen suchen. Und wer keine externen Prüfungen will, und ich kann verstehen, wenn man die scheut, der muß wenigstens innere Kontrolle üben und alle Daten dokumentieren, so daß bei Auseinandersetzungen klar ist: Alles menschlich und medizinisch Mögliche ist unternommen wor-

den, ein fahrlässiges oder gar vorsätzliches Fehlverhalten lag
nicht vor. Ohne Qualitätssicherung stehen wir immer schlechter
da und befördern weiter das Mißtrauen, das uns zu schaffen
macht.

Dieses Mißtrauen steht ja auch hinter der um sich greifenden
Sucht, die Gerichte anzurufen, wenn der Behandlungserfolg nicht
den Vorstellungen entspricht. Daß die meisten Patienten mit ihren
Prozessen scheitern, stellt das Vertrauen nicht wieder her.

Umgekehrt wird ein Schuh draus: Wir müssen der Prozeß-
freudigkeit entgegenwirken durch vertrauensbildende Maßnahmen. Eine sorgfältige Qualitätssicherung ist das konkurrenzlos
beste Mittel dazu. Beim Staubsaugerkauf informieren wir uns
selbstverständlich über die Gerätequalität und lesen die Ergebnisse der Stiftung Warentest. Wollen wir Gesundheit kaufen, also
beispielsweise etwas wissen über die Qualität einer Klinik oder
eines Arztes, dann kriegen wir die Katze nur im Sack. Gern sagt
man uns, ob die Zimmer Fernsehen und Telefon haben, aber nach
der Kaiserschnittquote wird die Kundin einer Frauenklinik vergebens fragen.

Es kann doch nicht in unserem Sinne sein, daß die Mundpropaganda des Publikums einzige Auskunftsquelle für Hilfesu-
chende ist. Hörensagen ist der schlechteste Ratgeber.

1998 sind die Ergebnisse einer neuen umfassenden Studie der
Deutschen Gesellschaft für Gynäkologie und Geburtshilfe über
prospektive »Qualitätssicherung in der operativen Gynäkologie« veröffentlicht worden. An der ersten Phase des Projekts
1992–94, das mit vorgegebenen Qualitätsindikatoren arbeitete,
beteiligten sich vierundvierzig Kliniken, an der zweiten 1995/96
nur noch sieben. Ihre Maßnahmen und die Auswertung der Daten wurden von einer Leitstelle koordiniert. Die aufschluß-
reiche Studie belegte erneut die große Bedeutung eines intensiven Qualitätsmanagements in den Krankenhäusern.

Ich hoffe, daß die Ergebnisse zu größeren Anstrengungen ermutigen und noch zögernde Kliniker und Praktiker vom Nutzen der Mühen überzeugen. Je mehr sich dem anschließen, desto größer der Sog, denn wer sich der Qualitätssicherung nicht stellt, wird auf lange Sicht zu den Verlierern gehören.

Klare Richtlinien, wie sie in den USA üblich sind und wie sie in dieser neuesten Studie verwendet wurden, wären ein wichtiger Schritt. Er ist schon ein paar Male gegangen worden, indem die Arbeitsgemeinschaft der Fachgesellschaften solche publizierte. Angenommen wurden sie kaum, denn die Standesorganisationen der Ärzte wollen sie nicht und ihre Mitglieder weitgehend auch nicht. Einschränkungen in der therapeutischen Freiheit sind die wenigsten bereit hinzunehmen. Freiheit ist ein hohes Gut, wenn es den Patienten nützt. Wer aber definiert den Nutzen? Die Kassen, die Politiker, die Ärzte, die Patienten? Hier können nur alle gemeinsam den richtigen Weg finden.

Gesundheit ist ein zu hohes Gut, als daß es den Ärzten allein überlassen werden dürfte.

KAPITEL 12

Der Arzt und der Tod

»Die lieben Kollegen!« Ein weitverbreiteter Seufzer, denn meistens sind die Kollegen alles andere als lieb, und wenn es doch einmal diesen Anschein hat, entpuppt sich die plötzliche Nettigkeit oft als doppelbödig. Meine Chefarzt-Kollegen gaben sich bei meinem Amtsantritt an der Frauenklinik des Hamburger Marienkrankenhauses ausnehmend nett und mir jede Menge gutgemeinte Tips. Doch ihren Ratschlägen mochte ich nicht immer folgen, und manche machten mich sogar stutzig.

Was sollte ich beispielsweise davon halten, daß ich mehrfach auf die besonderen Verpflichtungen hingewiesen wurde, die die Arbeit in einem christlichen Krankenhaus mit sich bringe? Und davon, daß in diesem Zusammenhang meist noch die Bemerkung angefügt wurde: »Insbesondere für einen Frauenarzt.« Ältere Kollegen anempfahlen mir sogar kaum verblümt deutliche Distanz zu den Patientinnen. Pflegten etwa auch Internisten, Anästhesisten und Chirurgen, die es wahrlich besser wissen sollten, das primitive Vorurteil, nur besonders lüsterne und auf galante Abenteuer versessene Mediziner würden Gynäkologen?

Das wäre etwa so, als vermutete man bei Kinderärzten pädophile und bei Tierärzten sodomistische Neigungen. Mein Vater hatte für solche impliziten Unterstellungen eine drastische Formel: »Dem Schweine ist alles Schwein!«

Beherzigenswert, obschon mir natürlich nicht gerade neu, waren solche Hinweise allenfalls hinsichtlich der besonderen

Zurückhaltung, die im kirchlichen Dienst bei Sterilisierungen, Schwangerschaftsunterbrechungen oder Ratschlägen zur Empfängnisverhütung angebracht ist.

Doch ganz abgesehen davon störte mich schon, daß in den weisen Belehrungen ein Arztbild mitschwang, das ich nicht teilen kann. Unser Beruf ist ein Beruf wie andere auch, ein besonderes Ethos für ihn kann ich nicht erkennen trotz des ehrwürdigen Alters unseres Eids. Moral ist entweder verbindlich für alle, oder es gibt keine. Daß wir sehr segensreich wirken und besonders schweren Schaden anrichten können, stellt eine hohe Herausforderung für unser Verantwortungsgefühl dar. Doch gilt das ebenso für den Soldaten oder Polizisten, der uns schützen soll, die Lehrerin, die unsere Kinder ausbildet, den Landwirt, der uns die Lebensmittel liefert.

Soviel bei meinen Antrittsbesuchen vom ärztlichen Auftrag und der christlichen Grundhaltung die Rede war, so vornehm schwieg man vom guten Einkommen in unserem gemeinnützigen Krankenhaus. Dort mußten die Chefs anders als in den städtischen Kliniken von ihren Privatliquidationen nichts an die Krankenhausverwaltung abführen. Vielleicht dünkten sich manche auch deswegen dem Neuling überlegen, denn in meinem Vertrag war das zum ersten Mal anders geregelt. Ich mußte zwanzig Prozent der Privateinnahmen dem Haus überlassen als »Nutzungsentgelt« für Räume und Gerät der Klinik. Der Verwaltungschef sah das als Verdienst seiner geschickten Verhandlung an und ermunterte mich denn auch regelmäßig zu eifrigem Liquidieren und frozzelte: »So werden Sie für uns noch wertvoller!« Mich störte das nicht, denn mein Auskommen hatte ich auch mit »nur« achtzig Prozent, und außerdem war ich ja nicht des Geldes wegen Arzt geworden.

Manchmal aber piekte mich doch der Neid. Dann nämlich, wenn ich wieder einmal tief in der Nacht zu einer schwierigen

Entbindung in die Klinik gerufen worden war und morgens früh übernächtigt aus dem Kreißsaalfenster schaute. Dann sah ich oft den Verwaltungsdirektor mit seinem blitzblanken Wagen herankurven und auf dem reservierten Parkplatz halten. Putzmunter stieg er aus, schloß liebevoll die Tür ab und nahm elastischen Schritts die Stufen zum Portal. Dann fragte ich mich schon manchmal, warum ich ständig Überstunden leisten mußte und weder Dank noch Lohn dafür bekam. Abbummeln war nie möglich, ja, es gab das Wort damals noch gar nicht – und es sollte, wie ich finde, auch nicht in den ärztlichen Sprachschatz aufgenommen werden.

Es handelte sich aber bei mir zum Glück immer nur um rasch vorübergehende Neid-Anwandlungen, die sofort verflogen, wenn ich mich wieder meiner Arbeit zuwandte. Ich hatte mir ja nicht für das Krankenhaus die Nacht um die Ohren geschlagen, sondern um meinen Kollegen und einer Patientin in schweren Stunden zu helfen, und wenn das glückte, war das ein Lohn, der sich in Geld nicht ausdrücken läßt. So wichtig die Honorarfrage sein mag, sie war weder für meine Berufswahl noch für mein aktuelles Handeln je bestimmend.

Des Hinweises auf den besonders christlich-kirchlichen Charakter meiner Klinik hätte es gar nicht bedurft. Bei der ersten meiner Chefarztvisiten wurde er mir nämlich überdeutlich demonstriert. Die Oberschwester begrüßte mich an der Tür der peinlichst sauberen, wohlgeordneten Krankenstation und stellte mir die Schwestern vor, die mit ihren blütenweißen gestärkten Schürzen aufgereiht an den geöffneten Türen der Krankenzimmer standen und nach Abschluß der Begrüßung einen hellen Choral anstimmten. Nachdem die jungen Stimmen verklungen waren, sprach die Oberin ein kurzes Gebet, in dem sie Gottes Segen für mein Tun und für unsere Zusammenarbeit erbat.

Ich war sehr bewegt von dieser liebevollen Aufnahme, die ich nach meinen Erfahrungen in staatlichen Häusern nicht erwartet hatte. Dort wurden die Neuen knapp, ja meist sogar hastig vorgestellt, und dann ging man ohne weiteren Kommentar zur Tagesordnung über.

Die begann nun auch hier mit der Visite. Die Stationsärztin stellte mir die Patientinnen namentlich vor und erläuterte im üblichen Medizinchinesisch halblaut die Diagnose und die therapeutischen Maßnahmen. Die wenigsten Frauen verstanden, was meine Kollegin sagte, sie schauten nur voller Hoffnung auf den neuen jungen Chefarzt oder lagen weiter teilnahmslos da, zu schwach selbst für neugierige Blicke.

Blaß und elend sahen viele aus, und manche hatten weder Haare auf dem Kopf noch Augenbrauen, letztere allenfalls als aufgemalte Striche. Das waren die Krebspatientinnen, die gerade eine Chemotherapie mit Zytostatika machten oder hinter sich hatten. Bei einigen standen pumpenartige Geräte auf dem Nachttisch, die Infusionslösungen über lange Schläuche in die Venen tropfen ließen. Bei jedem Nachsickern blinkte eine Leuchtdiode am Gerät auf und spiegelte sich in der Glasplatte des Nachttischs und in den Scheiben der Familienfotos darauf. Meist hatten sich die Frauen Bilder ihrer Kinder oder Enkel hingestellt, für die sie so gern wieder gesund werden wollten. Bilder von Ehemännern waren seltener, wohl weil die bei den älteren Frauen oft schon tot waren.

Bei einer dieser alten Patientinnen blieb die Stationsärztin stehen, weil sie wußte, daß deren Mann zur selben Zeit in der urologischen Abteilung des Krankenhauses behandelt wurde. Angelegentlich erkundigte sich die Kollegin nach dem Beruf des »Partners« der Patientin. »Partner?« fragte die Kranke. »Ich habe keinen Partner mehr, ich mußte doch mein Geschäft aufgeben.« Die Stationsärztin verbesserte sich und sagte, sie meine den Ehemann. »Der war Schornsteinfeger«, erwiderte die Frau. »Er liegt jetzt auch hier im Krankenhaus wegen einer Sache da unten«, und sie zeigte auf ihren Unterleib. Die Frau stammte noch aus einer Zeit, da Ehemänner noch nicht als Partner, Lebensgefährten oder gar Lebensabschnittsgefährten bezeichnet worden waren. Alter und Krankheit ließen die Patientin noch älter erscheinen, als sie war. Ob sie mit ihrem Mann noch einmal in gemeinsamer Wohnung würde leben können, fragte ich mich, war mir aber ziemlich sicher, daß sie von hier nicht mehr heimkehren würde.

Das also, dachte ich, wird nun deine Welt sein, bevölkert von todkranken Frauen und erfüllt vom Krebsgeruch, der aus den Krankenbetten aufsteigt, aus verjauchendem Gewebe, Eiter und Blut. Die Verse des Dichters und Arztes Gottfried Benn (1886–1956) mit dem Titel »Mann und Frau gehen durch die Krebsbaracke« fielen mir ein:

»Hier diese Reihe sind zerfallene Schöße
und diese Reihe ist zerfallne Brust.
Bett stinkt bei Bett. Die Schwestern wechseln stündlich.«

Das hatte Benn vor fünfzig Jahren geschrieben. Hatten, haben wir es weitergebracht? In der Pflege sicher nicht, denn stündlich wechselnde Schwestern kann sich niemand leisten. Und ärztlich sind wir vielfach auch kaum vorangekommen. Der Krebs bleibt noch immer meistens Sieger, und wir Ärzte stehen machtlos daneben. Mehr als Mitgefühl haben wir am Ende nicht zu bieten. Doch wenigstens das sollten wir zeigen und das Sterben der Patienten nicht zum Abwickeln verkommen lassen.

Das amerikanische Beispiel empfehle ich dabei nicht zur Nachahmung: Dort lernen Ärzte und Pflegepersonal in Kursen und aus Fibeln sogenannte consoling words, wie ich sie in in meiner Zeit am General Hospital in Kansas City kennengelernt habe: platte Formeln, die bei ständiger Verwendung allen Sinn aushauchen und deren stereotyper Einsatz Patienten und Angehörige eher abstößt. Gestammelte Anteilnahme oder ein wortloser Händedruck wirken trostreicher als routinierteste Floskeln im Stil von Bestattungsunternehmern.

Meiner Machtlosigkeit in vielen Fällen war ich mir in dieser Stunde der ersten Visite besonders bewußt. Ich sah ja den Hoffnungsschimmer in den Augen einiger Frauen, die sich von dem jungen Arzt mehr erwarteten als der alte zu bieten gehabt haben mochte. Hier kam ja einer, der die modernsten Methoden an der Universität gelernt hatte, der, wie man hörte, sogar im medizinischen Wunderland USA gewesen war und der vielleicht gar ein Geheimmittel im Gepäck hatte.

Einerseits bedrückte mich dieses Aufflackern von neuem Mut wegen des hohen Erwartungsdrucks, der auf mir lastete. Andererseits freute ich mich über das Vertrauen, denn Hoffnung und Mut sind große Verbündete des Arztes. Sehr viele Fälle waren ja noch keineswegs aussichtslos, sie wurden es nur, wenn sich die Menschen selbst aufgaben. Insofern war der Vorschuß, den ich von ihnen bekam, eine willkommene Unterstützung der Therapie.

Junge Ärzte sind nicht eo ipso besser, manchmal sogar im Gegenteil. Ihr Schwung und Optimismus kann aber zuweilen im Zusammenwirken mit der neuen Zuversicht der Patienten manchen Lebensfunken noch einmal anfachen und mit etwas Glück und Geschick Rettung bringen oder doch noch ein Stück lebenswerte Lebenszeit schenken.

Im weiteren Verlauf der Visite wuchs meine Verwunderung, daß wir immer mal an einer Tür vorübergingen, die geschlossen blieb. Haben die hier so viele Betten leerstehen, daß sie Zimmer schließen müssen? fragte ich mich besorgt und nach einer weiteren geschlossenen Tür die Oberschwester direkt. »O nein!« antwortete die Nonne. »Das sind Sterbezimmer, in die wir die Patientinnen verlegen, wenn es zu Ende geht. Bei denen hätte Ihre Visite doch keinen Sinn mehr; wir würden eher stören.«

Das konnte ich so nicht sehen und erklärte: »Sie mißverstehen mich vielleicht; ich möchte die Sterbenden nicht neugierig besichtigen, sondern ihnen bis zum letzten Atemzug das Gefühl geben, daß sie uns unverändert der Mühe und Aufmerksamkeit wert sind. Und auch um unsretwillen, insbesondere um der Ärzte willen brauchen wir die Konfrontation mit Sterben und Tod. Wir vergessen leicht, daß trotz unserer Kunst jedes Leben einmal zu Ende ist, auch das unsere.«

Einige meiner Assitenten schauten trotz dieser Worte immer noch ein wenig zweifelnd drein. Daher fuhr ich fort: »Auch mich überkommt beim Anblick einer sterbenden Patientin ein Gefühl der Ohnmacht, ja manchmal sogar des Versagens. Dem muß ich mich aber stellen, damit ich nicht die Augen vor den äußerst engen Grenzen ärztlicher Macht verschließe.«

Die Schwestern, vor allem die Nonnen, schienen mich besser zu verstehen, und ich wußte bald darauf auch, warum: Eine Ordensschwester, die zuständig gewesen war für die Babywäsche und den Blumenschmuck der Krankenhaus-Kapelle, war soeben gestorben. Die Oberin teilte mir dies fast fröhlich mit: »Schwester Aloisana ist eingegangen.« Ich dachte, ich hätte mich verhört: »Wie bitte, eingegangen? Wie ein Tier?« Über soviel Heidentum konnte die Oberin nur den Kopf schütteln. »Aber Chef, eingegangen in die ewige Seligkeit natürlich. Sie hat den Frieden im Herrn gefunden. Und wir sind froh mit ihr über ihr gottseliges Ende nach ihrer schweren Lebensreise.«

Zum Gedenken an Schwester Aloisana gab es an diesem Tage ein Festessen mit Wein im Ärztekasino, als wäre eine Hochzeit zu feiern. Die kurze Ansprache der Oberin aus diesem Anlaß enthielt keinerlei Lamento, sondern nur Dank für das Stück Lebensweg, den wir gemeinsam mit der Verstorbenen hatten zurücklegen dürfen. Sterben und Tod waren in dieser Glaubensgewißheit nur ein Auf Wiedersehen.

Die Oberin nahm mich nach dem Essen beiseite und sagte mir, sie freue sich, daß ich mit dem Tabu der Sterbezimmer Schluß machen wolle. Sie hätte bei der Visite nur die Meinung meines

Vorgängers wiedergegeben. »Ich glaube, viele Ärzte haben Angst vor dem Tod und vor seiner Unausweichlichkeit.«

Das läßt sich nicht von der Hand weisen und wäre als verständlich hinzunehmen, wenn es nicht Folgen für das ärztliche Tun hätte. Der Rückzug des Arztes in den letzten Stunden eines Patienten steigert die Verlassenheit des Sterbenden und bringt den Arzt um eine für seinen Beruf enorm wichtige Erfahrung. Er sollte es sich zur Pflicht machen, gerade in dieser letzten Zeit auszuharren und das oft qualvolle Ende mitzuerleben als Schule der Barmherzigkeit.

Mit der Schmerztherapie etwa stünde es in Deutschland besser, wenn alle Ärzte durch diese Schule gegangen wären und den Tod nicht bloß als Registratoren verwalteten. Sie tauchen meist in den Sterbezimmern erst wieder auf, wenn es gilt, die Todesursache festzustellen und den Totenschein auszufertigen: »Verstorben an Herz- und Keislaufschwäche.« Dann stellen sie die Infusionspumpen ab und benachrichtigen die Angehörigen, die zu Hinterbliebenen geworden sind. Gewiß, solche Aufgaben müssen auch erfüllt werden, sie sind aber eindeutig nachrangig. Vorrangig muß die medizinische Betreuung bis zur letzten Lebensminute sein.

Darunter ist vor allem das Lindern von Leiden zu verstehen, und das, wie ich finde, fast um jeden Preis, auch um den einer marginalen Lebensverkürzung. Da aber haben wir in Deutschland verständliche, für viele Patienten aber quälende Berührungsängste. Den Vorwurf, er hätte statt Leben auf Biegen und Brechen zu erhalten, durch Medikamente Leben verkürzt, scheut jeder Arzt aus leidvoller Erfahrung wegen der vielen Debatten darum.

Da taucht hierzulande sofort das Gespenst der nationalsozialistischen Euthanasie auf, die Tötung von »lebensunwertem Leben«, wie das genannt wurde, und es findet sich immer jemand, der dieses Totschlagargument in die Auseinandersetzung bringt.

Damit werden alle die mundtot gemacht, denen es um menschenwürdiges Sterben, nicht um Tötung geht.

Es läßt sich nicht bestreiten, daß eine Schmerztherapie, die den Namen verdient, die letzte Lebensspanne von Krebskranken um Tage vermindern kann. Es läßt sich aber ebensowenig übersehen, daß in der Mehrzahl der Fälle die Betroffenen sogar aktive Sterbehilfe der Verlängerung ihrer Leiden vorzögen. Dem will ich nun beileibe nicht das Wort reden, doch die Verweigerung von wirksamen Schmerzmitteln aus Angst vor Lebensverkürzung grenzt für mich an unterlassene Hilfeleistung und ist mit meiner Auffassung von der Verantwortung des Arztes nicht vereinbar.

Damit keine Mißverständnisse aufkommen, zwei Beispiele aus meiner klinischen Praxis: Lange vor Einführung der vorgeburtlichen Ultraschalluntersuchungen wurde ich in den Kreißsaal gerufen, weil es bei der Entbindung einer Erstgebärenden zu einem sogenannten Geburtsstillstand gekommen war. Offensichtlich war das kindliche Köpfchen zu groß, so daß Saugglocke oder Geburtszange zur Unterstützung der Austreibung nicht in Frage kamen. Blieb nur ein Kaiserschnitt, zu dem ich von der Patientin die Genehmigung bekam. Dem Ehemann erklärte ich, daß die Sectio wegen des Mißverhältnisses zwischen Kopf des Kindes und mütterlichem Becken erforderlich sei.

Warum das so war, sahen wir nach der Entbindung mit Schrecken: Das Kind hatte einen extrem großen Wasserkopf und ein drittes Zyklopenauge auf der Stirn, das Großhirn fehlte. Wir hatten also den leider nicht so seltenen Fall (ca. einer auf tausend Lebendgeburten) eines Anencephalus vor uns, manchmal auch Frosch- oder Krötenkopf genannt. Es ist die schwerste aller Fehlbildungen, die ohne chirurgischen Aufwand immer, meist schon nach Stunden, zum Tode führt.

Das erklärte ich dem Vater – die Mutter lag noch in Narkose – und riet ihm, auf neurochirurgische Behandlung zu verzichten.

Die Aussichten seien so oder so schlecht, und bestenfalls sei ein bewußtloses Krüppeldasein für eine gewisse Zeit aufrecht zu erhalten. Schon beim bloßen Gedanken daran erfaßte den Vater Entsetzen, und er bat mich, von jeder Behandlung abzusehen. Ich hätte dem natürlich auch entsprochen, doch konnten wir das Neugeborene wegen der Infektionsgefahr für die anderen Kinder nicht bei uns stationär aufnehmen, sondern mußten es in eine allgemeine Kinderklinik verlegen. Ich gab dem Krankentransport einen Brief mit, in dem ich betonte, daß die Eltern des Kindes eine Behandlung strikt verweigerten.

Bald darauf erhielt ich den Anruf des Chefs der Kinderklinik, er habe eine richterliche Anordnung erwirkt, die ihm die Hirnoperation ermögliche, die nun durchgeführt werde. Ich konnte das nicht begreifen und fragte erbittert nach den Aussichten eines solchen Eingriffs: »Natürlich infaust (so sagen die Mediziner, wenn sie miserabel meinen), lieber Kollege, ich will mir aber nicht vorwerfen lassen, daß ich nicht alles versucht hätte.«

Der Vorwurf blieb ihm erspart, denn die Operation »gelang« in einem gewissen Sinn: Das Kind starb erst nach Wochen unter schweren Hirnkrämpfen.

An diesem Beispiel erlebte ich besonders heftig, wie grausam der humane Terror nicht nur die Leiden des Opfers vergrößern kann, sondern auch die der Angehörigen. Die Eltern des operierten Krüppels mußten über Wochen dem Sterben ihres Kindes zusehen und gerieten an den Rand ihrer Leidensfähigkeit. Sie wurden mit diesem schier endlosen Abschied nicht fertig, quälten sich mit täglich neu enttäuschten Hoffnungen, haderten mit den Ärzten, dem Schicksal und schließlich sogar mit dem Partner. Irgendwer mußte doch schuld sein an dieser Tragödie. Hatte die Frau in der Schwangerschaft nicht damals diese Flugreise gemacht? Gab es nicht in der Familie des Mannes einen behinderten Neffen?

Ich wurde von den Eheleuten offenbar als eine Art Beichtvater angesehen, hörte ihre bewegenden Klagen und konnte doch nichts tun. Und die Ehe vermochte ich auch nicht zu retten. Eine ganze Familie geriet in den Strudel einer gedankenlosen Medizin, die im Machbarkeitswahn befangen ist.

Wenn sich solches Leid noch steigern läßt, dann habe ich auch das erlebt. Im Beispiel Nummer zwei ging es um eine Zwillingsschwangerschaft. Einer meiner einstigen Oberärzte, inzwischen Chef eines Krankenhauses im katholischen Emsland hatte mir die Patientin überwiesen. In diesem Fall wußten wir aufgrund der mittlerweile ausgereiften Ultraschalldiagnostik, daß wir es bei einem der Zwillinge ebenfalls mit einem Anencephalus zu tun hatten. Doch die Mutter wollte das Kind unbedingt austragen. Das lag nicht etwa daran, daß sie um die Sicherheit des gesunden Zwillings fürchtete. Sie konnte gar nicht wissen, wie riskant die Abtreibung nur einer Frucht in solchen Fällen ist, in denen dann meistens beide Schwangerschaften enden. Nein, sie wollte auch das kranke, nicht lebensfähige Kind behalten, weil dessen Organe Leben retten konnten.

»Ihr früherer Mitarbeiter, der mich zu Ihnen geschickt hat«, berichtete sie, »hat sich bei einem Transplantationszentrum erkundigt. Dort hat man ihm gesagt, daß sich Nieren von Neugeborenen besonders gut zur Verpflanzung bei Kindern eignen. Die Geweberverträglichkeit soll optimal sein. In der Transplantationsklinik warten schon zwei kleine Mädchen dringlich auf Spendernieren. Die Ärzte werden nach der Geburt meines hirntoten Kindes sofort die Nieren entnehmen und den Mädchen einpflanzen.«

Wir waren voller Bewunderung für die junge Frau, die aus Fürsorge für ihr völlig fremde Kinder soviel auf sich nahm. Sie blieb bei uns in der Klinik, vertrieb sich die Wartezeit, indem sie Mädchenkleider für die Organempfängerinnen schneiderte, und erfreute mit ihrer ruhigen Heiterkeit die ganze Station.

Dann endlich kam der Geburtstag der Zwillinge, der für den einen zugleich der Todestag sein würde und für die fremden Mädchen die Rettung bringen sollte. Morgens um 9 Uhr setzten die ersten Wehen ein. Ich rief im Transplantationszentrum an, das sofort einen Hubschrauber mit zwei Ärzten schickte, die im OP alles Nötige für die Organentnahme vorbereiteten. Dazu gehörte vor allem ein Elektroenzephalogramm (EEG), mit dem der Hirntod des Neugeborenen festgestellt werden mußte. Nur wenn die Hirnstromkurve des EEGs die sogenannte Null-Linie zeigt, gilt ein Patient als hirntot, und nur dann ist eine Organentnahme gestattet.

Die Geburt beendete ich mit einem Kaiserschnitt, gab das gesunde Kind dem Vater auf den Arm, der das kranke gar nicht beachtete. Das war auch gut so, denn der Anblick ist wenig schön. Der Vater betrachtete das hirnlose Wesen offenbar als einen kranken Gewebeteil seiner Frau, der halt entfernt werden müsse.

Wir übergaben den Anencephalus den Transplanteuren, die sofort mit dem EEG begannen. Doch da gab es auf einmal Probleme: Die Null-Linie war nicht eindeutig festzustellen. Wie sich später herausstellte, lag das an einer großen Blase im Schädel, die eine einwandfreie Ableitung des EEGs behinderte. Im Zweifel aber darf natürlich kein Organ aus einem womöglich doch nicht hirntoten Menschen entnommen werden. Das vielleicht doch noch lebensfähige Kind wurde Kinderärzten übergeben.

Die beiden angereisten Chirurgen waren geknickt, konnten aber nur ihre Metallkoffer wieder schließen und mußten unverrichteterdinge abfliegen. Die Kleider für ihre kleinen Patientinnen nahmen sie mit. Gebraucht aber haben die Mädchen sie nicht mehr. Sie starben an Nierenversagen. Und das ohne Großhirn zur Welt gekommene Neugeborene war am Tag darauf tot, als die Kinderärzte die Beatmungsmaschine abstellten. Denn nun leuchtete nach Entweichen der Blase aus dem Schädel klar und deutlich die Null-Linie auf dem EEG-Monitor auf. Mich oder die Transplantationsklinik haben sie davon nicht unterrichtet, so daß die immer noch mögliche Organentnahme unterblieb. Kinderärzte sperren sich – jedenfalls taten sie das zu meiner Zeit – oft gegen solche Organspenden. Wir haben die Mutter im Glauben gelassen, die Nieren ihres verstorbenen Zwillings hätten Leben gerettet. Die Wahrheit wäre für sie zu grausam gewesen.

Der Hamburger Neurochirurg Rudolf Kautsky hat 1985 in einem Essay über die »Freiheit des Sterbenden und die Pflicht des Arztes« nachgedacht. Er kam darin zu der jedem Arzt aus eigener Anschauung bekannten Ergebnis, daß wir Leben immer erfolgreicher verlängern können, die Lebensqualität aber dabei nicht immer ausreichend berücksichtigen. Ja, sie bleibt zuweilen ganz auf der Strecke, denn »erfolgreiche« radikale Therapien können sogenannte Defektheilungen zur Folge haben, so daß eher von Weitervegetieren als von menschlichem Leben in der vollen Bedeutung des Wortes die Rede sein kann.

Hier wird der Sinn der Lebensverlängerung fragwürdig, wie auch am Schicksal von Menschen zu sehen, die mit einem Schädelhirntrauma (etwa nach einem schweren Verkehrsunfall) über Jahre im Wachkoma liegen, ehe sie sterben. Solche Fälle, die mit wachsender medizintechnischer Perfektion häufiger werden, haben die Debatte darüber angefacht, wann über einen Therapieverzicht nachzudenken wäre.

Wie die Reproduktionsmedizin nicht immer sinnvolle Wege geht, so gibt es heute Möglichkeiten der Lebensverlängerung und der Reanimation, die manchmal nur noch sogenanntes Leben erhalten. Das setzt auch die Angehörigen schweren Belastungen aus, und es kommt zuweilen sogar zu Kurzschlußhandlungen. Im Juni 1998 erzwang zum Beispiel ein Italiener mit Waffengewalt den Zugang zur Intensivstation eines Krankenhauses, wo seine Frau im Koma lag, und stellte alle lebenserhaltenden Apparate ab. Die Frau starb wenig später. Jetzt erwartet den verzweifelten Mann ein Mordprozeß.

In meinen Anfangsjahren als Kliniker starben extrem unreife Frühgeburten von kaum mehr als fünfhundert Gramm wenige Stunden nach der Geburt. Heute überleben sie oft mit schweren Hirnschäden, die durch die Unreife programmiert sind. Ich kenne Neonatologen, also speziell für die Behandlung unreifer Neugeborener ausgebildete Mediziner, die noch nach dem dritten Atemstillstand die winzigen Kinder auf der Frühgeborenenstation wiederbeleben. Müttern, die damit nicht einverstanden sind, wird hierzulande im Zweifelsfall das Sorgerecht entzogen. Sie erhalten es erst wieder, wenn sie ihr schwerbehindertes Kind aus der Klinik abholen dürfen. Ganze Familienbiographien bekommen hier einen Knick, Ehen zerbrechen, und die öffentlichen Hilfen können die Probleme nur mildern, aber natürlich nie lösen, schon gar nicht die seelischen.

Spätestens an dieser Stelle werden Menschen, die sich für besonders gut halten, aber auch Kollegen, mit der Argumentationskeule »Euthanasie« kommen. Es stört sie dabei nicht, daß sie mich damit in eine Reihe mit Massenmördern stellen, Hauptsache sie behalten recht. In der maßlosen Verzerrung meiner Absichten aber setzen sie sich selbst ins Unrecht, wie es einmal eine Dame im Rollstuhl auf einer Tagung der Evangelischen Akademie tat. Sie als Behinderte, sagte sie, hätte im Dritten Reich sicher als »lebensunwert« gegolten, und wenn man die Definition, welches Leben lebenswert sei, den Ärzten überlasse, werde Überleben zur Auslegungssache. Sie könne sich lebhaft vorstellen, wie wieder Rechnungen aufgemacht würden, was uns die Behinderten kosten. Und in ihrer Erregung warf sie mir an den Kopf, wie ich könne auch ein KZ-Arzt argumentieren.

Diesen Aufschrei hatte ich mit der Forderung ausgelöst, im Bereich der ärztlichen Entscheidungsfindung Diskretion statt Diskussion walten zu lassen. Daß ich damit ausdrücklich nicht clandestine Tötung im Krankenbett gemeint hatte oder gar das Wegspritzen der lästig gewordenen verwirrten Großmutter, das hatte die Dame gar nicht mehr zur Kenntnis genommen. Auch meine Forderung nach einem sorgfältig zu gestaltenden Entscheidungsprozeß unter Einbeziehung aller am tödlichen Drama Beteiligten ging im Verdacht unter, es solle unter dem Mantel ärztlicher Kumpanei eine schleichende Euthanasie ins Werk gesetzt werden.

Bei meiner Kontrahentin konnte ich noch begreifen, daß ihre Wahrnehmung von Angst verengt war. Weniger verständlich war mir, daß sie so viel Unterstützung im Publikum gefunden hatte. Ein paar Menschen sind immer auf solchen Tagungen, die die Fahne der political correctness hochhalten, und sei es noch so widersinnig. Andere reagieren auf Wörter aus dem NS-Sprachschatz mit bedingten Reflexen, die von keiner Überlegung getrübt sind. Und wieder anderen fehlt einfach die Phantasie, sich die heutigen technischen Möglichkeiten vorzustellen, Leben zu verlängern, auch wenn es nur noch pures Leiden ist. Und einige Kollegen haben die Furcht vor dem Staatsanwalt so verinnerlicht, daß sie ihre innere Stimme gar nicht mehr hören. Und sie hören offenbar auch nicht das Stöhnen der von ihren defensivmedizinischen Torturen gequälten Patienten.

Therapie an sich ist kein Wert, die Frage Wozu? muß erlaubt sein. Vielleicht aber nicht von einem christlichen, ja katholischen Arzt, als der ich angekündigt war?

Manche Menschen meinen offensichtlich, der Katholik gebe beim Eintritt in den kirchlichen Dienst sein Gewissen an der Garderobe ab. Ich habe im Gegenteil meine Arbeit in einem kirchlichen Haus immer als besondere Herausforderung für mein Gewissen verstanden, das sich allerdings nicht amtskirchlich normieren läßt. Es verlangte von mir nicht nur äußersten

Einsatz beim Helfen und Heilen, sondern auch die Wahrung der Würde und Freiheit von Sterbenden.

Wie solcher Respekt vor dem Recht auf einen menschenwürdigen Tod auszusehen hat, beleuchtet von allen Seiten – juristisch, psychologisch, medizinisch, theologisch – der letzte, etwa 120 Seiten umfassende Teil des Sammelbands »Tod und Sterben«, den 1984 der Medizin-Historiker Rolf Winau und der Medizin-Psychologe Hans Peter Rosemeier herausgegeben haben. Im Sinne ihrer Ratschläge besprach ich mit meinen Mitarbeitern, mit Ärzten wie Schwestern, das Problem der Sterbebegleitung im Krankenhaus und holte mir zudem Rat beim Tübinger Theologen Hans Küng.

Vielleicht sind ein paar Gedanken, die wir dabei austauschten, auch in das Buch eingegangen, das Küng zusammen mit Walter Jens 1995 unter dem Titel veröffentlicht hat: »Menschenwürdig sterben – Ein Plädoyer für Selbstverantwortung.«

Mit meinen Mitarbeitern vereinbarte ich, daß sie aufmerksam versuchen sollten, etwaige Wünsche von Sterbenden auf ihrem Weg in den Tod zu erfahren und wenn irgend möglich zu erfüllen. Das betraf in erster Linie natürlich die Schmerzbekämpfung, über die wir rasch einig waren. An Morphium sollte keinesfalls gespart werden, und die Schmerzmittel sollten nicht nach Schema, sondern nach den Wünschen der Patientinnen gegeben werden. Hinweise auf das Suchtpotential von Morphinen empfanden wir im finalen Krebsstadium als absurd. Auch eine etwaige Verkürzung der letzten Lebensspanne durch solche Medikamente nahmen wir in Kauf.

Probleme bereitete dagegen regelmäßig die Frage, ob eine lebensverlängernde Therapie indiziert sei oder nicht. Das muß am Beispiel erläutert werden: Nach einer radikalen Krebsoperation erkrankte eine Patientin an einem kompletten Darmverschluß (Ileus). Sie hätte deswegen operiert werden müssen. Die Operation aber hätte Leben wie Leiden verlängert, denn inzwischen hatten sich wieder Metastasen gebildet, Hoffnung auf Heilung des Krebses bestand nicht mehr. War der Eingriff wegen des Ileus dennoch indiziert? Da gingen die Meinungen ebenso auseinander wie in zahlreichen vergleichbaren Fällen. Operierten wir nicht, riskierten wir Klagen der Angehörigen. Operierten wir doch, klagten sie auch, zwar nicht vor dem Richter, sondern in Form von Vorwürfen, daß wir eine sterbenskranke Patientin noch auf den Operationstisch geschleppt hätten.

Das war der häufigere Fall, denn ich gestehe, daß wir aus medizinischen Gründen oft Patientinnen im Terminalstadium einer Krebserkrankung operiert haben, weil wir den Staatsanwalt natürlich mehr fürchteten als die Angehörigen. Man hätte uns ja belangen können, weil wir einen Ileus nicht richtig diagnostiziert und nicht lege artis (nach den Regeln der ärztlichen Kunst) behandelt hatten.

Im Rückblick erscheint mir das ein wenig feige, weil bequem auf Kosten der Patientinnen, die sich in unsere Obhut begeben hatten. Andererseits: Selbst Prozesse, die man gewinnt, können den guten Ruf ramponieren.

In diesem Zwiespalt bemühte ich mich gleichwohl, zynischem Machertum entgegenzuwirken. Die jungen Assistenzärzte, die mir zur Weiterbildung anvertraut waren, habe ich immer wieder ermutigt, angesichts aussichtsloser »Fälle«, weiterhin die Menschen zu sehen und nicht in therapeutische Beliebigkeit oder blinden Aktionismus zu flüchten.

Wir Ärzte sind psychologisch zwar wenig oder gar nicht vorgebildet, wir können aber am Krankenbett von Moribunden viel über uns und für künftige Gespräche mit Sterbenden lernen. Irgendein Beistand ist selbst in der verzweifeltsten Situation immer noch möglich, und sei es nur der Händedruck, der in der Verlassenheit des Endes Halt gibt. Das habe ich meinen Mitarbeitern eingeschärft und sie an die Worte von Hans Küng erinnert, daß aus Lebensrecht kein Lebenszwang werden darf.

Vor solcher Wahl stehe der Arzt doch nie, haben manche Kollegen eingewandt, das Leben habe doch immer Priorität.

Wer so redet, hat anscheinend noch nie mit Sterbenden in den letzten Stunden gesprochen, hat nie die Bitten um Schonung gehört, wenn wieder neue Apparaturen angeschlossen oder Operationen angesetzt wurden. Vielleicht treibt solche gnadenlosen Therapeuten die Angst vor dem eigenen Tod und das Nichtwahrhabenwollen der ärztlichen Ohnmacht. Von Forderungen nach aktiver Sterbehilfe ist hier nicht die Rede. Den Wunsch, in Frieden sterben zu dürfen, können wir immer nur als Bitte um Therapieverzicht interpretieren. In unserer Klinik haben wir oft – nach Rücksprache mit den Patientinnen und ihren Angehörigen – nutzlos gewordene aggressive Chemotherapien abgebrochen und dafür Dank geerntet, der manchmal nur noch von den Augen der Sterbenden abzulesen war. Sie wußten genau, daß sie am Ziel ihres Lebens angekommen waren, und waren tief erleichtert, daß die Behandlungsqualen ein Ende hatten.

So nahe die Ärzte dem Tod ständig sind, mit dem eigenen beschäftigen sich die wenigsten, und auch ich war da keine Ausnahme. Warum das Unausweichliche begrübeln, warum Kräfte für Unabwendbares vergeuden? Über die Zeit, also den Inbegriff des Vergehens, haben sich seit Menschengedenken die Philosophen den Kopf zerbrochen. Mehr als die vage Spekulation, daß die mit dem Urknall in Gang gesetzte Uhr in zig Milliarden Jahren womöglich wieder rückwärts läuft, ist dabei nicht herausgekommen. Und die Frage stellen, was vor dem Big Bang war und was nach dem Big Crunch sein mag, heißt, sie nicht beantworten können. An meiner Meinung dazu konnte weder mir noch anderen gelegen sein, und als Christ war für mich nicht einmal die Frage interessant.

Und doch mußte ich mich eines Tages mit dem eigenen irdischen Ende beschäftigen, das immer nah war, in diesem Fall aber bereits hautnah.

Einige Jahre nach meiner Pensionierung reiste ich für »Die Zeit« als Wissenschaftsredakteur zu Recherchen nach Saudi-Arabien. Während meines dortigen Aufenthalts wurde ich gemeinsam mit anderen Journalisten von einem der zahllosen saudischen Prinzen zu einem der landesüblichen Festmähler geladen.

In einem prachtvollen Zelt, unweit der Hauptstadt Er Riad, ließen wir uns auf Seidenkissen nieder, plauderten und sahen bald Diener, die auf silbernem Tablett einen fetten Hammel auftrugen. Unser Gastgeber riß zur Eröffnung des Mahles ein Fleischstück heraus und steckte es mir, ehe ich mich versah, als seinem ältesten Gast in den Mund. Ich bekam vor Ekel vor dem fettigen Zeug eine Gänsehaut, schluckte den Bissen aber, um den Prinzen nicht zu beleidigen, mit Todesverachtung und unzerkaut herunter.

Tags drauf war mein Besuch beendet, und ich flog heim. Unterwegs bekam ich stechende Schmerzen im Oberbauch auf der linken Seite. »Stenokardie?« dachte ich sofort, also dramatische Verengung der Herzkranzgefäße oder schlicht drohender Herzinfarkt?

Ich ließ mir aus der Bordapotheke Nitrolingual bringen, um in zehntausend Metern Höhe eine Diagnose »ex juvantibus« zu stellen. So nennt man »auf medizinisch« die Feststellung, ob ein spezifisches Mittel hilft. Wenn nicht, muß das Symptom andere Ursachen haben. Nitrolingual half nicht, Herzinfarkt schied zu meiner Freude mithin aus. Nicht nur um das zu feiern, sondern auch zur Unterstützung meiner Diagnose bat ich die Stewardeß um einen doppelten Whisky. Der half umgehend, die Oberbauchschmerzen verschwanden. Mir war vermutlich nur der fette Hammel nicht bekommen. Ich lehnte mich wohlig zurück, schaute versonnen hinab auf das gekräuselte Mittelmeer und vergaß den Vorfall.

Drei Wochen später aber wurde ich brutal wieder daran erinnert. Die Schmerzen kamen brüllend wieder, und dazu gesellte sich nun krampfhaftes Erbrechen. Ich suchte einen befreundeten Gastroenterologen auf, also einen Spezialisten für Magen- und Darmerkrankungen und ließ ihn eine Magenspiegelung vornehmen. Der Freund sah mich wenig glücklich an und sagte, ganz augenscheinlich habe ein großer Oberbauchtumor den Magenausgang eingeengt oder gar verschlossen.

Ich fuhr schnurstracks in mein einstiges Krankenhaus und beriet mich mit dem Chirurgen, mit dem ich so viele schwierige Operationen durchgeführt hatte. Eine Computertomographie sollte Gewißheit bringen. Ich schaute selbst zu, wie sich das Bild auf dem Monitor aufbaute, und sah einen großen Tumor vor dem Magenausgang, der höchst seltsame Strukturen aufwies.

»Also ein Magenkarzinom«, sagte ich so sachlich wie möglich. Der Röntgenarzt kommentierte das nicht, sondern meinte nur zu meinem Chirurgen, daß hier eine Operation unumgänglich sei, damit die Magenpassage wieder frei würde.

Mein Freund versuchte mich zu beruhigen, obwohl ich wider Erwarten nicht übermäßig erschüttert war. »Mach dir noch keinen Kopf deswegen«, sagte er. »Erst nach der Operation werden wir genau wissen, ob das ein Tumor, und wenn, ob er tatsächlich maligne (bösartig) ist.«

Er meinte es gut, doch ich hatte kaum noch Zweifel: »Was soll das in meinem Alter anderes sein?« erwiderte ich kühl und erinnerte mich an die zahllosen Befunde, die ich bei der Bauchraumeröffnung schon gesehen und auch im Sektionssaal als Pathologe erhoben hatte.

Warum sollte der Krebskelch ausgerechnet an mir vorübergehen? Seltsamerweise sah ich die Diagnose ganz sachlich und auch die Prognose, daß dies mein baldiges Ende sein würde. Als ob ich das immer schon so hätte kommen sehen, stand ich gleichsam neben mir als Arzt, der ohne Emotionen ein Laborergebnis zur Kenntnis nimmt.

Auf dem Heimweg fuhr ich bei meiner Rechtsanwältin vorbei,

sprach mit ihr über dies und das und bat sie schließlich, den Widerspruch nicht weiter zu verfolgen, den sie für mich gegen ein mehrwöchiges Fahrverbot wegen einer Geschwindigkeitsüberschreitung erhoben hatte. Auf ihre verdutzte Wieso-Frage antwortete ich ruhig, das lohne nicht mehr; ich hätte einen weit fortgeschrittenen Krebs.

Sie wußte, wovon ich sprach, denn unsere Geschäftsbeziehung war durch ihre Brustkrebsoperation in meiner Abteilung zustande gekommen, die Gott sei Dank geglückt war. Meine Chancen standen wesentlich schlechter.

Daheim mußte ich meine Frau über die Diagnose und von der bevorstehenden Operation informieren. Das fiel mir schon wesentlich schwerer und führte mir vor Augen, was für eine Zeit auf mich und vor allem später auf sie und die Familie zukommen würde.

Für Ablenkung aber war gesorgt. Wir waren noch mitten in der Unterhaltung, da klingelte es, und eine Funkjournalistin stand vor der Tür zum lange verabredeten Interview. Sie baute ihr Tonband auf und ließ ihre Fragen los, die ich nur mühsam beantworten konnte, weil ich permanent von einem nicht zu unterdrückenden Singultus (Schluckauf) geplagt wurde. Die junge Dame fragte daher, ob wir das Gespräch nicht auf später vertagen wollten.

»Dazu werden wir keine Gelegenheit haben«, sagte ich ohne nähere Erläuterung und bat nur darum, die unangenehmen Geräusche aus der Sendefassung herauszuschneiden.

Nachmittags kamen die Kinder, die Söhne, beide Juristen, und die Tochter, die in meine Fußstapfen getreten, in meiner Klinik zwei Jahre lang ausgebildet und Frauenärztin geworden war.

Ich versuchte die verheerende Nachricht einigermaßen mild zu verpacken, aber meine drei verstanden natürlich sofort, daß ich ihnen ein Ende mit Schrecken ankündigte. Benedikt, der älteste, weigerte sich schlicht, daran zu glauben. »Es wäre ja nicht das erste Mal«, warf er trotzig ein, »daß du dich in einer Diagnose getäuscht hast.« Und der Chirurg habe ja auch gesagt, man könne Genaues erst postoperativ sagen.

Das sei nur eine der üblichen Floskeln, sagte meine Tochter Dorothee, die den Betrieb ja kannte. Bei Vaters Erfahrung, fügte sie mit Tränen in den Augen hinzu, sei ein Irrtum nicht sonderlich wahrscheinlich.

Mein Jüngster sagte gar nichts, sondern weinte nur still. Als er mich zum Schlafzimmer begleitete, raffte er sich zu der Frage auf, warum ich das alles so gelassen nähme und so täte, als ginge es mich gar nichts an. Ich hatte darauf keine Antwort, sondern nur die Versicherung, daß ich nicht nur so täte.

Ich war tatsächlich innerlich ganz ruhig, als wäre mein Fall nur einer unter den vielen, die ich erlebt hatte.

Mein Zustand verschlechterte sich an diesem Abend rapide, so daß mich meine Frau in der Nacht ins Krankenhaus brachte. Ich wurde sofort operiert und wachte erst am folgenden Abend auf der Intensivstation wieder auf. Meine Frau saß bei mir und berichtete überglücklich, kaum daß ich die Augen geöffnet hatte, der Tumor sei nur ein besonders häßlicher Abszeß gewesen. Darin hätten die Ärzte ein seltsames stachliges Wurzelstückchen gefunden, das die Magenwand durchbohrt hatte. Genauere Nachforschungen ergaben später, daß es sich um ein abgebrochenes Ästchen von einem arabischen Sanddorn handelte, das offenbar das fettige Hammelfleisch schaschlikartig zusammengehalten hatte. Meinem Fleisch hätte es um ein Haar den Todesstoß versetzt.

Fortan war und ist jeder Tag wie ein Geschenk für mich. In Worte fassen aber läßt sich die Dankbarkeit dafür nur schwer. Ich bekam glücklicherweise die Chance, sehr viele Worte machen zu dürfen, und alle zusammen geben vielleicht doch ein bißchen von der Freude wieder, daß mir dieses absurde Ende erspart geblieben ist. In »meiner« Zeitung habe ich viele Erfahrungen aus meiner aktiven Zeit als Frauenarzt weitergeben, habe ich die neuesten Entwicklungen in meinem Fachgebiet begleiten und sie kommentieren können. Wenn das auch nur einer Leserin oder einem Leser geholfen hat, dann war das schreiberische Tun nicht vergebens. Für die vorliegende kleine Bilanz erhoffe ich das auch.